GOEDELE LIEKENS
DAS PENISBUCH

Aus dem Niederländischen
von Wibke Kuhn

WILHELM HEYNE VERLAG
MÜNCHEN

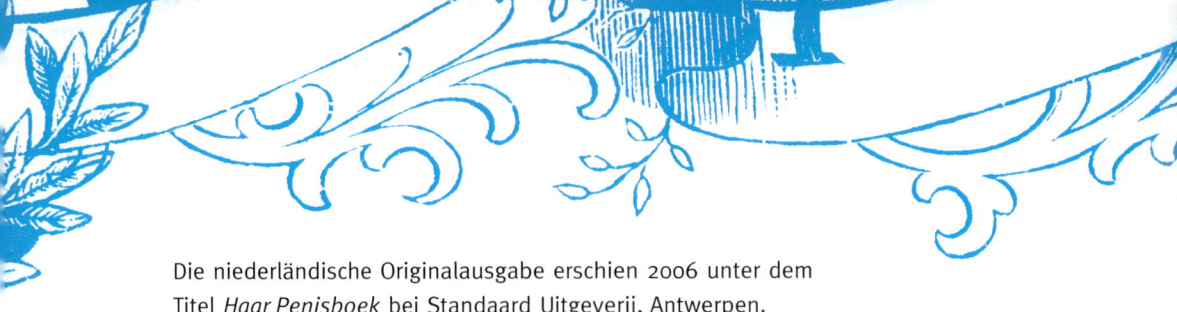

Die niederländische Originalausgabe erschien 2006 unter dem
Titel *Haar Penisboek* bei Standaard Uitgeverij, Antwerpen.

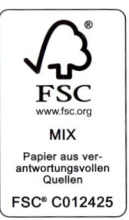

FSC
www.fsc.org
MIX
Papier aus ver-
antwortungsvollen
Quellen
FSC® C012425

Verlagsgruppe Random House FSC-DEU-0100
Das für dieses Buch verwendete FSC®-zertifizierte Papier
Hello Fat Matt 1,1 liefert Condat, Le Lardin Saint-Lazare, Frankreich.

3. Auflage
Deutsche Erstausgabe 04/2012

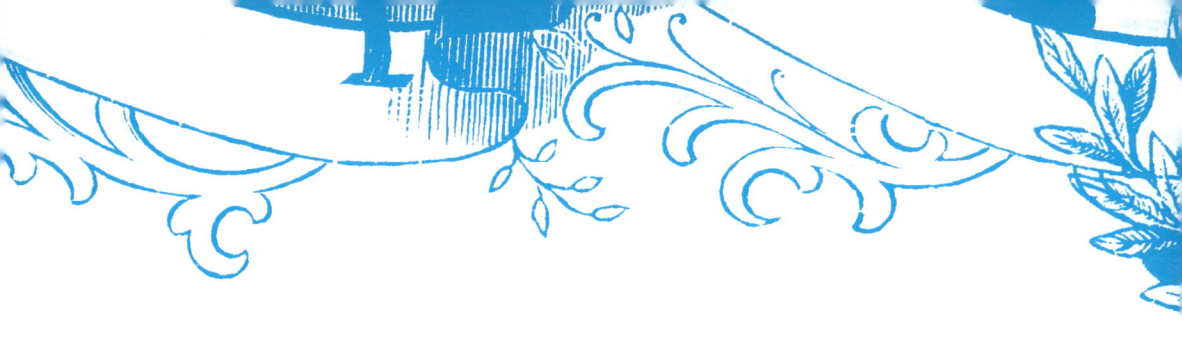

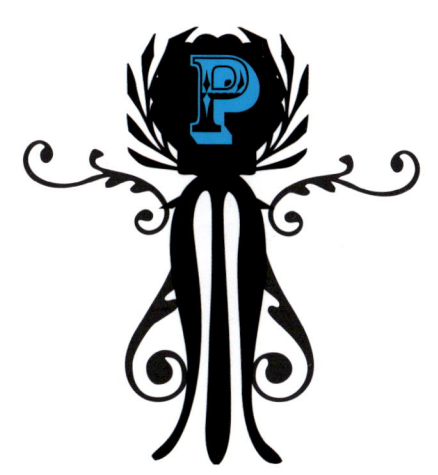

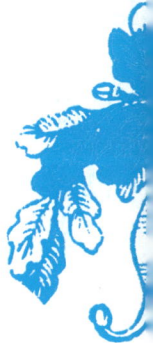

INHALT

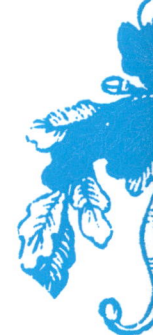

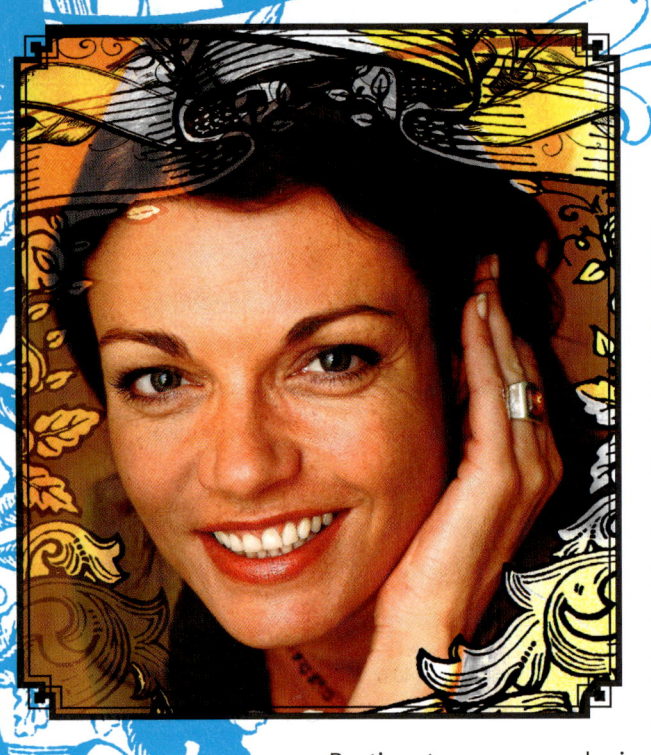

EINLEITUNG

„Und, wann kommt dein Penisbuch?" Nachdem ich *Das Vaginabuch* veröffentlicht hatte, wurde mir diese Frage alle naslang gestellt. Offensichtlich war es so vorherbestimmt, dass nach der Vagina auch der Penis aus seinem Korsett befreit werden musste.

Es war schon faszinierend, sich in den Penis als ... äh ... Studienobjekt zu vertiefen. Ich finde, er ist der allerspannendste Körperteil. Bestimmt so spannend wie die Vagina. (Sorry, meine Damen.) Kein Wunder, dass über dieses Thema schon so viele Bücher geschrieben worden sind, vom Bildband mit „schmutzigen Fotos" bis zur wissenschaftlichen Abhandlung. Aber was mir auffiel – und mich immer mehr ärgerte –, war, dass diese Bücher vor allem für die Besitzer der Penisse gedacht waren: die Männer. Seltsamerweise gab es kein einziges Buch, das sich explizit an die andere Hälfte der Menschheit wandte: die Frauen. Dabei hätten doch alle was davon, wenn wir Frauen seinen Penis – seinen besten Freund – besser kennen- und verstehen lernen würden. Denn wir wollen den Sex doch in vollen Zügen genießen, oder? Dann sollten wir lieber die beste Freundin seines Penis werden. Deshalb, meine Damen, ist das hier nicht einfach nur irgendein Penisbuch, sondern *das* Penisbuch, ganz speziell für Sie.

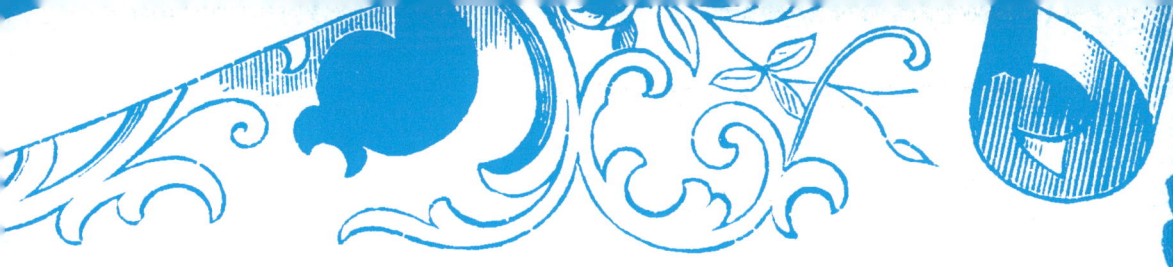

In Zusammenarbeit mit der Wochenzeitschrift *Humo* haben wir im Juli 2006 eine Penis-Umfrage unter Männern und Frauen durchgeführt. Die Ergebnisse dieser großen Untersuchung (es gingen 16.606 Antworten in der Redaktion ein!) finden Sie an verschiedenen Stellen im Buch. Die meisten Männer haben eine starke Verbindung zu ihrem Penis, das wurde auch bei dieser Umfrage deutlich. Drei von vieren möchten ihren Penis nicht missen und nennen ihn ihren „besten Freund"! Und dieser Untersuchung zufolge wissen Frauen nur zu gut, wie wichtig den meisten Männern ihr Penis ist. Aber was halten wir Frauen von ihm? Offenbar sind wir auch ganz verrückt nach ihm. Fast alle finden wir seinen Penis „nützlich" – Erklärungen erübrigen sich wohl – und eine von vier Frauen findet sogar, sein Penis sei „das Schönste auf der Welt".

Der Penis ist tatsächlich die schlaueste Erfindung unseres Schöpfers, ein ganz wunderbares Instrument. Nur schade, dass das Ding nicht vibrieren kann ... :-) Ach, im Grunde ist das nur ein kleiner Produktionsfehler. Aber von dieser Lappalie wollen wir uns den Spaß nicht verderben lassen!

Viel Spaß beim Lesen,
Goedele

PS: Sehr geehrte Herren, dieses Buch richtet sich zwar primär an Frauen, aber wenn Sie wollen, lesen Sie ruhig mit. Schließlich geht es hier um Ihr bestes Stück.
Last, but not least noch eine Anmerkung. Ich hoffe, dass die homosexuellen Leser sich nicht daran stören, dass ich über Beziehungen zwischen Männern und Frauen schreibe. Es versteht sich von selbst, dass ich Beziehungen zwischen Männern nicht ausschließe. Aber „er/sie" schreibt sich einfach flotter. Zweifellos können aber auch Schwule Geschmack an diesem Penisbuch finden!

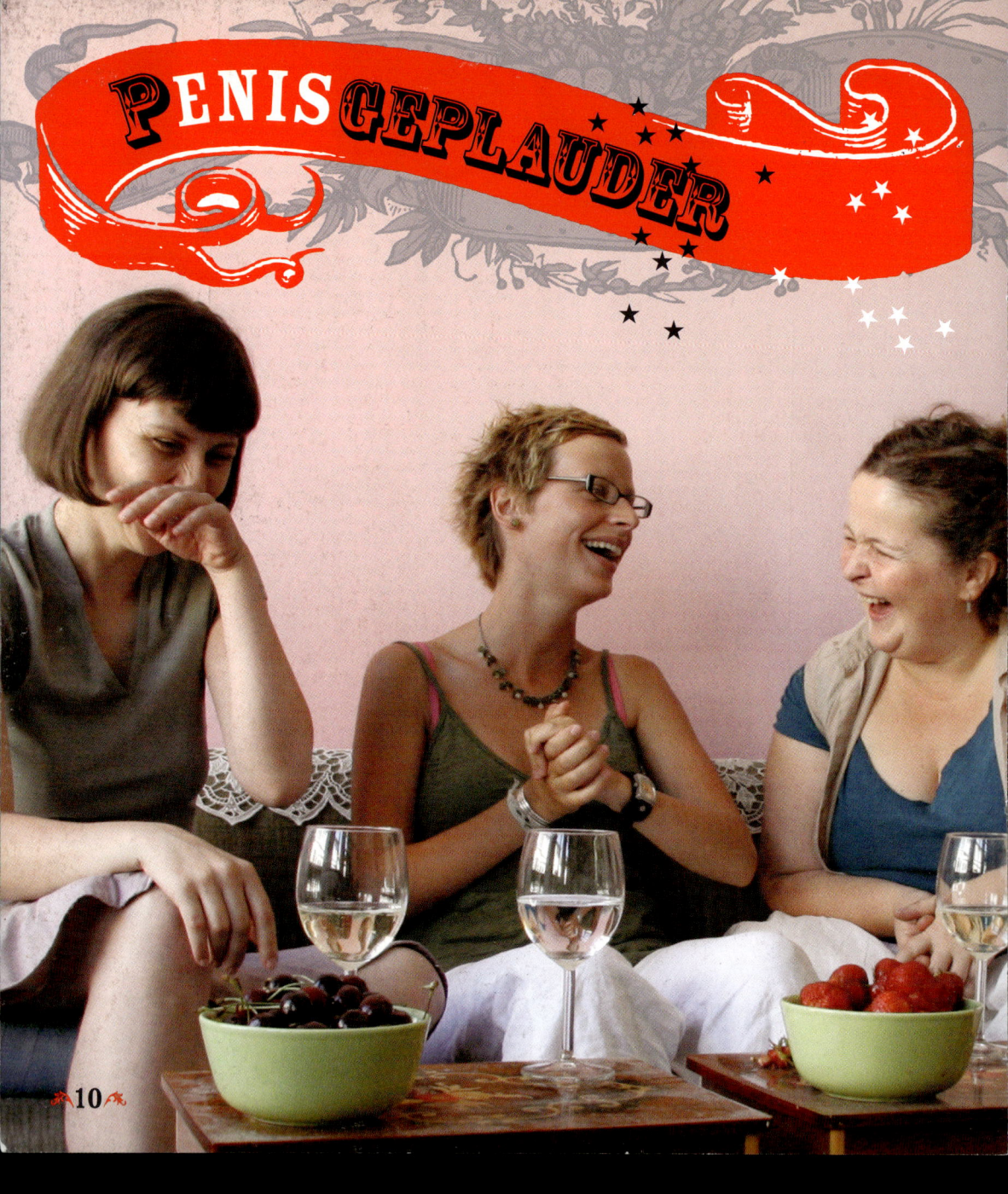

PENISGEPLAUDER

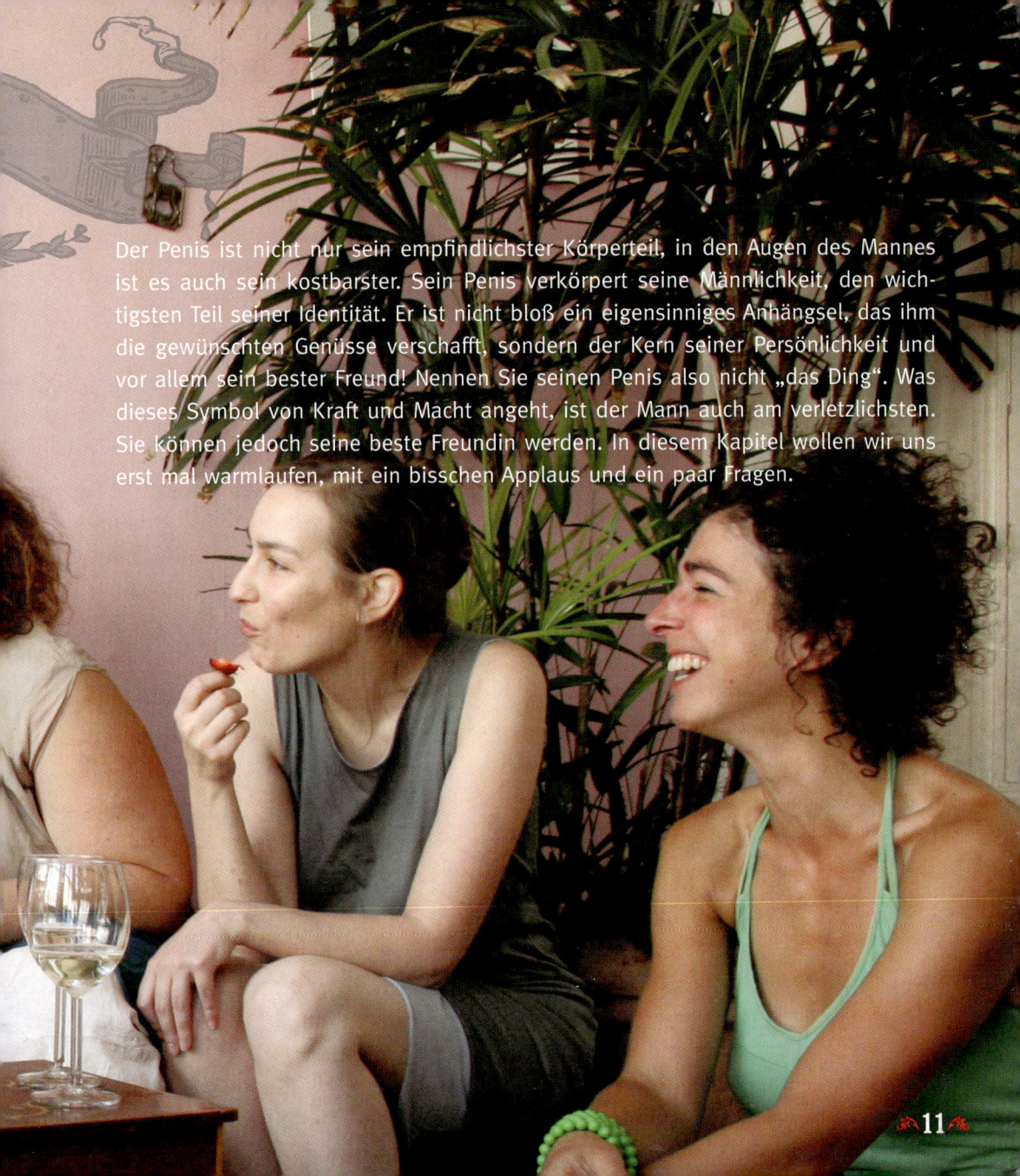

Der Penis ist nicht nur sein empfindlichster Körperteil, in den Augen des Mannes ist es auch sein kostbarster. Sein Penis verkörpert seine Männlichkeit, den wichtigsten Teil seiner Identität. Er ist nicht bloß ein eigensinniges Anhängsel, das ihm die gewünschten Genüsse verschafft, sondern der Kern seiner Persönlichkeit und vor allem sein bester Freund! Nennen Sie seinen Penis also nicht „das Ding". Was dieses Symbol von Kraft und Macht angeht, ist der Mann auch am verletzlichsten. Sie können jedoch seine beste Freundin werden. In diesem Kapitel wollen wir uns erst mal warmlaufen, mit ein bisschen Applaus und ein paar Fragen.

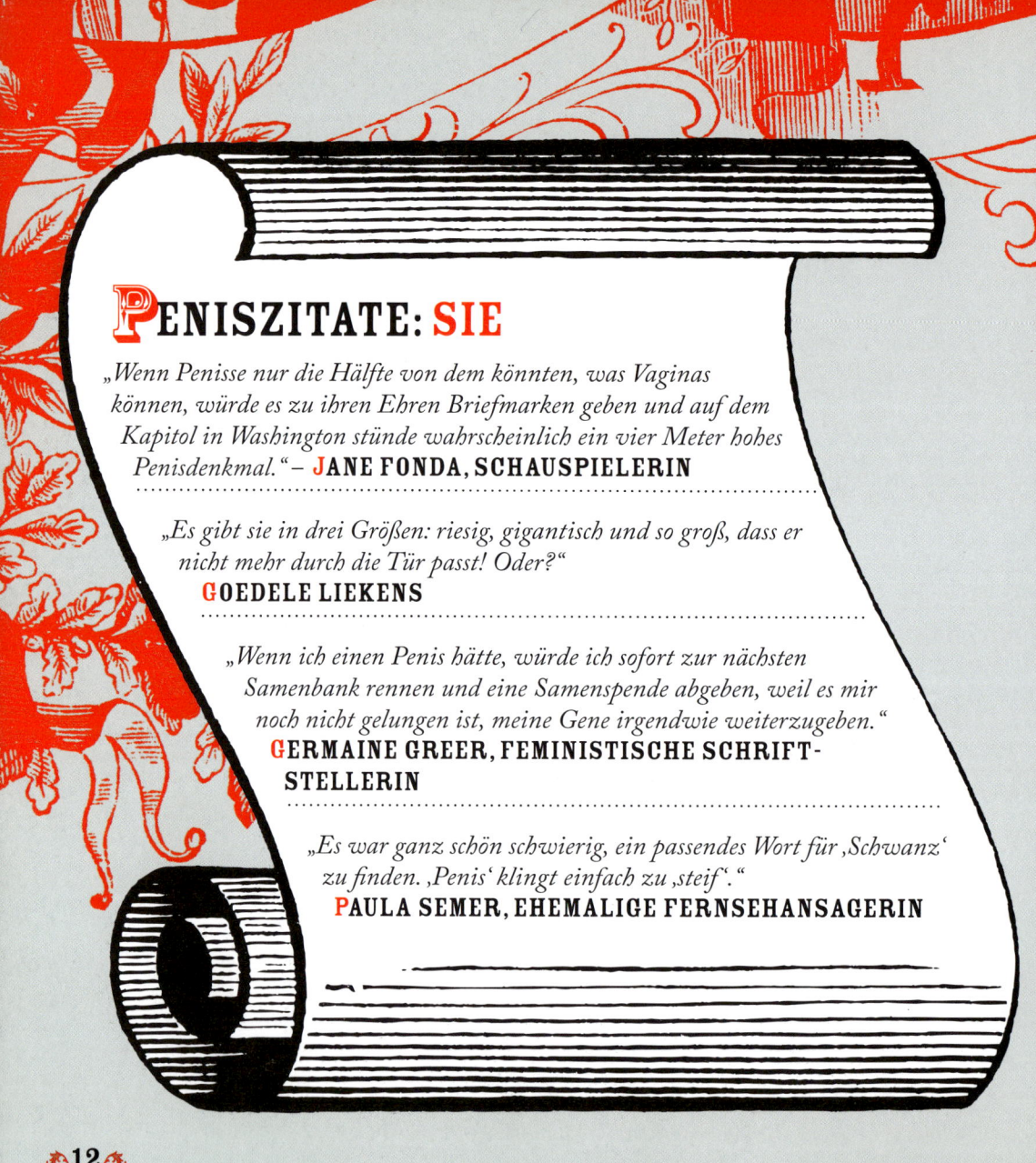

PENISZITATE: SIE

„Wenn Penisse nur die Hälfte von dem könnten, was Vaginas können, würde es zu ihren Ehren Briefmarken geben und auf dem Kapitol in Washington stünde wahrscheinlich ein vier Meter hohes Penisdenkmal." – JANE FONDA, SCHAUSPIELERIN

„Es gibt sie in drei Größen: riesig, gigantisch und so groß, dass er nicht mehr durch die Tür passt! Oder?"
GOEDELE LIEKENS

„Wenn ich einen Penis hätte, würde ich sofort zur nächsten Samenbank rennen und eine Samenspende abgeben, weil es mir noch nicht gelungen ist, meine Gene irgendwie weiterzugeben."
GERMAINE GREER, FEMINISTISCHE SCHRIFT-STELLERIN

„Es war ganz schön schwierig, ein passendes Wort für ‚Schwanz' zu finden. ‚Penis' klingt einfach zu ‚steif'."
PAULA SEMER, EHEMALIGE FERNSEHANSAGERIN

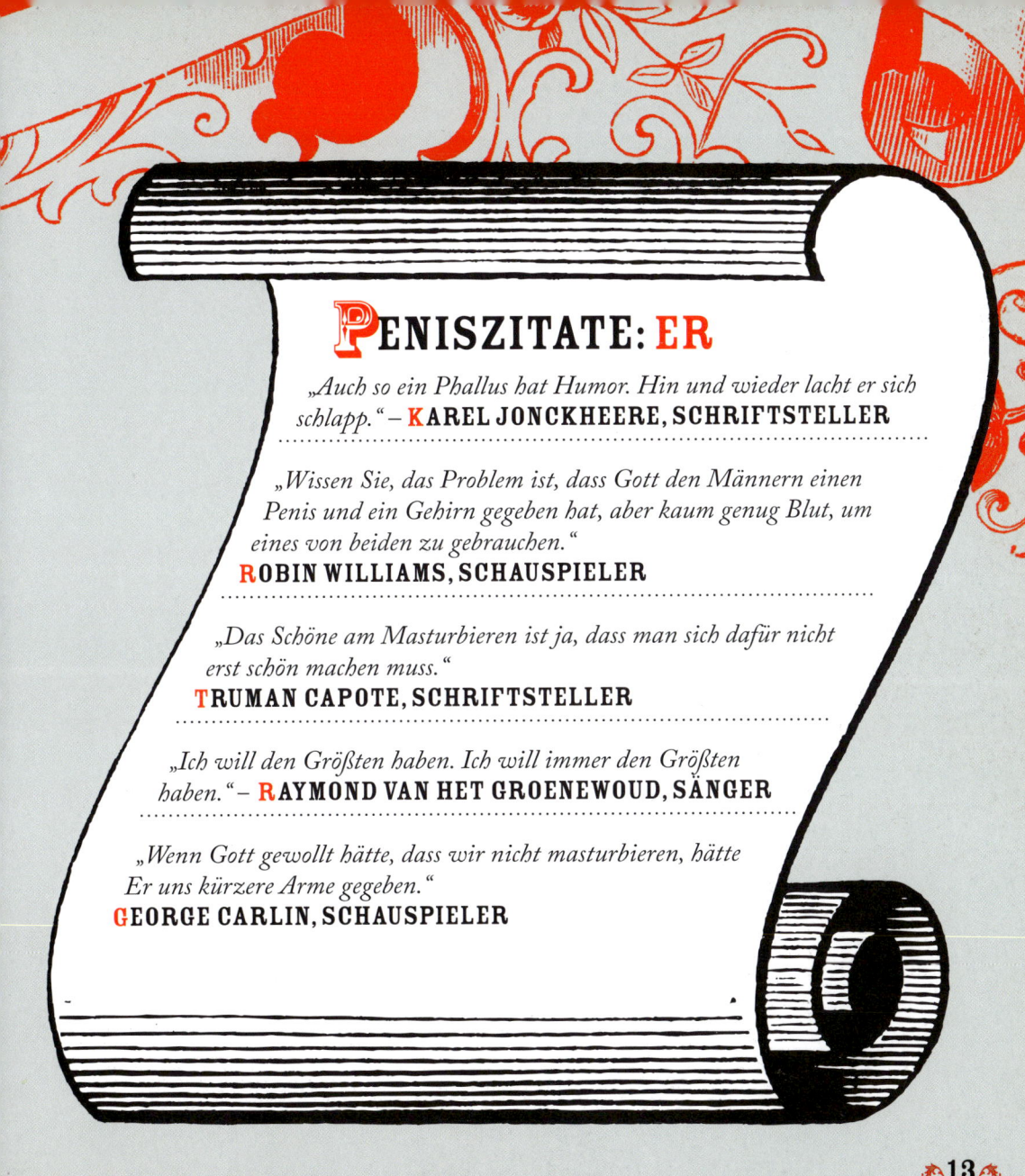

PENISZITATE: ER

„Auch so ein Phallus hat Humor. Hin und wieder lacht er sich schlapp." – KAREL JONCKHEERE, SCHRIFTSTELLER

....

„Wissen Sie, das Problem ist, dass Gott den Männern einen Penis und ein Gehirn gegeben hat, aber kaum genug Blut, um eines von beiden zu gebrauchen."
ROBIN WILLIAMS, SCHAUSPIELER

....

„Das Schöne am Masturbieren ist ja, dass man sich dafür nicht erst schön machen muss."
TRUMAN CAPOTE, SCHRIFTSTELLER

....

„Ich will den Größten haben. Ich will immer den Größten haben." – RAYMOND VAN HET GROENEWOUD, SÄNGER

....

„Wenn Gott gewollt hätte, dass wir nicht masturbieren, hätte Er uns kürzere Arme gegeben."
GEORGE CARLIN, SCHAUSPIELER

BRIEF AN MEINEN PENIS

Mein bester Freund,

Jetzt sind wir schon 37 Jahre zusammen, und ich bin inzwischen ganz sicher, so einen wie Dich gibt's kein zweites Mal. Mehr noch: Dank dir fühle ich mich niemals allein. An die ersten Jahre unseres Zusammenseins erinnere ich mich nicht so gut, aber das darfst Du nicht persönlich nehmen. Du bist auch nicht oft auf Fotos oder Filmen (8 mm waren das damals noch) zu sehen, weswegen Du in den Archiven meiner Jugend gar nicht vorkommst. Die 70er-Jahre waren einfach noch nicht Deine Zeit. Eigentlich ist unsere Beziehung erst in den 80er-Jahren so richtig aufgeblüht.

Als wir das erste Mal zusammen auf der Toilette waren und Du nicht in die Schüssel gepinkelt hast, sondern (fast) an die Decke, war meine Verwirrung groß. Dass Du strammstehen kannst, hattest Du ja schon bewiesen, und die Locken, die langsam um Dich herum wuchsen, waren auch ganz witzig – aber diese entfesselte Urkraft? Um jeden Zufall auszuschließen, wiederholte ich das Experiment. Und ... Ja, es klappte gleich wieder! Ich kam mir vor wie Superman. Jetzt musste es eigentlich nur noch mit dem Fliegen losgehen.

Das Ende der 80er-Jahre läutete auch das Ende unserer Do-it-yourself-Phase ein (ja, wir waren Spätzünder). Wir wurden ein tolles Team. Ich führte die vorbereitenden Gespräche und Du hast die Sache dann abgerundet. Ich lieferte die Vorlage, Du machtest das Tor. Ich nahm die Bestellung auf, Du brachtest die Cocktails.

Damals war die Welt, oder zumindest der Strand, an dem ich als Student arbeitete, unsere Spielwiese, und Du warst das schönste Spielzeug, das ein großes Kind sich nur wünschen konnte. Doch wir hatten auch unsere Konflikte. Hauptsächlich wegen Deiner Eifersucht.

Jedes Mal, wenn ich mich verliebte, kam dieselbe Predigt. Ich sei zu jung, um mich zu binden, es gebe noch so viel zu entdecken, ich würde mich auf meinen

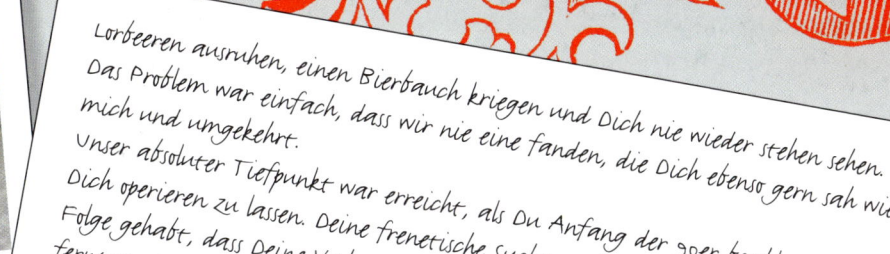

Lorbeeren ausruhen, einen Bierbauch kriegen und Dich nie wieder stehen sehen.

Das Problem war einfach, dass wir nie eine fanden, die Dich ebenso gern sah wie mich und umgekehrt.

Unser absoluter Tiefpunkt war erreicht, als Du Anfang der 90er beschlossen hast, Dich operieren zu lassen. Deine frenetische Suche nach der Richtigen hatte zur Folge gehabt, dass Deine Vorhaut unheilbar beschädigt war und deswegen entfernt werden musste. Es war lächerlich. Der Arzt sprach mit Dir und sah mich ganz mitleidig an. Die Schwestern drehten mich auf die Seite, damit sie Dich ins Wasser legen konnten! Aus Rache hab ich „Nein" gesagt, bis nach drei Tagen die hübsche Schwester kam und mich fragte, ob „wir nicht gewaschen werden wollen". Tja, da warst Du vielleicht sauer!

Im Nachhinein betrachtet muss ich sagen, war es auch das Dümmste, was ich jemals getan habe. Glücklicherweise stellte sich eine Woche später heraus, dass kein bleibender Schaden zurückgeblieben war. Ganz im Gegenteil.

1997 wurde die größte Leistung unseres Lebens geboren. Ein Baby mit seinem kleinen Freund. Um wieder jeden Zufall auszuschließen, lieferten wir dieselbe Leistung ein Jahr später noch einmal ab. Noch ein Baby mit einem kleinen Freund. Wunderbar.

Es sah ganz so aus, als wäre unsere Mission hier auf Erden erfüllt und wir könnten ruhig verlöschen. Bis vor ein paar Jahren die eine auftauchte, an die wir schon nicht mehr geglaubt hatten. Die, die uns beide gleich gern hat, und nach der wir alle beide verrückt sind. Manchmal behaupten die Leute, dass zur Liebe zwei gehören — aber wir wissen es besser: Es gehören drei dazu. sie, Du und ich.

Mein lieber Freund, auf dass wir uns noch viele Jahre gern haben werden. Vielleicht schaffen wir dann nach ganz, ganz viel Üben noch das größte aller Wunder: Ein Baby, das sich später auf die Suche nach einem kleinen Freund machen muss.

Koen

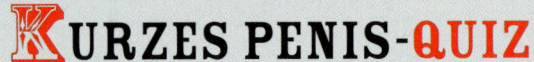KURZES PENIS-QUIZ

Testen Sie Ihre Kenntnisse und finden Sie heraus, wie souverän oder unerfahren Sie mit seinem Penis umgehen.

1★ WIE LANG IST DER DURCHSCHNITTLICHE PENIS IM RUHEZUSTAND?

a} 6 Zentimeter
b} 8 Zentimeter
c} 10 Zentimeter

2★ WIE LANG IST DER DURCHSCHNITTLICHE PENIS IN ERIGIERTEM ZUSTAND?

a} 11 Zentimeter
b} 13 Zentimeter
c} 15 Zentimeter

3★ SIND SCHWARZE BESSER BESTÜCKT ALS WEISSE?

a} Ja, klar.
b} Nein, das ist ein Mythos.
c} Im Ruhezustand ist der schwarze Penis größer, aber in erigiertem Zustand gibt es keinen Unterschied mehr.

4★ KANN EIN PENIS BRECHEN?

a} Ja
b} Nein

5★ WELCHE FORM NIMMT SEIN PENIS IN IHRER VAGINA AN?

a} Die einer geraden Stange.
b} Die eines Bumerangs.
c} Die eines Hufeisens.

6★ ALLE MÄNNER MASTURBIEREN, AUCH WENN SIE IN EINER BEZIEHUNG LEBEN.

a} Ja, natürlich. Jungs bleiben eben Jungs.
b} Nein, ich genüge ihm.
c} Die meisten Männer wissen so eine persönliche Inspektion ab und zu durchaus zu schätzen.

7★MÄNNER MIT GROSSER NASE HABEN EINEN GRÖSSEREN PENIS ALS MÄNNER MIT EINEM STUPSNÄSCHEN.

a} Ja, an der Nase des Mannes erkennt man seinen Johannes.
b} Nein

8 ★ HAT RAUCHEN AUSWIRKUNGEN AUF DIE POTENZ?

a} Ja
b} Nein

9 ★ GENIESSEN BESCHNITTENE MÄNNER DEN SEX MEHR ALS UNBESCHNITTENE?

a} Ja
b} Nein

10 ★ WELCHER TEIL IST DER EMPFINDLICHSTE?

a} Der Schaft.
b} Die Eichel.
c} Die Hoden.
d} Das Frenulum (das kleine Bändchen, das die Vorhaut mit der Eichel verbindet).

11 ★ WIE VIEL SPERMA PRODUZIERT EIN MANN PRO EREKTION?

a} 0,5 bis 1 Esslöffel
b} 0,5 bis 1 Teelöffel
c} 0,5 bis 1 Suppenlöffel

12 ★ ACTION ODER RUHE? EIN PENIS BLEIBT BESSER IN FORM, WENN ER REGELMÄSSIG „BEWEGUNG" BEKOMMT.

a} Stimmt.
b} Stimmt nicht.

Wollen Sie wissen, ob Sie eine echte Penis-Expertin sind oder ob Sie noch falsche Vorstellungen mit sich herumschleppen? Lesen Sie rasch weiter und gehen Sie auf Entdeckungsreise ins wunderbare Reich des Penis! Die Antworten stehen auf S. 246, aber Sie finden sie auch überall in diesem Buch.

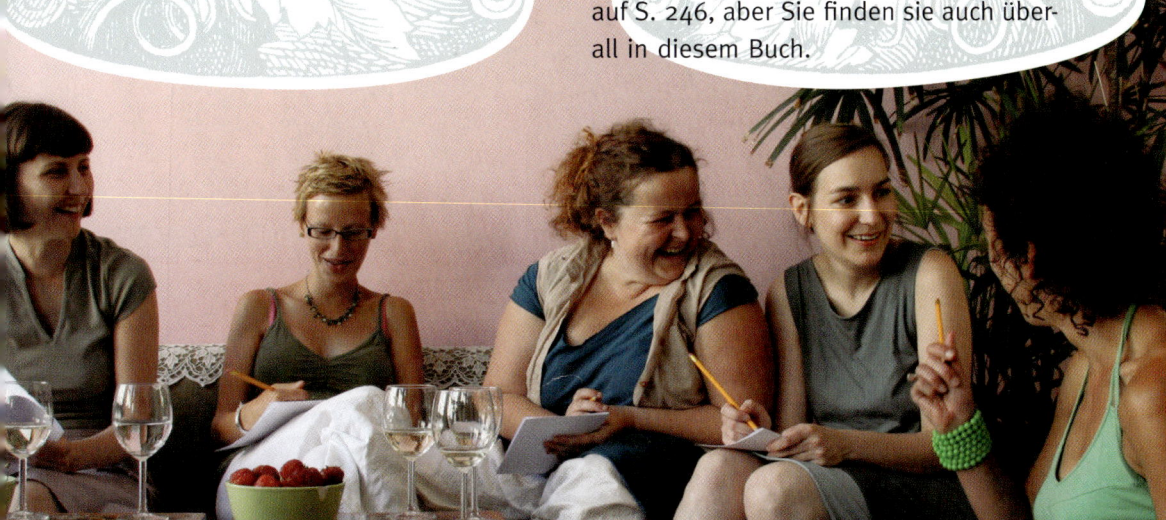

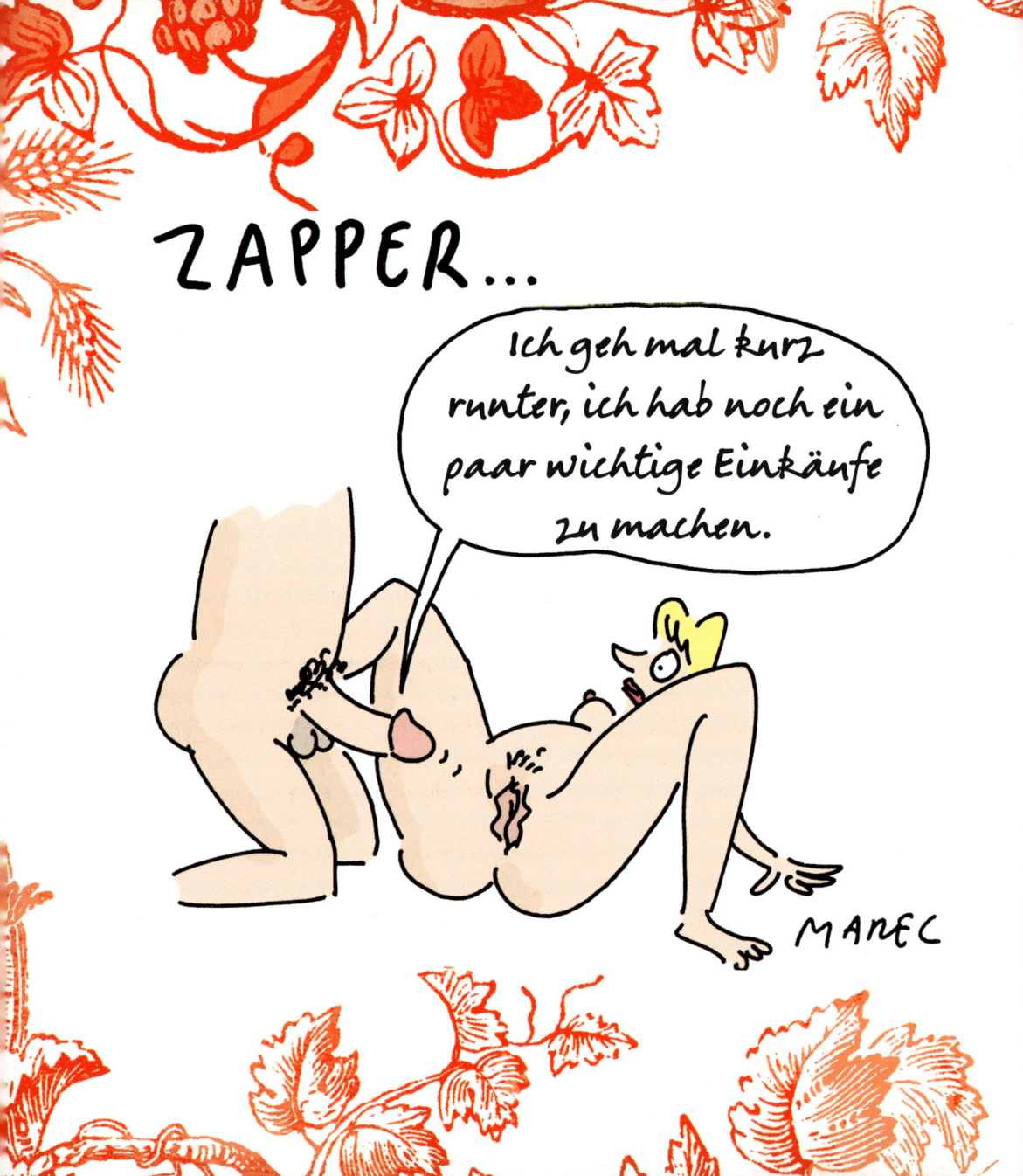

VON **AMADEUS** BIS **ZEPPELIN**

Wissenschaftler zählten geschlagene sechshundert (!) Synonyme für sein bestes Stück. Diese große Zahl von Benennungen verdeutlicht einerseits die Bedeutung dieses vielbesprochenen Körperteils, andererseits aber auch das Tabu, mit dem er noch immer belegt ist – man gibt ihm lieber einen Namen, der weniger krass klingt.

WAS IST SCHON EIN **NAME**?

Es macht Spaß, über die Bedeutung seines Namens nachzudenken und mit Freund(inn)en darüber zu quatschen.

1★ Hatte jeder Mann in Ihrem Leben einen eigenen Namen für seinen Penis?

2★ Benutzen Sie für seinen Penis denselben Kosenamen wie er?

3★ Benutzen Sie je nach Stimmung (spielerisch, lustig, depressiv, menstruierend) einen anderen Namen?

4★ Mögen Sie lieber einen Kosenamen oder nennen Sie ihn am liebsten Penis/ Schwanz/Pimmel?

5★ Haben Sie sich schon mal mit dem Namen vertan?

PS: Teilen Sie ihm hinterher die Ergebnisse nicht mit. Männer finden es schrecklich, wenn ihre privatesten Teile in der Gruppe durchgehechelt oder – noch schlimmer – mit anderen Exemplaren verglichen werden.

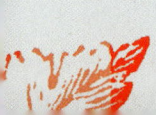

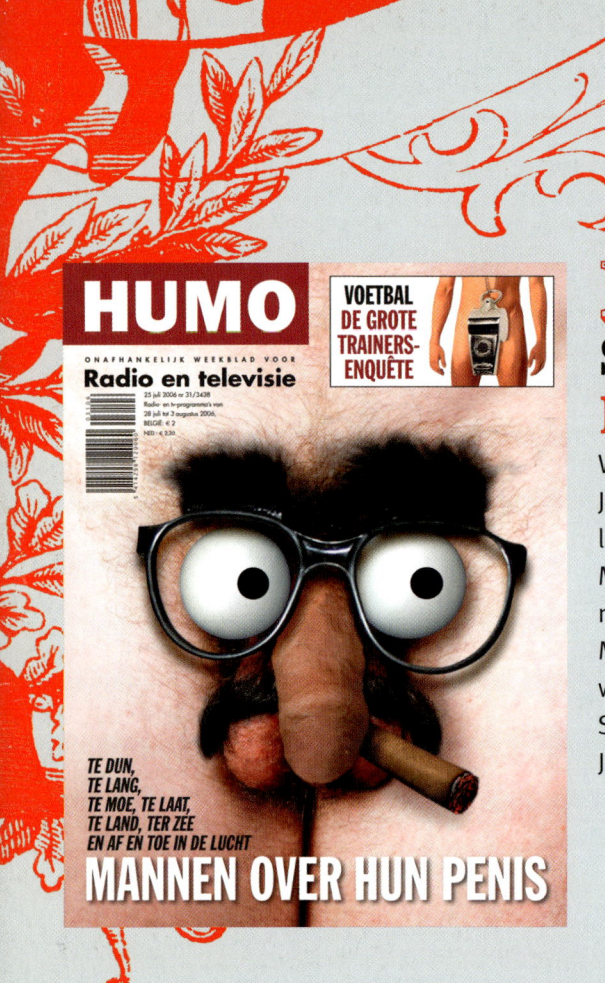

MEIN NAME IST SCHWANZ. **DICKER** SCHWANZ.

Willi, Johannes, Johnny, Big Ben, Long John, Lolli, Piepmatz, Fleischpeitsche, Pullermann, Schniedel – die Kosenamen, die Männer ihrem Penis geben, sind meistens nicht besonders originell.

Manche lassen sich aber auch so richtig was einfallen: Purple Headed Warrior, Schamlippenstift, Señor Espadrillo, Jolly Jumper ...

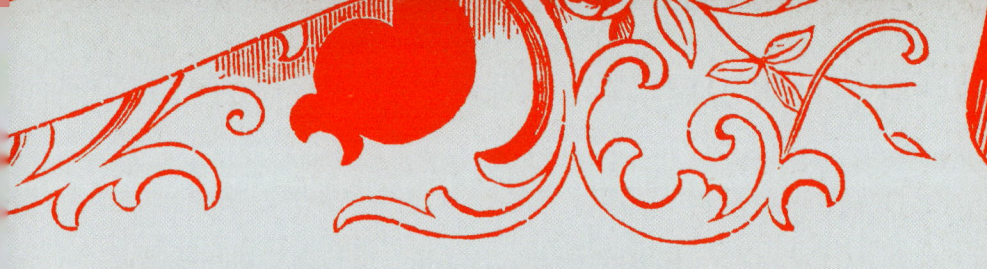

SIE NENNT IHN LIEBER ANDERS

Die Frauen nehmen manchmal die Kosenamen auf, die auch unter den Männern gebräuchlich sind, oft aber auch in Verkleinerungsformen.
Ob sie das wohl tun, weil sie seinen Penis süßer finden? Oder einfach nur kleiner? Originelle Namen, die den Frauen eingefallen sind: Pico d'Amore, Paddington (steif) und Puddington (schlaff), Mister Everready, Spongebob, Der Große Bär ...

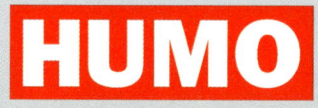

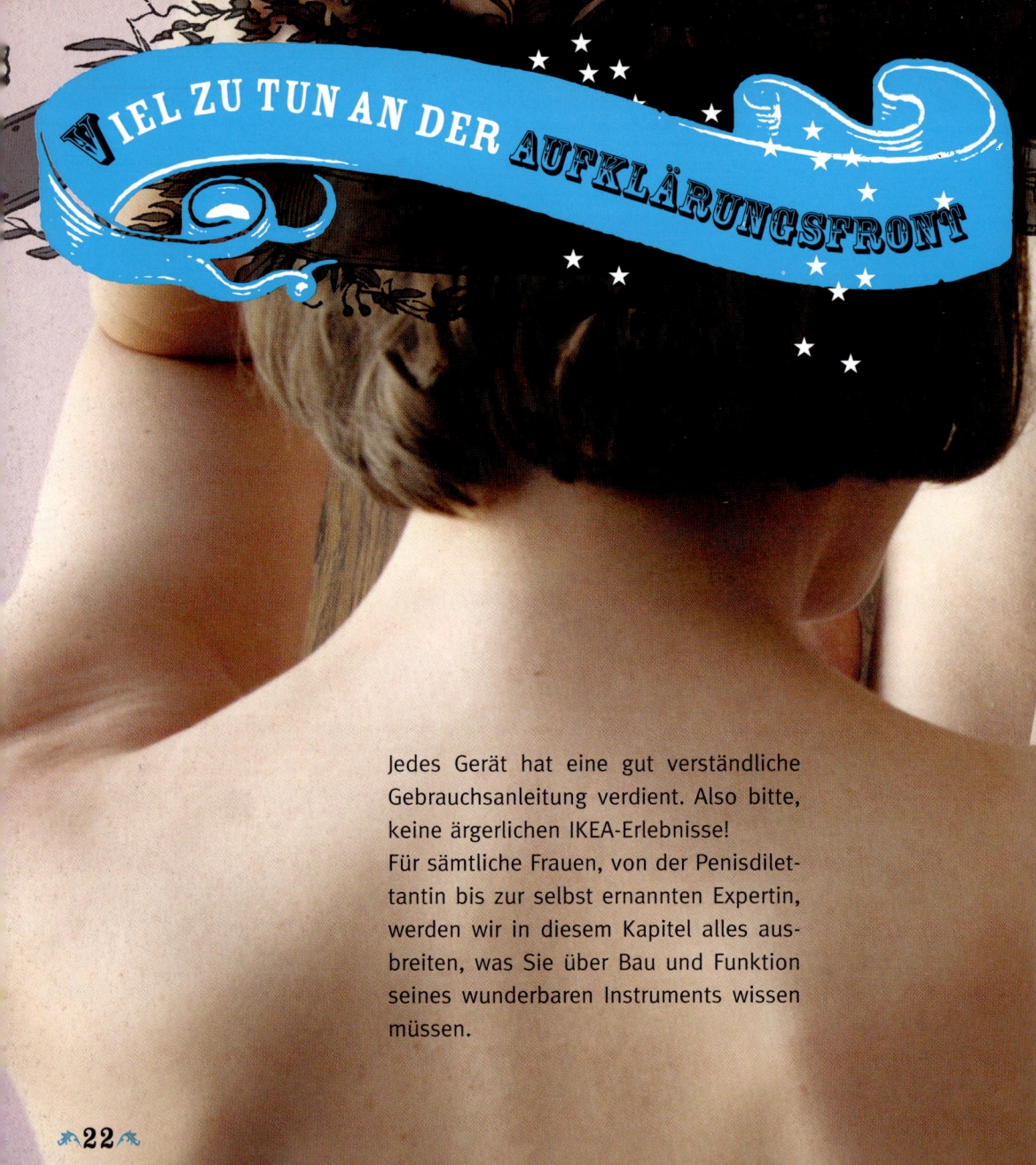

VIEL ZU TUN AN DER AUFKLÄRUNGSFRONT

Jedes Gerät hat eine gut verständliche Gebrauchsanleitung verdient. Also bitte, keine ärgerlichen IKEA-Erlebnisse!
Für sämtliche Frauen, von der Penisdilettantin bis zur selbst ernannten Expertin, werden wir in diesem Kapitel alles ausbreiten, was Sie über Bau und Funktion seines wunderbaren Instruments wissen müssen.

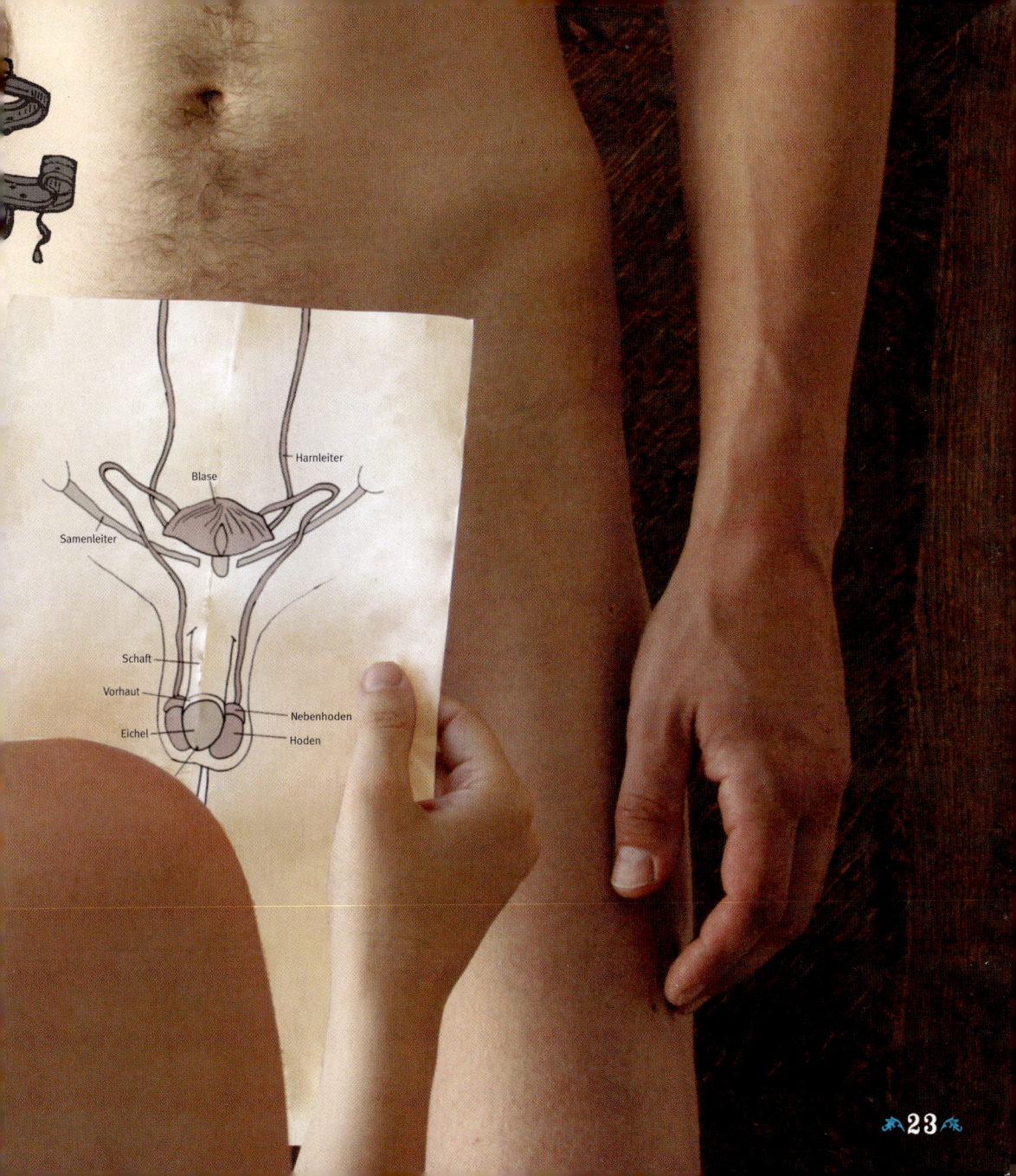

Harnleiter

Blase

Samenleiter

Schaft

Vorhaut

Nebenhoden

Eichel

Hoden

DER PENIS: TECHNISCHE DATEN

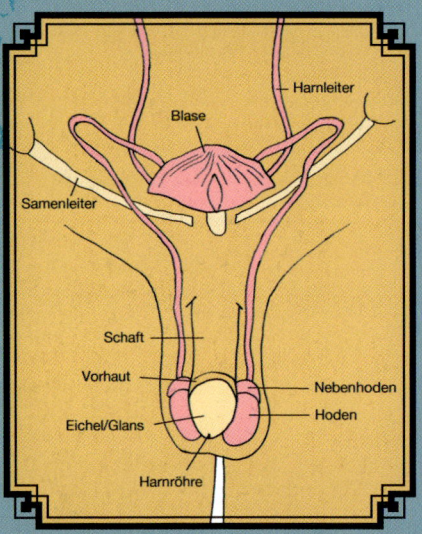

Harnleiter
Blase
Samenleiter
Schaft
Vorhaut
Eichel/Glans
Nebenhoden
Hoden
Harnröhre

ZEHN DINGE, DIE SIE SICH MERKEN SOLLTEN:

★ Sein Penis ist an der Basis (mitsamt der Wurzel) mit dem Becken verbunden.

★ Das typische pilzförmige Hütchen am Ende des Penis nennt man Eichel oder Glans.

★ Der Schaft seines Penis besteht aus schwamm-artigem Gewebe, das anschwellen kann und von einer losen Hautschicht umschlossen ist.

★ Bei unbeschnittenen Männern bedeckt diese Haut auch die Eichel. Die Vorhaut gleitet zurück, wenn sein Penis steif wird.

★ Bei beschnittenen Männern wurde die Vorhaut entfernt, sodass die Eichel immer frei liegt.

★ Die kleine Spalte in der Eichel ist die Öffnung seiner Harnröhre, des schmalen Kanals, der durch seinen Penis zur Blase führt.

★ Durch diese Harnröhre verlassen sowohl Urin als auch das Sperma seinen Körper, allerdings nie-mals gleichzeitig.

★ Sein Penis liegt auf seinem Hodensack, in dem die zwei Testikel sitzen.

★ Die Testikel produzieren sowohl Sperma als auch Testosteron.

★ In seinem Penis befinden sich – anders, als viele annehmen – weder Muskeln noch Knochen.

1609 fand ein gewisser Doktor Wecker in Bologna eine Leiche mit zwei Penissen. Seitdem sind weltweit knapp achtzig ähnliche Fälle von Diphallie bekannt. Glückspilze? Nein, eher Pechvögel, denn meistens sind diese Männer impotent.

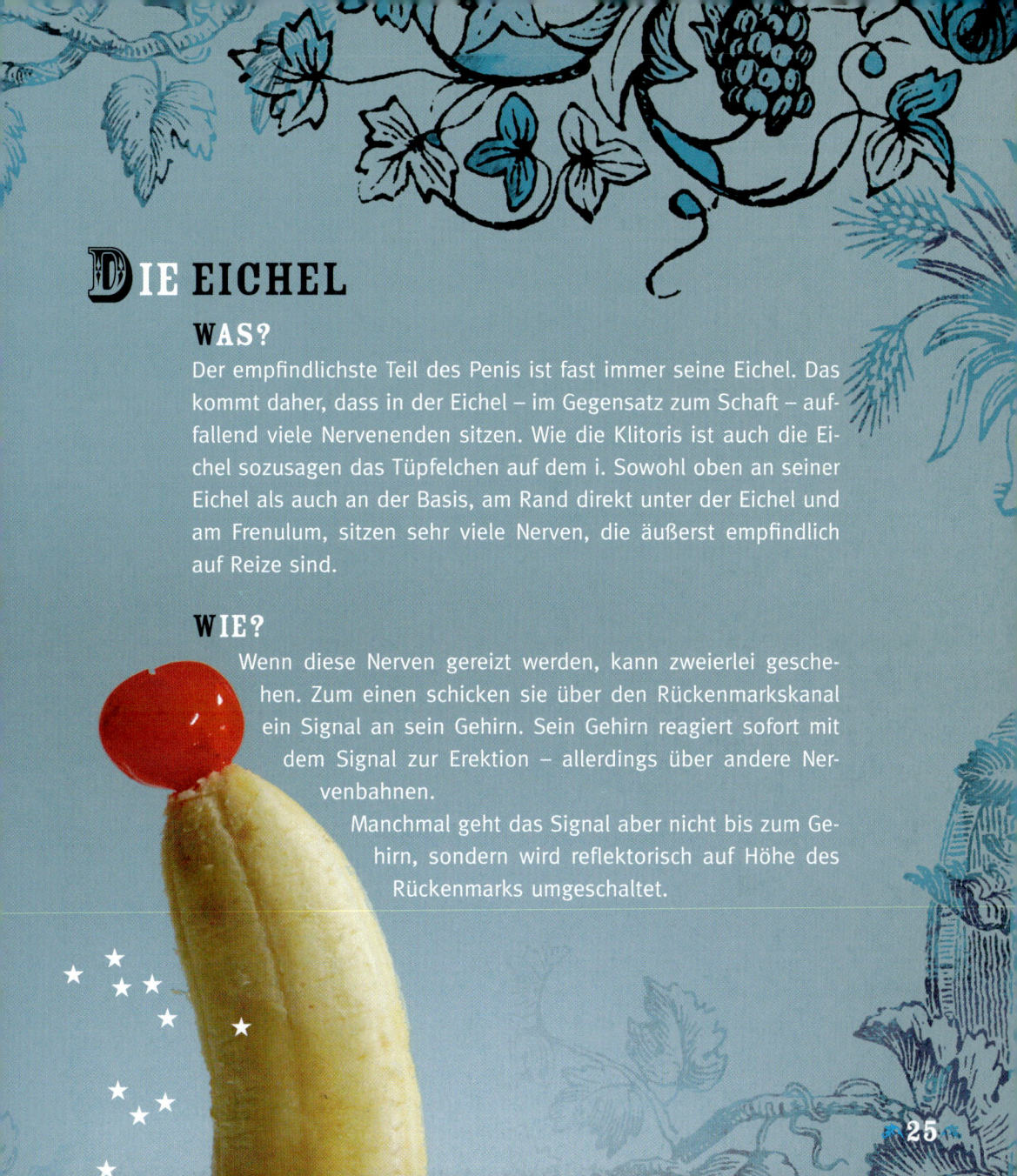

DIE EICHEL

WAS?

Der empfindlichste Teil des Penis ist fast immer seine Eichel. Das kommt daher, dass in der Eichel – im Gegensatz zum Schaft – auffallend viele Nervenenden sitzen. Wie die Klitoris ist auch die Eichel sozusagen das Tüpfelchen auf dem i. Sowohl oben an seiner Eichel als auch an der Basis, am Rand direkt unter der Eichel und am Frenulum, sitzen sehr viele Nerven, die äußerst empfindlich auf Reize sind.

WIE?

Wenn diese Nerven gereizt werden, kann zweierlei geschehen. Zum einen schicken sie über den Rückenmarkskanal ein Signal an sein Gehirn. Sein Gehirn reagiert sofort mit dem Signal zur Erektion – allerdings über andere Nervenbahnen.

Manchmal geht das Signal aber nicht bis zum Gehirn, sondern wird reflektorisch auf Höhe des Rückenmarks umgeschaltet.

LATEIN FÜR PENIS-ANFÄNGER

★ **URETHRA** (Harnröhre): Eine dünne Röhre, die von seiner Blase bis zur Penisspitze läuft, wo sie an der kleinen Spalte in der Eichel endet. Durch sie werden Sperma und Urin transportiert, jedoch nie gleichzeitig.

★ **PROSTATA**: Sein berühmter G-Punkt und ein sehr dankbarer Massagepunkt. Diese etwa haselnussgroße Drüse produziert die dünne, wässrige Flüssigkeit, die einen wichtigen Bestandteil seines Spermas darstellt.

★ **VAS DEFERENS** (Samenleiter): Schwieriges Wort, und dann hat er auch noch zwei davon. Diese Röhren leiten das Sperma von seinen Hoden zur Urethra.

★ **EPIDIDYMIS** (Nebenhoden): Ein gut gefüllter Kanal an der Rückseite der Hoden, in dem der reife Samen vor sich hindöst, bis er im Bedarfsfall durch die Vas Deferens weitergeleitet wird.

★ **CORPORA CAVERNOSA**: Sehr wichtig bei der Erektion, denn diese schwammartigen, zylinderförmigen Gebilde in seinem Penis schwellen beeindruckend an, wenn sie sich mit Blut füllen. Der Penis enthält in diesem Moment zehnmal so viel Blut wie in schlaffem Zustand. Auf und nieder. Immer wieder. Vergleichbar einer hydraulischen Pumpe.

★ **CORPUS SPONGIOSUM**: Das weiche Gewebe, das man überall im Penis findet.

★ **FRENULUM**: Dieses Bändchen sitzt an der Unterseite des Penis und verbindet Vorhaut und Eichel. Superempfindlich!

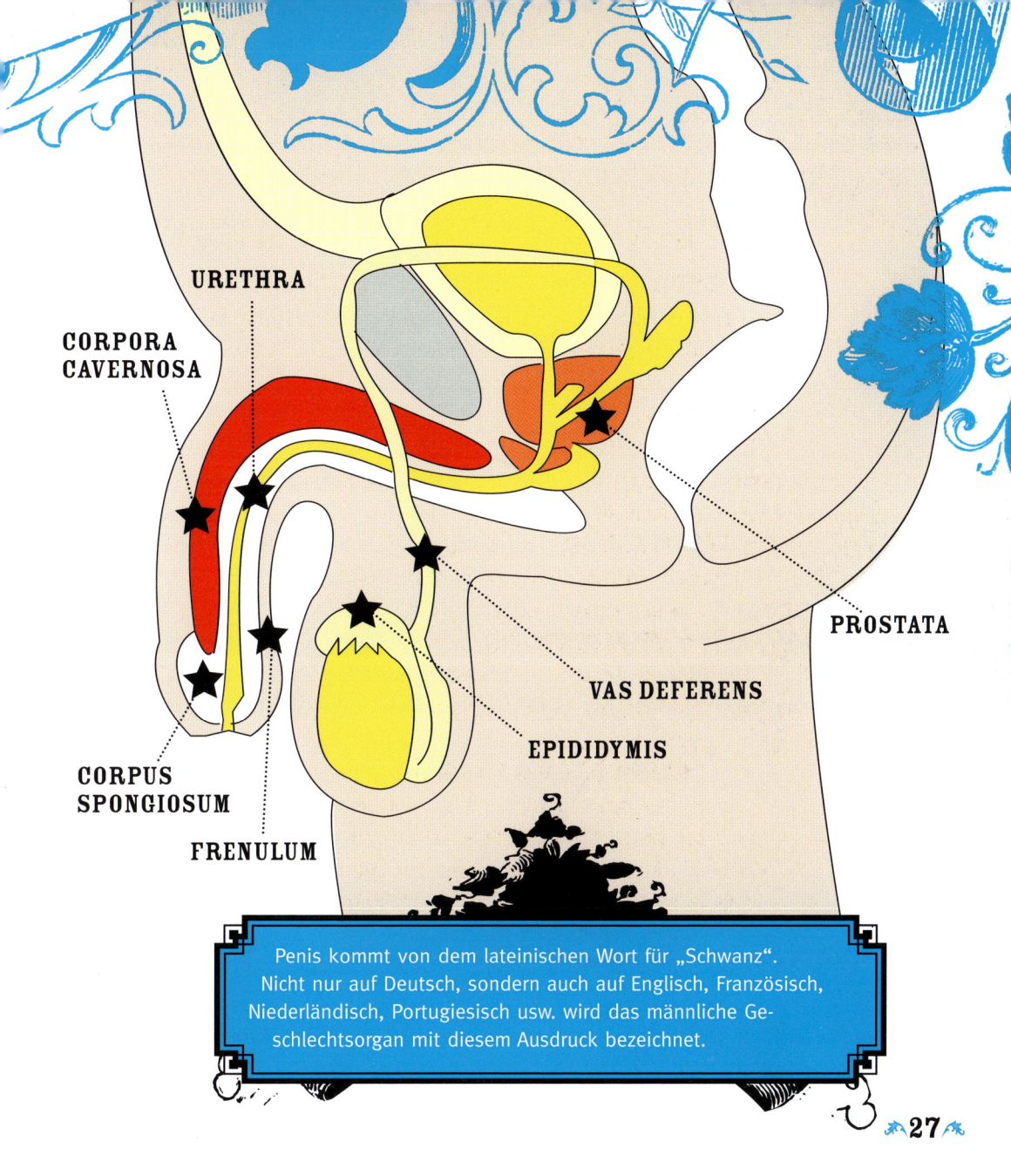

URETHRA

CORPORA
CAVERNOSA

PROSTATA

VAS DEFERENS

EPIDIDYMIS

CORPUS
SPONGIOSUM

FRENULUM

Penis kommt von dem lateinischen Wort für „Schwanz".
Nicht nur auf Deutsch, sondern auch auf Englisch, Französisch,
Niederländisch, Portugiesisch usw. wird das männliche Ge-
schlechtsorgan mit diesem Ausdruck bezeichnet.

WARUM IST DIE BANANE KRUMM?

Ist ein bisschen krumm normal oder senkrecht ideal? Ganz senkrecht stehende Penisse sind die Seltenheit. Jeder Pimmel zeigt ein klein wenig nach rechts oder links. Das ist ganz normal, trotzdem haben Männer zu diesem Thema oft Fragen oder machen sich sogar Sorgen. So ein Penis bestimmt seinen Kurs eben selbst. Bei einer soliden Erektion ist es außerdem absolut normal, dass der Penis sich leicht zum Bauch hin krümmt. Mehr noch, dieser „gespannte Bogen" bietet mehr Widerstand und erleichtert so das Einführen des Penis in die Vagina.

NICHT KRUMM, SONDERN KRANK

Schlimmer ist es, wenn sein Penis aufgrund der Peyronie-Krankheit gekrümmt ist, d.h. dass ein übermäßiges Gewebewachstum an einer Seite eine Schiefstellung bewirkt, meistens Richtung Bauch. (Eine zusätzliche Krümmung nach rechts oder links ist nicht ungewöhnlich.) Bei der Erektion zieht dieses Gewebestück den Penis in eine noch stärkere Schieflage, manchmal so sehr, dass eine Penetration unmöglich ist. Ziemlich schmerzhaft. Ein chirurgischer Eingriff ist in diesem Fall anzuraten. Doch glücklicherweise ist diese Krankheit eher selten.

RECHTS- ODER LINKSDRALL?

Es heißt oft, dass rechtshändige Männer Linksträger sind und umgekehrt. Dann müssten also die meisten Linksträger sein. Das könnte sich dadurch erklären, dass ein Rechtshänder seinen Penis nach Gebrauch (Pinkeln, Masturbieren usw.) in die logische Richtung richtet – nämlich weg von seiner Hand. Aber was sagt der Schneider dazu?

PENIS IM ANZUG

Beau Brummell, der erste Dandy der Geschichte, lancierte zu Beginn des 19. Jahrhunderts die superenge Männerhose. Da sie so eng war, mussten die Männer den Penis möglichst unauffällig auf einer Seite „verstauen", um einen unschönen Hubbel zu vermeiden. Manche Männer gingen noch einen Schritt weiter und ließen sich die Eichel piercen, sodass sie den Penis an einem Häkchen innen an der Hose befestigen konnten. So ein Piercing nannte man *dressing ring*. Damals fragten die Schneider die Männer daher aus Gewohnheit, ob sie Links- oder Rechtsträger waren, um die Hose entsprechend anzufertigen. Manche tun es heute noch …

JEDER MANN WAR MAL EINE FRAU

Das Geschlecht des Fötus wird schon bei der Befruchtung genetisch festgelegt. In den ersten Wochen der Schwangerschaft sind jedoch alle Föten weiblich. Erst in der 14. Schwangerschaftswoche werden die Hormone gebildet, die über die geschlechtliche Entwicklung bestimmen. Bei männlichen Föten verwandelt sich die Klitoris in einen Penis, die Schamlippen werden zum Hodensack. Männliche Föten behalten ihre Brustwarzen, obwohl sie für einen Mann völlig nutzlos sind.

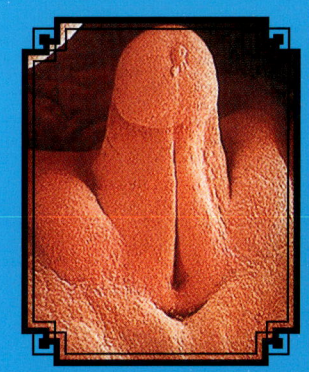

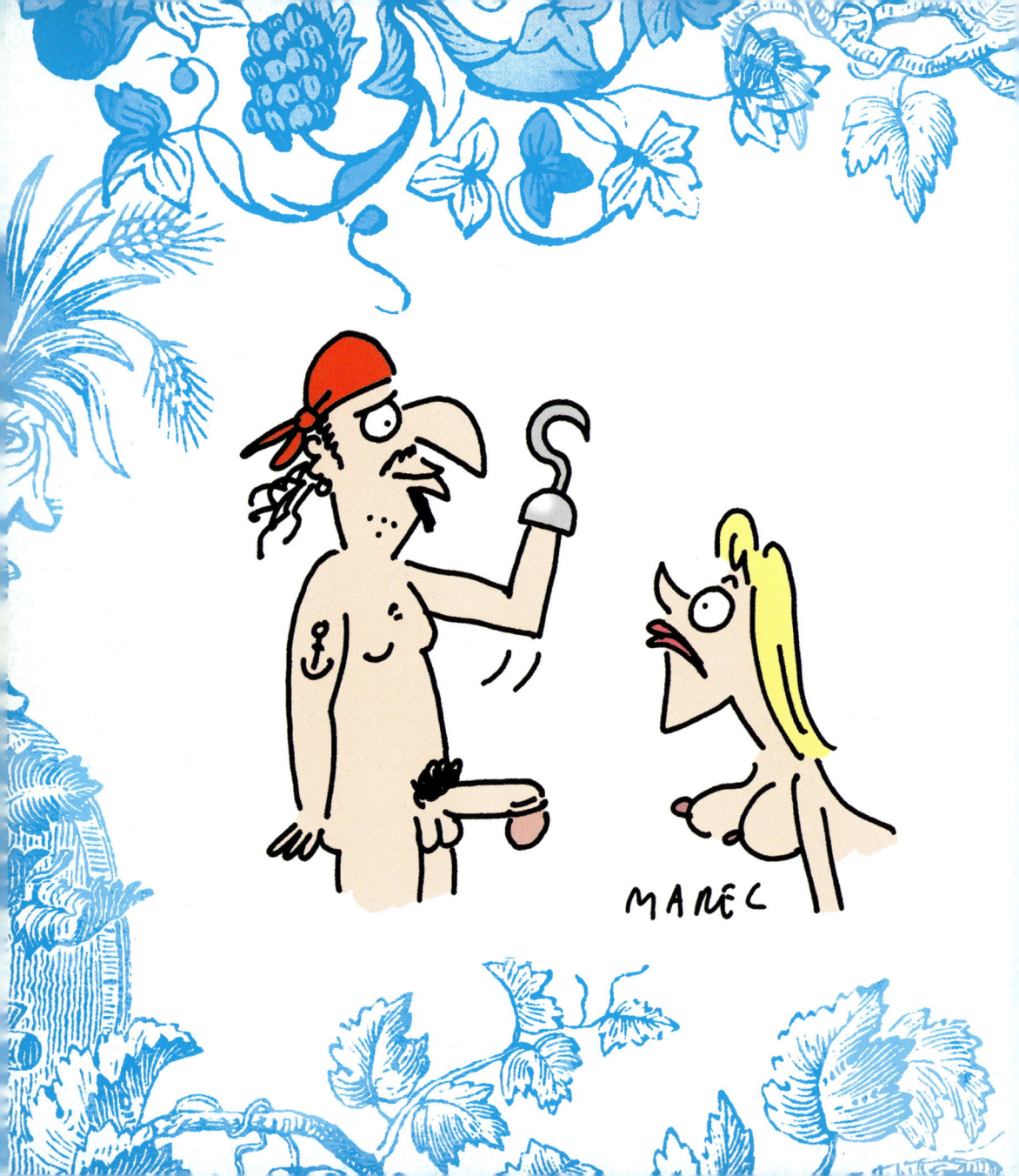

DER SPANISCHE KRAGEN

Wenn man seine zu enge Vorhaut über die Eichel zurückgezogen hat und sie sich danach nicht wieder nach vorne schieben lässt, nennt man dieses Phänomen „Spanischen Kragen" oder Paraphimose. Dadurch wird die Eichel abgeschnürt und die Durchblutung der Vorhaut gestört, sodass sie anschwillt. Das ist ganz schön schmerzhaft! Wenn der spanische Kragen zu lange in seiner Position verbleibt, kann der Penis durch die Abschnürung der Gefäße irreparable Schäden erleiden. Der Arzt würde sich in diesem Fall für eine ganze oder partielle Beschneidung entscheiden.

VORHAUTVERENGUNG

Oft werden Kinder mit einer Vorhautverengung geboren, d. h. die Vorhaut kann nicht über die Eichel zurückgeschoben werden. Durch die von den Drüsen produzierte käseartige Schmiere (Smegma genannt) und erste kleine Erektionen wird die Vorhaut langsam geweitet, bis sie sich irgendwann zurückschieben lässt. Wenn das Problem aber bis zum Alter von ungefähr zweieinhalb Jahren nicht verschwunden ist, ist die Wahrscheinlichkeit eher gering, dass es sich noch von selbst lösen wird. Die Verengung kann dann ein Anschwellen der Vorhaut verursachen, Harnwegsinfektionen und Schmerzen bei der Erektion. Dann ist eine chirurgische Korrektur (Beschneidung oder eine Dehnung der Vorhaut) sehr zu empfehlen, am besten noch im Vorschulalter.

ZU KURZES FRENULUM

Ein zu kurzes Frenulum kann ebenfalls Schmerzen verursachen, beim Geschlechtsverkehr oder beim Masturbieren. Es kann reißen und stark bluten. Bei manchen Männern ist es sogar so kurz, dass die Eichel bei einer Erektion nach unten gezogen wird. So eine Hakennase ist nicht gerade lustig beim Geschlechtsverkehr. Meistens ist ein Eingriff angezeigt, um eine Verschlimmerung der Beschwerden zu verhindern.
Das Problem wird in den meisten Fällen durch eine kleine Operation gelöst, nicht durch eine Beschneidung, wie viele Männer befürchten. Der Arzt verlängert das Frenulum unter örtlicher Betäubung, und nach ein paar Wochen Erholung ist der Penis wieder problemlos einsetzbar.

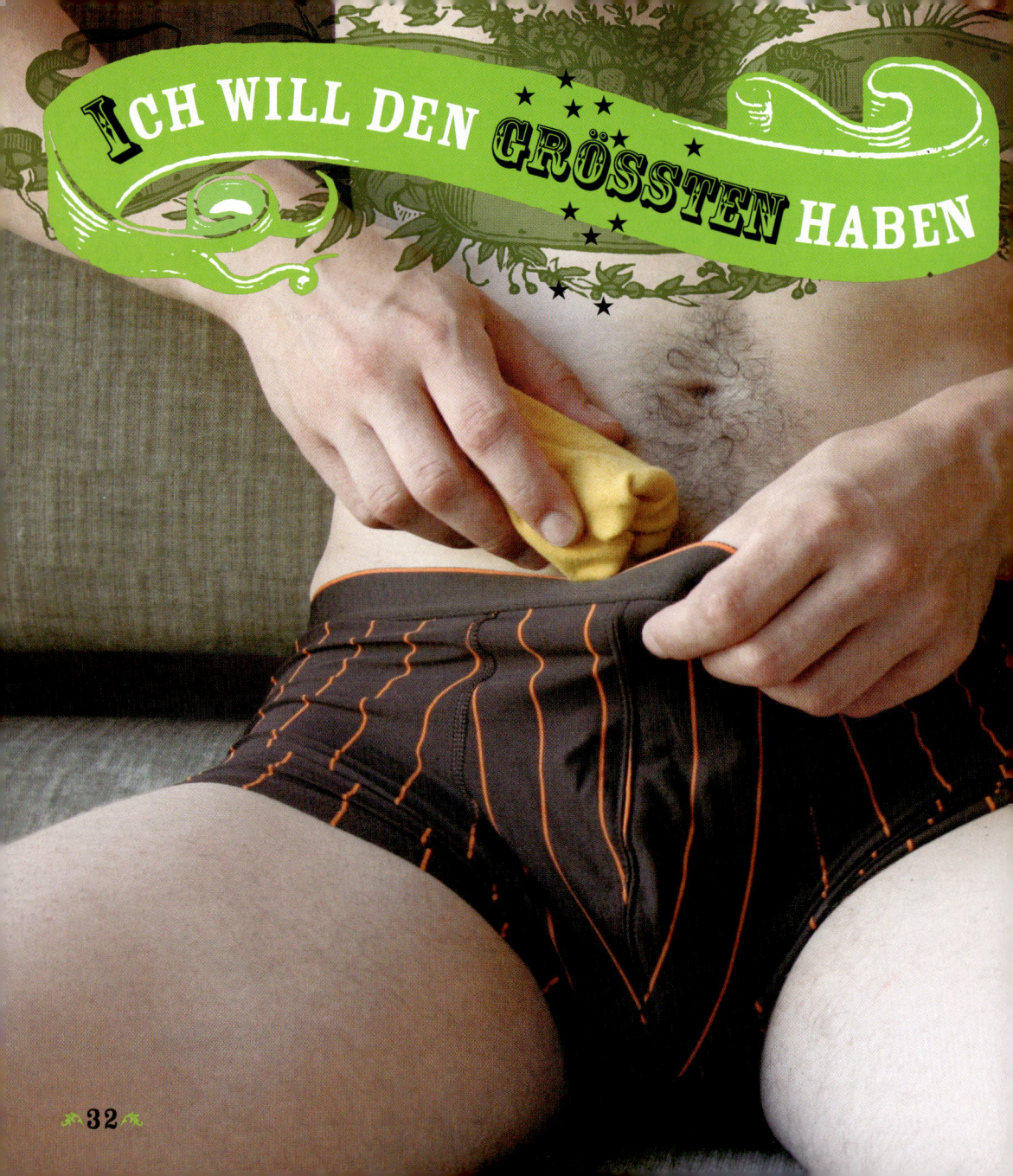

ICH WILL DEN GRÖSSTEN HABEN

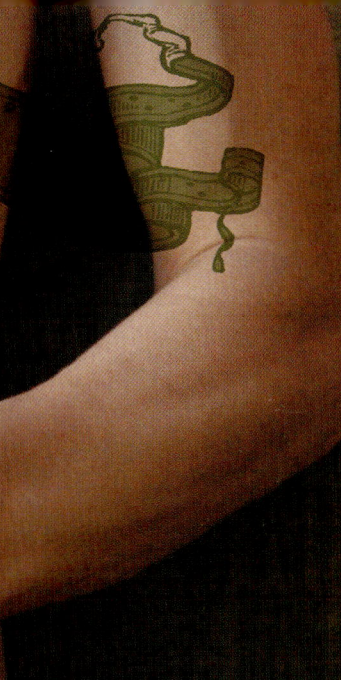

Danke, Papa!

Warum machen Männer sich so einen Kopf wegen der Länge ihres Penis? Gehört es zum männlichen Selbstverständnis, immer das beste Werkzeug zu wollen (Schlagbohrer, Kettensäge, Rennrad oder Küchenmesser), bevor sie sich ans Werk machen können? Und macht es beim Geschlechtsverkehr denn einen Unterschied, ob er einen Maxi oder Mini hat? Und warum ist der eine Mann besser bestückt als der andere?

Die Antwort auf die Längenfrage finden Sie, um es flapsig auszudrücken, in der Hose seines Vaters. Ein großer Penis ist immer ein Geschenk seiner männlichen Vorfahren, denn nur die Gene entscheiden, ob er ein Riesending oder ein Mäuschen abbekommt. Reine Vererbungssache also. Wenn das mal keinen Ärger gibt ...

GROSS ODER KLEIN: DER HÄLFTE DER FRAUEN IST ES EGAL!

	für sie	für ihn
Sex mit einem großen Penis ist genauso wie mit einem durchschnittlich großen:	5 von 10	5 von 10
besser als mit einem durchschnittlich großen:	3 von 10	4 von 10
schlechter als mit einem durchschnittlich großen:	2 von 10	1 von 10

(Quelle: Humo-*Umfrage)*

3 von 10 Frauen gestehen, dass sie den Sex mehr genießen, wenn er einen großen Penis hat. Männer schätzen, dass den Frauen die Länge noch wichtiger ist (4 von 10). Aber für 2 von 10 Frauen ist so ein Riesending überhaupt kein Vergnügen. Dass so ein Brummer nicht immer von Vorteil ist, können sich die Männer kaum vorstellen (gerade mal 1 von 10). Aber der Hälfte der Frauen ist es völlig egal: groß oder klein, beides ist gleich gut! Solange er damit umgehen kann, nicht wahr, meine Damen? (Und wenn er oral was auf dem Kasten hat ... Lesen Sie mal *Das Vaginabuch.*)

SCHNIEDEL, SCHNIEDEL AN DER WAND, WER HAT DEN GRÖSSTEN IM GANZEN LAND?

DIE GRÖSSE SEINES PENIS IST FÜR IHN WICHTIG, ABER WENIGER WICHTIG, ALS DIE FRAUEN DENKEN.

Die Penisgröße ist für	ihn	sie
sehr bis ziemlich wichtig	6 von 10	7 von 10
nicht so wichtig	4 von 10	3 von 10
völlig unwichtig	0 von 10	0 von 10

Quelle: Humo-*Umfrage*

Size does matter! Und sei es auch nur für ihn. Die Männer zerbrechen sich nun mal den Kopf über seine Größe. Mehr, als sie zugeben wollen. Oder übertreiben die Frauen hier ein bisschen? Eine Minderheit relativiert die Frage nach der Länge und findet sie einfach nicht so wichtig ... Fast kein Mann behauptet, dass die Größe völlig unwichtig wäre. Aber wie sieht es bei ihr aus? Und mit dem Sex?

NASE? SCHUHGRÖSSE? FRAGEN SIE IHN LIEBER, OB ER AN UNSERER UMFRAGE TEIL-GENOMMEN HAT!

Mein/sein Penis hat in erigiertem Zustand eine Länge von:	er	sie
Mehr als 20 cm	6%	8,5%
15 bis 20 cm	69%	70%
10 bis 15 cm	24%	20,5%
weniger als 10 cm	1%	1%

Quelle: Humo-*Umfrage*

Die befragten Leser hatten allesamt gigantische Schwänze im Vergleich zum Durchschnittsmann. Auffallenderweise schlossen sich ihre Partnerinnen dem Größenwahn an. Gutgläubig? Zusammen (falsch) gemessen?

Durchschnittliche Länge bzw. Durchmesser ...

IM RUHEZUSTAND:

8 bzw. 3,2 cm

IN ERIGIERTEM ZUSTAND:

13 bzw. 4,1 cm

Durchschnittlicher Zuwachs des **VOLUMENS BEI EREKTION:**

300%

LÄNGSTER jemals offiziell gemessener erigierter Penis: 34,5 cm

KLEINSTER jemals offiziell gemessener erigierter Penis: 1 cm

WIE MISST MAN EINEN PENIS?

Man beginnt immer am Bauch, sodass man einen eindeutigen „Startpunkt" hat. Halten Sie den Zollstock an die Stelle, wo Bauch und Schwanz zusammengewachsen sind, und stellen Sie fest, wo die Penisspitze endet. Die ganz normale natürliche Krümmung können Sie einfach sanft begradigen, wenn sie wollen. In schlaffem Zustand können Sie die Eichel fassen und den Penis so ganz gerade richten. Vorsicht: Bei vielen Zollstöcken ist erst mal ein halber bis ein ganzer Zentimeter freigelassen, bevor die Markierung beginnt. Vergessen Sie nicht, dieses Stück zum Messergebnis dazuzuzählen!

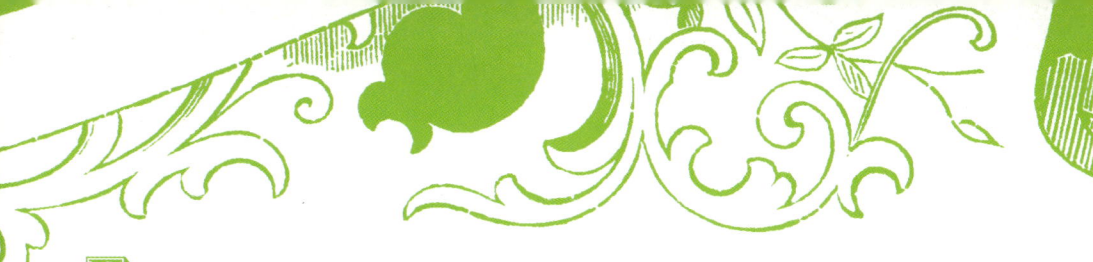

FALSCH GESCHÄTZT, SCHÄTZCHEN

Männer überschätzen die Länge eines normalen Penis und denken daher oft, dass sie nicht allzu gut bestückt sind. Das entdeckte der kanadische Androloge Rany Shamloul. Er verriet seinen Probanden vorab die durchschnittliche Penislänge, bevor er ihnen mit dem Lineal zu Leibe rückte. Die Erleichterung bei den Herren war groß, als sich herausstellte, dass sie viel „normaler" abschnitten, als sie zunächst gedacht hatten.

ER SAGT/SIE SAGT...

Die niederländische *Men's Health* fragte Leser und Abonnenten zwischen achtzehn und fünfundfünfzig, wie zufrieden sie mit ihrem Penis und ihrem Sexleben sind ...
Der Penis wurde im Durchschnitt mit 7,4 benotet.
1 von 3 Single-Männern ist überhaupt nicht zufrieden mit der Größe seines Penis.
1 von 4 Männern, die in einer Beziehung leben, hätte auch gern ein anderes Format.
3 von 4 Frauen finden ihn genau richtig, egal, ob er mini, normal oder riesig ist.

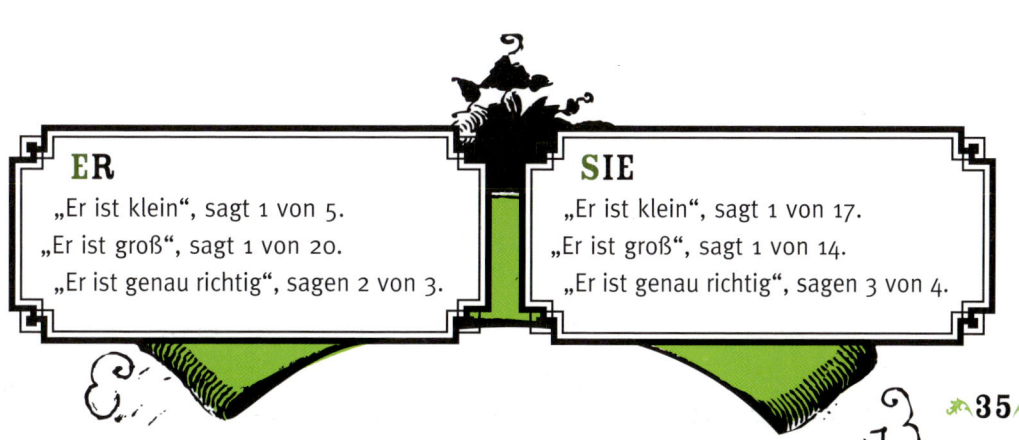

ER
„Er ist klein", sagt 1 von 5.
„Er ist groß", sagt 1 von 20.
„Er ist genau richtig", sagen 2 von 3.

SIE
„Er ist klein", sagt 1 von 17.
„Er ist groß", sagt 1 von 14.
„Er ist genau richtig", sagen 3 von 4.

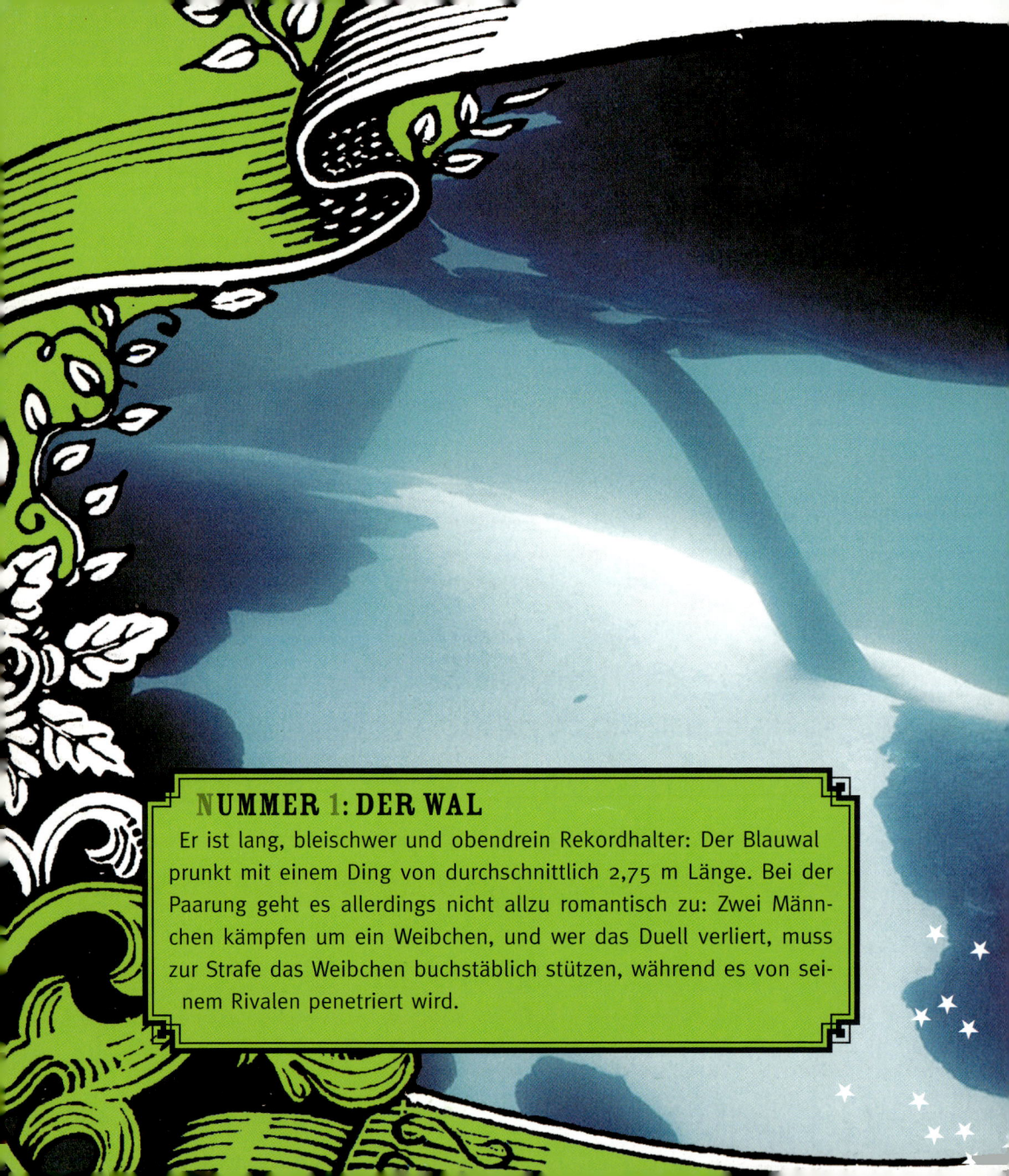

NUMMER 1: DER WAL

Er ist lang, bleischwer und obendrein Rekordhalter: Der Blauwal prunkt mit einem Ding von durchschnittlich 2,75 m Länge. Bei der Paarung geht es allerdings nicht allzu romantisch zu: Zwei Männchen kämpfen um ein Weibchen, und wer das Duell verliert, muss zur Strafe das Weibchen buchstäblich stützen, während es von seinem Rivalen penetriert wird.

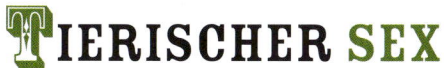IERISCHER SEX

Ein feuriger Liebhaber wird auch als „Tiger im Bett" oder „ein echter Hengst" bezeichnet. Doch besonders schmeichelhaft sind diese Vergleiche nicht. Der Tiger kann sich zwar zehnmal pro Tag paaren, aber sein Penis ist winzig klein, und die arme Tigerfrau bleibt bei der Paarung apathisch unbewegt. Der Hengst mag zwar einen Megapenis haben (in erigiertem Zustand bis zu 90 cm), aber die Stute muss sich mit einem Quickie begnügen.

Es drängen sich viel bessere Vergleiche aus dem Tierreich auf. Ist Ihr Partner gut bestückt? Dann nennen Sie ihn doch Entenmuschel. Im Verhältnis zu ihrer Körperlänge hat diese Muschel den größten Penis: bis zu dreißigmal länger als sie selbst ist ihr Fortpflanzungsorgan (umgerechnet auf menschliche Verhältnisse würde das einem Fünfzigmeterpenis entsprechen). Oder hat er einen tendenziell kleinen Schwanz? Dann ist er eher eine Spitzmaus – denn die hat von allen Säugetieren den Kleinsten (5 mm). Und wenn der Penis Ihres Partners eine besondere Form hat, erinnert er vielleicht an ein Schwein (wie das Ringelschwänzchen), an einen Koala (mit gabelförmigem Penis) oder an eine Libelle (schaufelartig).

Übrigens schneiden unsere Männern gar nicht so schlecht ab im Tierreich. Von allen Primaten hat der Mensch den größten Penis, und abgesehen vom Delphin ist er das einzige Wesen, das Sex zum Vergnügen hat.

WILLKOMMEN IN DER WUNDERLICHEN WELT DER PHALLOLOGIE

Wussten Sie, dass es auf Island ein Penismuseum gibt? In diesem einzigartigen Museum können Sie Penisse verschiedenster Säugetiere besichtigen. Das Museum rühmt sich, als Erstes die vornehme Wissenschaft der Phallologie (Peniskunde) möglich zu machen. Dort finden Sie Penisse von Walen, Walrössern, Eisbären, Seehunden … Es verspricht außerdem, dass es demnächst den echten Penis eines Homo sapiens ausstellen wird. Interessiert?

Mehr unter: http://www.phallus.is.

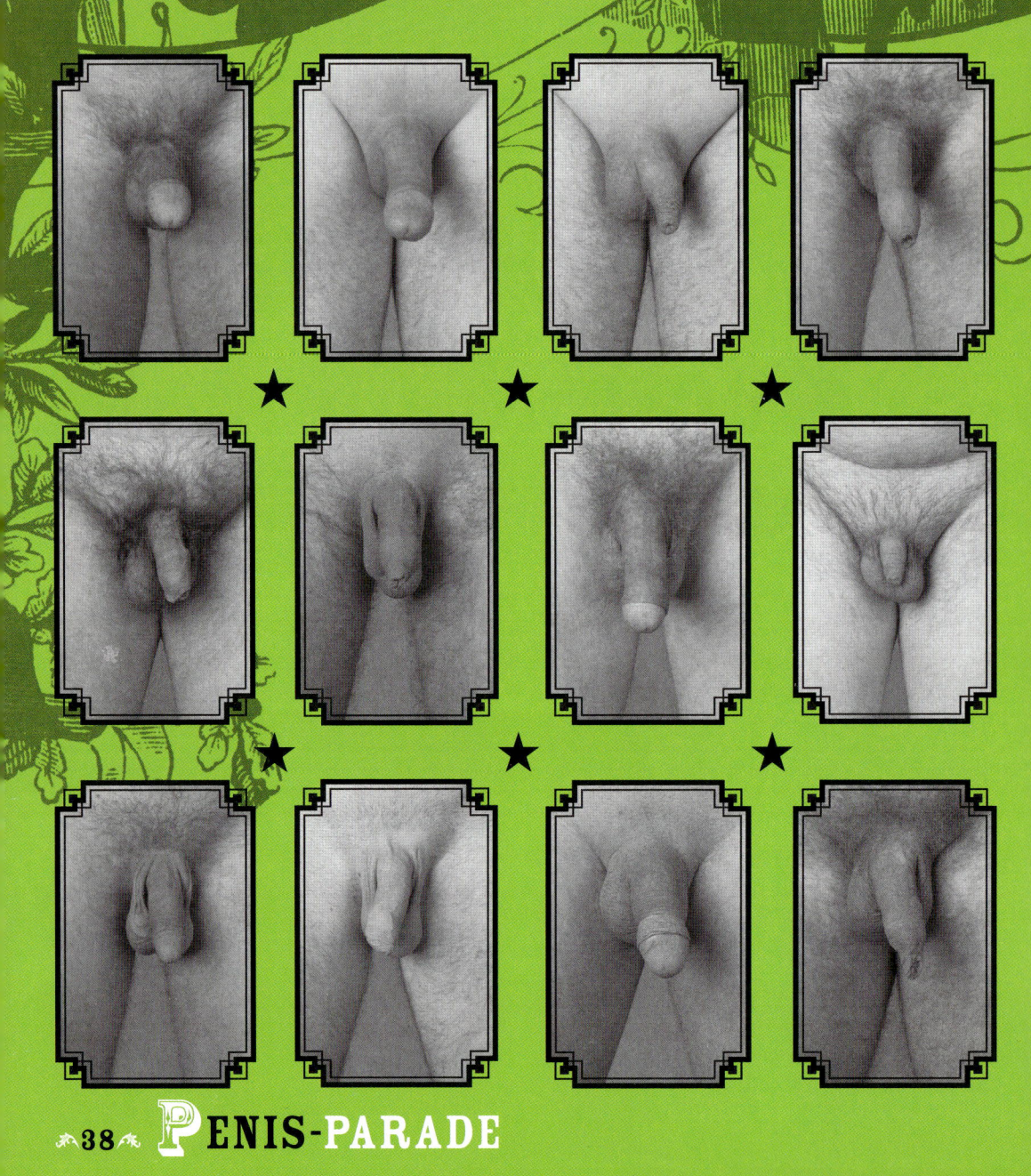

PENIS-PARADE

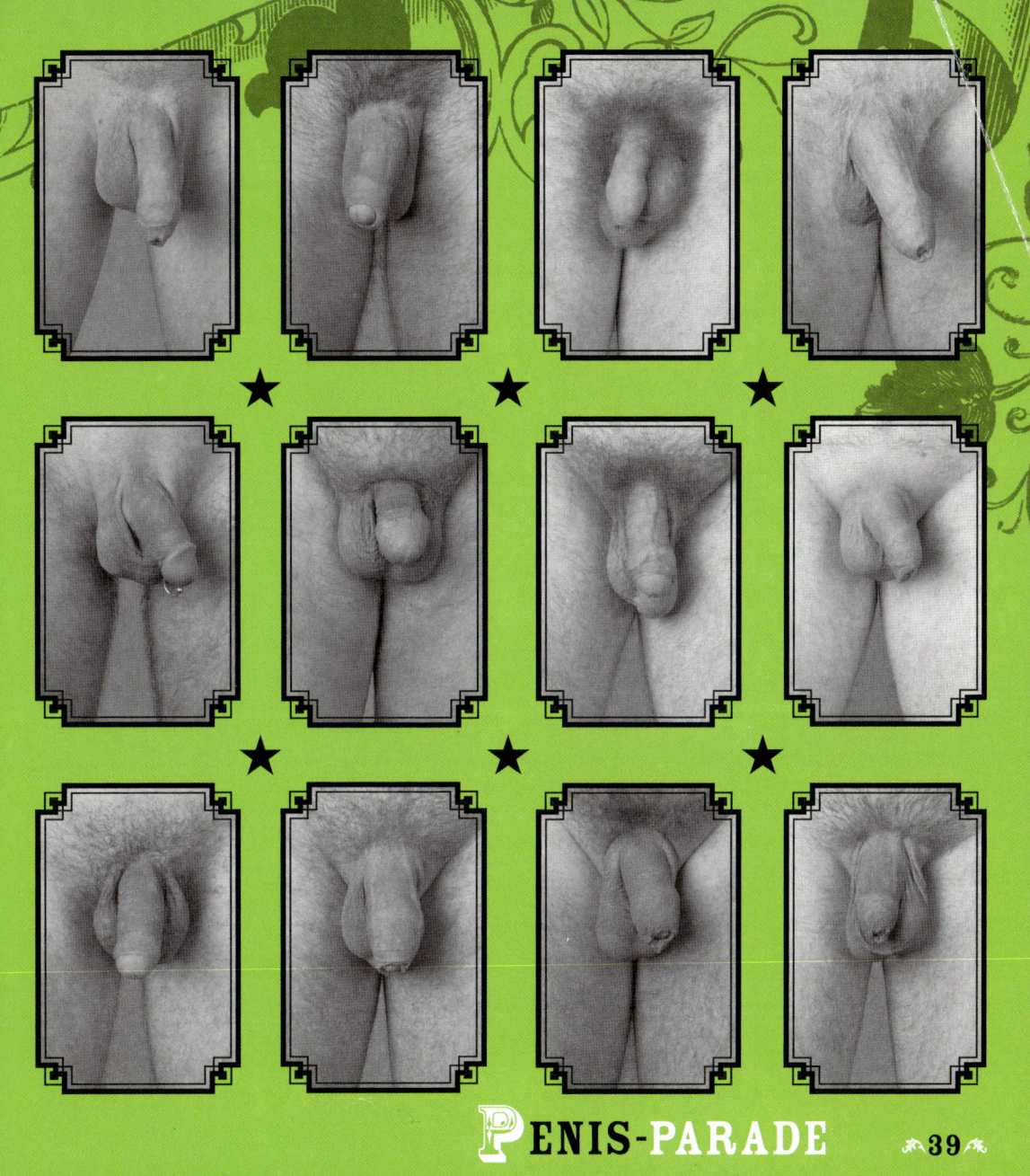

PENIS-PARADE ✳ 39 ✳

INTERNATIONALE PENIS-PARADE

Jeder Schwarze hat einen Riesenlümmel? Das ist ein Mythos! Es sei denn, wir reden vom Penis in schlaffem Zustand. Dann sehen die Top 3 folgendermaßen aus (mit minimalen Unterschieden in der durchschnittlichen Penislänge bei Männern verschiedener Ethnizität und mit vielen Überschneidungen zwischen den Gruppen):

Im schlaffen Zustand sind schwarze Penisse im Durchschnitt einen Hauch größer, gefolgt von den weißen und dann den asiatischen Pimmeln. Das erklären die Evolutionsbiologen mit den Klimaunterschieden, denen Männer verschiedener Ethnizität jahrhundertelang unterworfen waren: Je kälter das Klima, umso kleiner der Penis – er schrumpft ja auch in kaltem Wasser (siehe S. 63).

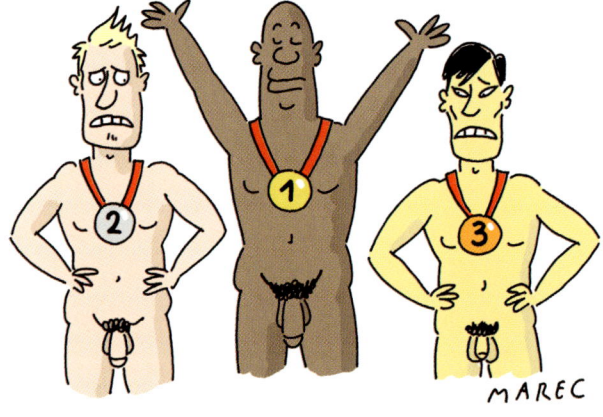

Aber sobald sie erst mal erigiert sind, gibt es keine nennenswerten Unterschiede mehr zwischen schwarzen, weißen und asiatischen Penissen. Die Erektion ist also der große Gleichmacher unter den Männern (siehe S. 51).

Woher kommt also der Mythos vom enormen schwarzen (erigierten) Schwanz? Er wurde lange von den Wissenschaftlern aufrechterhalten. Ein Afrikaner war zu Kolonialzeiten ein primitives Wesen und musste daher auch einen tierhaft großen Schwanz haben, was durch „wissenschaftliche Feldstudien bewiesen" wurde. So schrieb 1937 der französische Militärarzt und Anthropologe Jacobus X (ein Pseudonym): „Der Neger ist ein echter Hengst, und von seinem erigierten Organ kann (sowohl in der Farbe als auch in der Länge) nichts eine bessere Vorstellung geben als das Gerät eines kleinen afrikanischen Esels." Tja, Gott sei Dank sind diese rassistischen Zeiten vorbei. Aber noch heute trumpft vor allem die Porno-Industrie gern mit riesigen schwarzen Schwänzen auf. Und so bleibt der Mythos lebendig ...

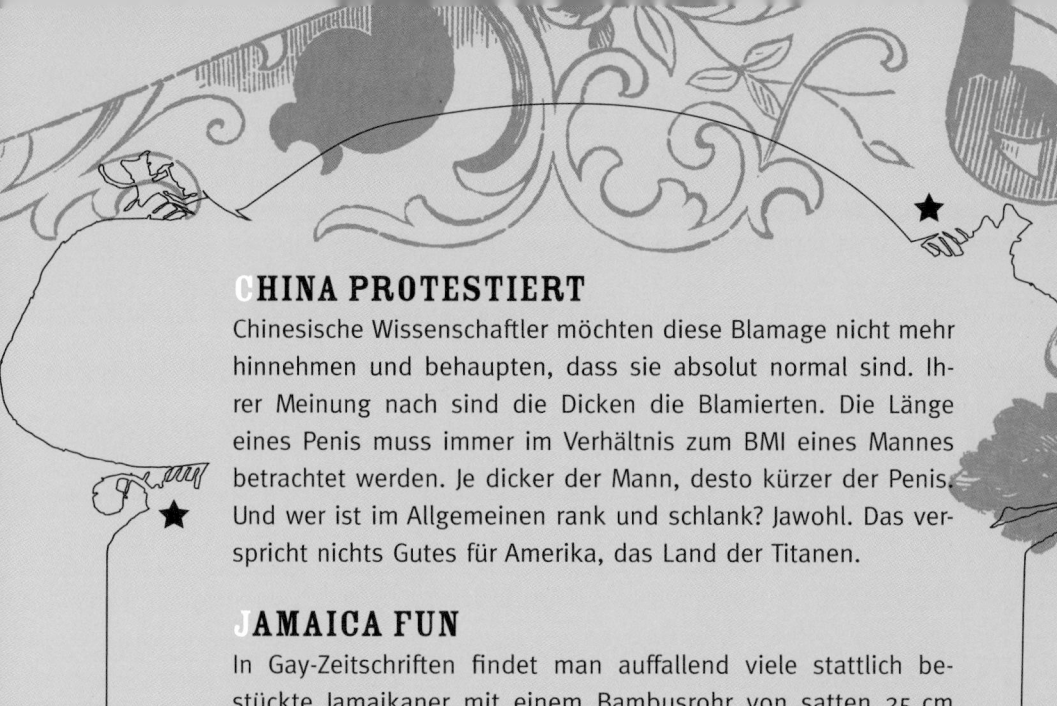

CHINA PROTESTIERT

Chinesische Wissenschaftler möchten diese Blamage nicht mehr hinnehmen und behaupten, dass sie absolut normal sind. Ihrer Meinung nach sind die Dicken die Blamierten. Die Länge eines Penis muss immer im Verhältnis zum BMI eines Mannes betrachtet werden. Je dicker der Mann, desto kürzer der Penis. Und wer ist im Allgemeinen rank und schlank? Jawohl. Das verspricht nichts Gutes für Amerika, das Land der Titanen.

JAMAICA FUN

In Gay-Zeitschriften findet man auffallend viele stattlich bestückte Jamaikaner mit einem Bambusrohr von satten 25 cm oder mehr. Dadurch soll die Zahl amerikanischer und europäischer Touristen auf Jamaica auffallend zugenommen haben. Penisferien?

EURO-SCHWANZ

Sogar im europäischen Parlament ist die durchschnittliche Länge Thema von Diskussionen. Bei der Festsetzung der EU-Normen für Kondome legten die Briten Protest ein, weil sie eine durchschnittliche europäische Penislänge von 17 cm ein bisschen zu mager fanden.

ERKENNT MAN DEN JOHANNES AN DER NASE / DEN FÜSSEN / DEN FINGERN DES MANNES?

Was sagen seine anderen „vorstehenden" Körperteile über seinen Penis aus? In diesem Punkt streiten sich die Wissenschaftler. Um es in aller Deutlichkeit zu sagen: Wirklich wissenschaftlich bewiesen ist hier gar nichts. Im Grunde scheint das alles eher Unfug zu sein. Aber irgendwie lesen sich diese Weisheiten trotzdem ganz nett.

1★ Große Männer sollen im Allgemeinen auch größere Penisse haben. Meistens haben die ja auch große Füße – aber daraus lässt sich umgekehrt nicht schließen, dass alle Männer mit großen Füßen auch generell einen großen Penis haben.

2★ Eine lange Nase sagt nichts über die Penislänge aus.

3★ Je länger die Finger, umso länger der Penis.

GRIECHISCHER FINGERZEIG

Griechische Wissenschaftlicher orientieren sich lieber an der Länge des Zeigefingers. Es soll ein unverkennbarer Zusammenhang zwischen der Länge des Zeigefingers und der des „leicht gestreckten" Penis geben. Ziehen Sie doch mal an seinem Finger …

DIE RUSSENFORMEL

Russische Forscher behaupten, dass sie eine Formel entdeckt haben, mit der man anhand der Fußlänge auch das Format seines Penis berechnen kann. Neugierig?

Penislänge = (Fußlänge + 5 cm) : 2

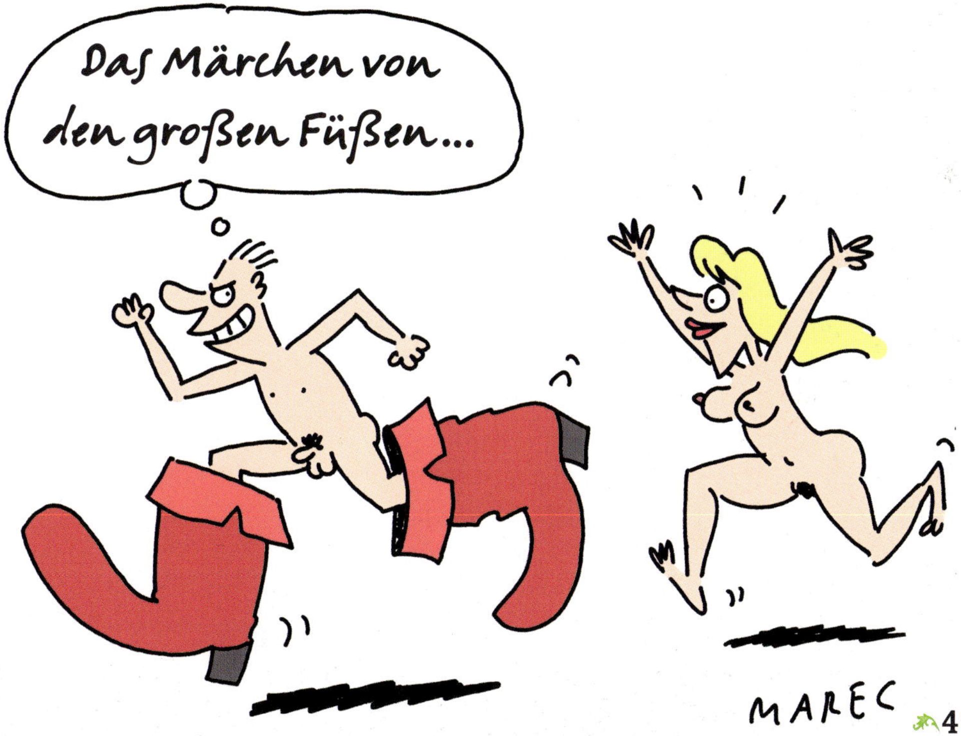

MAREC 43

DER PENIS IM KAMASUTRA

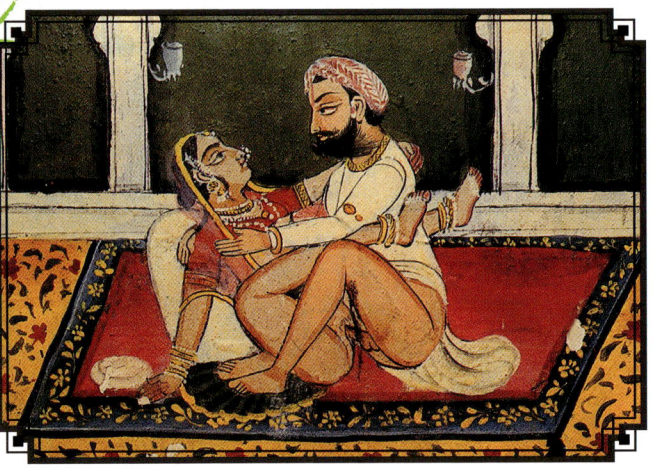

Das Kamasutra ist vor allem bekannt für seine akrobatischen Stellungen, obwohl in diesem jahrhundertealten indischen Lehrbuch der Liebe viel mehr Interessantes zu lesen steht und gerade mal einer der sieben Teile von sexuellen Techniken handelt.

DIE OLYMPISCHEN PENISSPIELE

Perfekte Kondition ist gutem Sex sehr zuträglich, das wussten wir schon. Sport fördert die Testosteron-Produktion, und starke Muskeln versprechen größere Ausdauer und mehr Stellungen. Aber das ist noch nicht alles. Obwohl der Penis kein Muskel ist, kann man auch seinen „Sex-Muskel" trainieren, um den Genuss zu steigern.

Der Pubococcygeus ist ein Muskel, den Asiaten fanatisch trainieren, weil sich dieser sowohl bei ihm als auch bei ihr beim Orgasmus rhythmisch zusammenzieht. Dieser Muskel liegt im Beckenboden und sorgt bei ihm unter anderem dafür, dass er seinen Penis auf und ab bewegen kann. Im Vaginabuch haben wir ausführlich die Kegelübungen besprochen, mit denen man diesen Muskel trainieren kann. Aber auch der Mann zieht Nutzen aus starken Beckenbodenmuskeln. Mit einem gut trainierten Pubococcygeus lässt sich der Orgasmus besser kontrollieren und der Genuss steigern. Auch Inkontinenzprobleme lassen sich damit oft in den Griff bekommen.

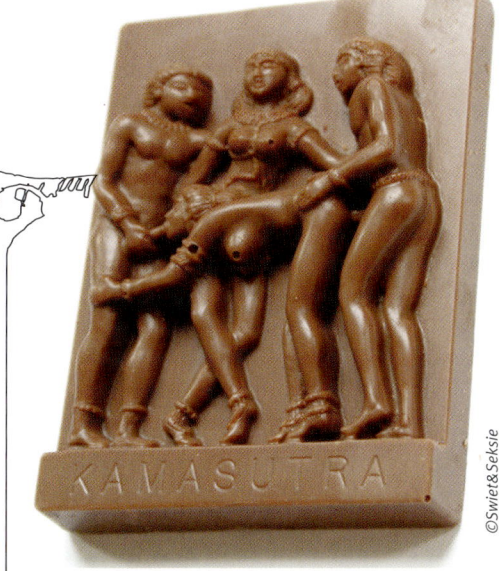

©Swiet&Seksie

HASE, STIER ODER PFERD?

Nach dem Kamasutra kann man die Männer anhand ihrer Penislänge in drei Gruppen einteilen: Hase, Stier und Pferd. Und sie sollten sich eine Frau suchen, die zu ihrem Format passt: Gazelle, Stute oder Elefant. Wie sie die perfekte Stellung oder den idealen Kompromiss finden, wenn er ein Hase ist und Sie zu den Elefanten gehören, lesen Sie auf S. 138.

FIT FOR SEX

Konzentrieren Sie sich auf den Muskel, der zwischen Ihren Genitalien und dem Anus liegt (den PC-Muskel oder Pubococcygeus), und versuchen Sie ihn abwechselnd anzuspannen und zu entspannen. Wenn Ihnen das gelingt, können Sie „pumpen", d.h. den Muskel rasch zusammenziehen, die Spannung kurz halten und gleich wieder ganz entspannen. Machen Sie diese Pumpübungen täglich zwanzigmal im Stehen, zwanzigmal im Sitzen und zwanzigmal im Liegen. Mal rhythmisch und schnell, mal langsam und fest „zukneifend". Diese Übung können Sie problemlos heimlich in der Schlange vor der Supermarktkasse machen oder sogar, während der Chef Ihnen einen Rüffel verpasst. Nach wenigen Wochen haben Sie den PC-Muskel eines Bodybuilders! Bei Männern wird dadurch eine kräftigere Ejakulation bewirkt und eine bessere Selbstbeherrschung, falls das nötig sein sollte.

So lesen sie seinen Penis

Und Sie dachten, dass Sie aus seinen Augen, seiner Nase und den Händen alles über seinen Charakter ablesen könnten? *Think again*. In Asien und in primitiven Riten gilt das Lesen des Penis als perfekte Methode, die Talente eines Mannes – im Bett und außerhalb – einzuschätzen. Versenken Sie sich in die jahrtausendealte Kunst des ... Penislesens. Das Einzige, was Sie dazu tun müssen, ist, die Länge und Form seines Penis gründlich zu studieren und Schlussfolgerungen daraus zu ziehen. Sagen Sie also nie wieder, dass seine Augen das Wichtigste wären ...

1★ DER KNÜPPEL

AUSSEHEN: Auffallend länger und dicker als ein durchschnittlicher Penis, dunkler und am Ende leicht zapfenförmig.

BETTPROFIL: Am besten im Bett, aber ziemlich ungezähmt. Er will immer oben sein und hält stundenlang durch. Subtilität ist ihm fremd, es sei denn, Sie lenken ihn da ein wenig. Da er nicht unbedingt *one of the boys* bleiben muss, gibt er einen guten, treuen Ehepartner ab. Ideal für eine Frau, die ihren Mann gern verwöhnt, ihm immer sein Lieblingsessen kocht und ihm ohne Meckern ein Bier bringt, wenn er vorm Fernseher sitzt.

VERBORGENE TALENTE: Toller Tänzer, guter Gärtner und der beste Grillmeister in der ganzen Nachbarschaft.

2★ DER SPEER

AUSSEHEN: Langer, schlanker, gut proportionierter Penis, helle Farbe, zapfenförmig am Ende. Seine Hoden sitzen hoch und fühlen sich stramm an. Sein schlanker, eleganter Penis ist auffallend nach rechts oder links gekrümmt.

BETTPROFIL: Ein intelligenter Führungsmensch, der im Bett sehr raffiniert zu Werke geht. Viel Fantasie, aber auch ein großer Flirter, der sich schwertut, Ihnen treu zu bleiben. Ideal für ein Abenteuer, schwierig, wenn es um eine lebenslange Bindung geht. Ideal für eine Frau, die ihr eigenes Leben und ihre Karriere hat. Spielen Sie *hard to get* und verführen Sie ihn mit raffinierten Stellungen.

VERBORGENE TALENTE: Begabung für Zahlen, guter Begleiter auf Shoppingtouren, die Sorte Mann, der komplizierte Arbeiten zum glücklichen Abschluss bringt.

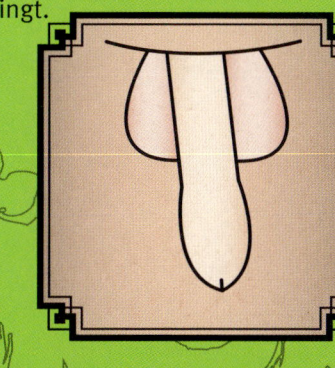

3★ DER MÜHLSTEIN

AUSSEHEN: Kürzer als der Durchschnittspenis, aber auch besonders dick mit breiter Eichel. Die Hoden sind groß, rau und schaukeln hin und her.

BETTPROFIL: Ein freundlicher, aufmerksamer, kreativer Liebhaber, der immer sein Bestes gibt, um Sie zu befriedigen. Interessiert sich mehr für Freundschaft und Familie als für seine Karriere, aber er kann manchmal sehr stur wirken. Der geborene Vater! Ideal für eine Frau, die seine Freunde gerne mitkauft. Wenn Sie scharf auf große Familientreffen, Feste und Kochmarathons sind, ist das der richtige Mann für Sie.

VERBORGENE TALENTE: Super Tennispartner, gut im Nähen (er kann wirklich prima Knöpfe annähen und andere Handarbeiten machen) und Waschmittelkenner.

4★ DER PFEIL

AUSSEHEN: Etwas kleiner und dünner als der Durchschnitt, helle Farbe. Sein Penis fühlt sich weich und glatt an. Seine Hoden sind blass und fest.

BETTPROFIL: Wie kleine Männer ist er übermäßig wettbewerbsorientiert und zeigt mit Nachdruck seine Kraft. Durch seine ausgeprägte weibliche Seite ist er sehr gefühlvoll, mit ihm kann man sich wunderbar unterhalten. Er traut sich, regelmäßig die Frau zu wechseln. Ideal für eine Frau, die sowohl einen Kumpel als auch einen Liebhaber sucht. Offenbaren Sie sich nicht zu schnell, sondern spielen Sie die Geheimnisvolle, damit es spannend genug für ihn bleibt, wenn er Sie ständig neu entdecken kann.

VERBORGENE TALENTE: Singt wie ein Engel, ist ein Topmasseur und der Mann, der wie kein anderer Kleidung nach Farbe und Stil ordnen kann

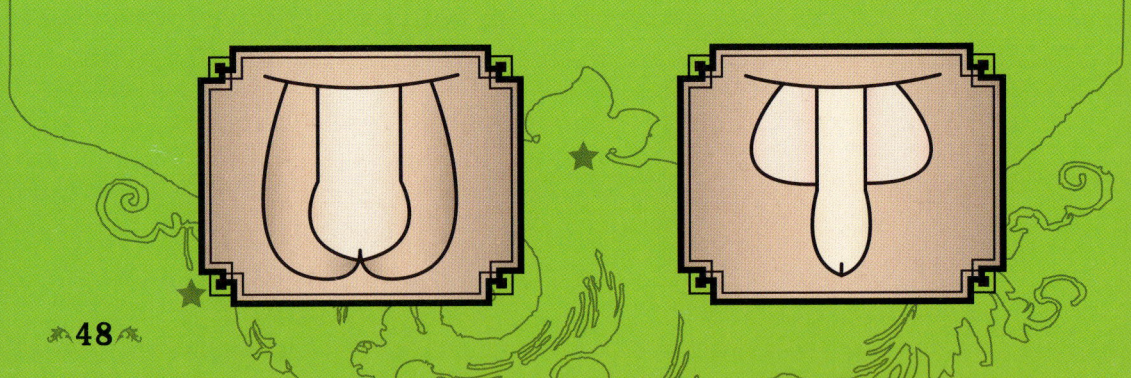

GROSS, ABER NICHT GLÜCKLICH

Wenn Ihr Liebster mal wieder rumläuft und jammert, dass seiner zu klein ist, dann erzählen Sie ihm doch mal diese Geschichte, damit er was draus lernt: Der 35-jährige Amerikaner Jonah Falcon kann sich stolzer Besitzer des weltgrößten Penis nennen, aber damit ist er überhaupt nicht glücklich. Nach Falcons Worten hat der Riesenpimmel sein Leben zerstört. Er wohnt noch immer bei seiner Mutter und hat seit zehn Jahren keine Freundin mehr gehabt.

MANEC

Früher kam Falcon noch als Gigolo zum Zuge, aber inzwischen hat er das horizontale Leben aufgegeben. „Wenn mich die Leute kennenlernen, schauen sie immer gleich automatisch nach unten", meint Falcon in *The Sun*. „Früher hat mir das einen Kick gegeben, heute hab ich die Schnauze voll. Das Einzige, was mich noch interessiert, wäre eine langfristige Beziehung zu einer Frau aufzubauen, die mich nicht als menschliche Kuriosität betrachtet."

Ach so, beinahe hätte ich's vergessen: Falcons Penis ist in schlaffem Zustand stolze 23 cm lang, erigiert 34,5 cm.

PENISPROZESSION IN JAPAN

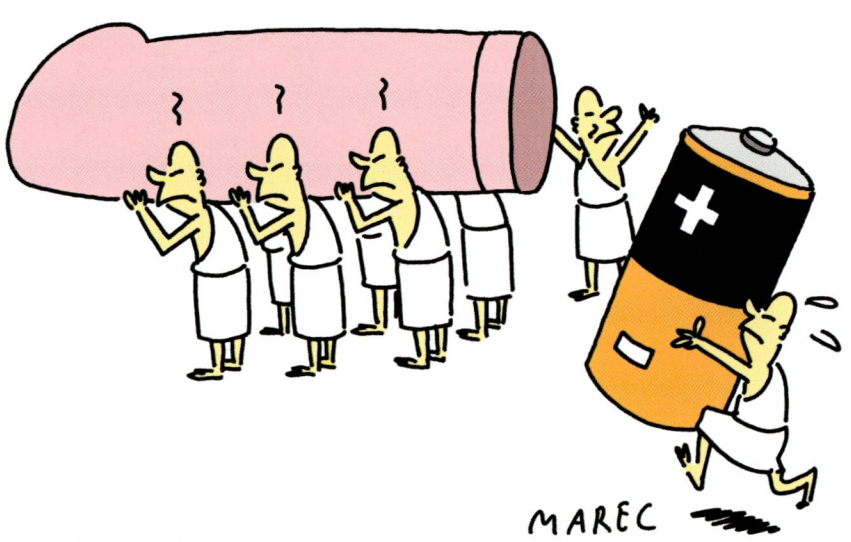

MAREC

PENISPROZESSION

Jedes Jahr am 15. März feiern die Einwohner von Komaki, einer kleinen Stadt in Japan, das Fruchtbarkeitsfest Honen Matsuri. Dabei wird ein steifer Riesenpenis, begleitet von Bambusflötenmusik, in einer Prozession zum Tempel getragen. Dieser gigantische Schwanz soll stolze 900 Pfund wiegen und wird im Tempel geopfert, um ein fruchtbares Jahr mit reicher Ernte und Wachstum für alle Lebewesen zu erbitten.

DER GROSSE GLEICHMACHER

An einem schlappen Penis lässt sich nicht erkennen, welche Ausmaße er haben wird, wenn er steif ist. Und das ist auch gut so, denn so eine Erektion ist der große Gleichmacher. Wenn sein Schwanz im Ruhezustand noch ziemlich beeindruckend aussieht, wächst er bei Erregung meist nicht mehr viel. Umgekehrt können ganz kleine, sobald sie einsatzbereit sind, plötzlich wahre Hulk-Qualitäten an den Tag legen. Vielleicht ein Geschenk von Mutter Natur?

Fotos von spektakulären Riesenschwänzen gibt es im Internet in Hülle und Fülle. Aber sind die nun echt oder alle gephotoshoppt? Dieser Megapenis etwa kommt dem Experten dann doch sehr unwahrscheinlich vor. Sollte Ihnen dieses Exemplar jedoch mal im echten Leben über den Weg laufen, lassen Sie es uns wissen!

EIN ERIGIERTER PENIS IST …

★ klein: weniger als 4 cm

★ ziemlich klein, aber normal: zwischen 5 und 11 cm.

★ Standard: zwischen 12 und 16 cm

★ ziemlich groß, aber normal: zwischen 17 und 22 cm

★ groß: mehr als 22 cm

RARITÄTENKABINETT

Und er dachte, dass er eine starke Waffe in der Hose hat? In Taipei wetteiferten drei Meister des Qigong (asiatischer Kampfsport und energetische Bewegungsform) darin, einen LKW mit 100 Passagieren einen Meter weit zu ziehen ... und zwar mit ihrem Penis, den sie mit einem Seil an den Zehntonner gebunden hatten!

Ihr Geheimnis? Sie üben die verbotene Form von Qigong-Kung-Fu aus, bei der sie ihre Geschlechtsteile trainieren.

Einem anderen Schüler ist es gelungen, mit seinem Penis ein Gewicht von 150 kg hochzuheben. *Don't try this at home!*

Obendrein können erfahrene Schüler mit dem Penis angeblich Kokosnüsse halbieren und Eisblöcke zerkleinern. Es besteht kein Zweifel, dass diese Männer auch im Bett zu Höchstleistungen fähig sind.

Anhänger dieses besonderen Kampfsports behaupten, dass man alle Körperteile trainieren muss, um im Gleichgewicht zu sein. Wenn Sie also Arme und Beine trainieren können, warum dann nicht auch den Penis? In jeder Hinsicht eine Art, den Penis jung und vital zu erhalten, wobei die natürliche Testosteronproduktion zusätzlich angeregt wird.

Das Training besteht aus Massage und Gewichtheben mit dem Penis. Außerdem muss das geliebte Teil mit einem Gegenstand geschlagen werden. Bei alldem spielt die Atmung eine wichtige Rolle.

Das dazugehörige Buch und das Video ist leider nur auf Chinesisch erhältlich!

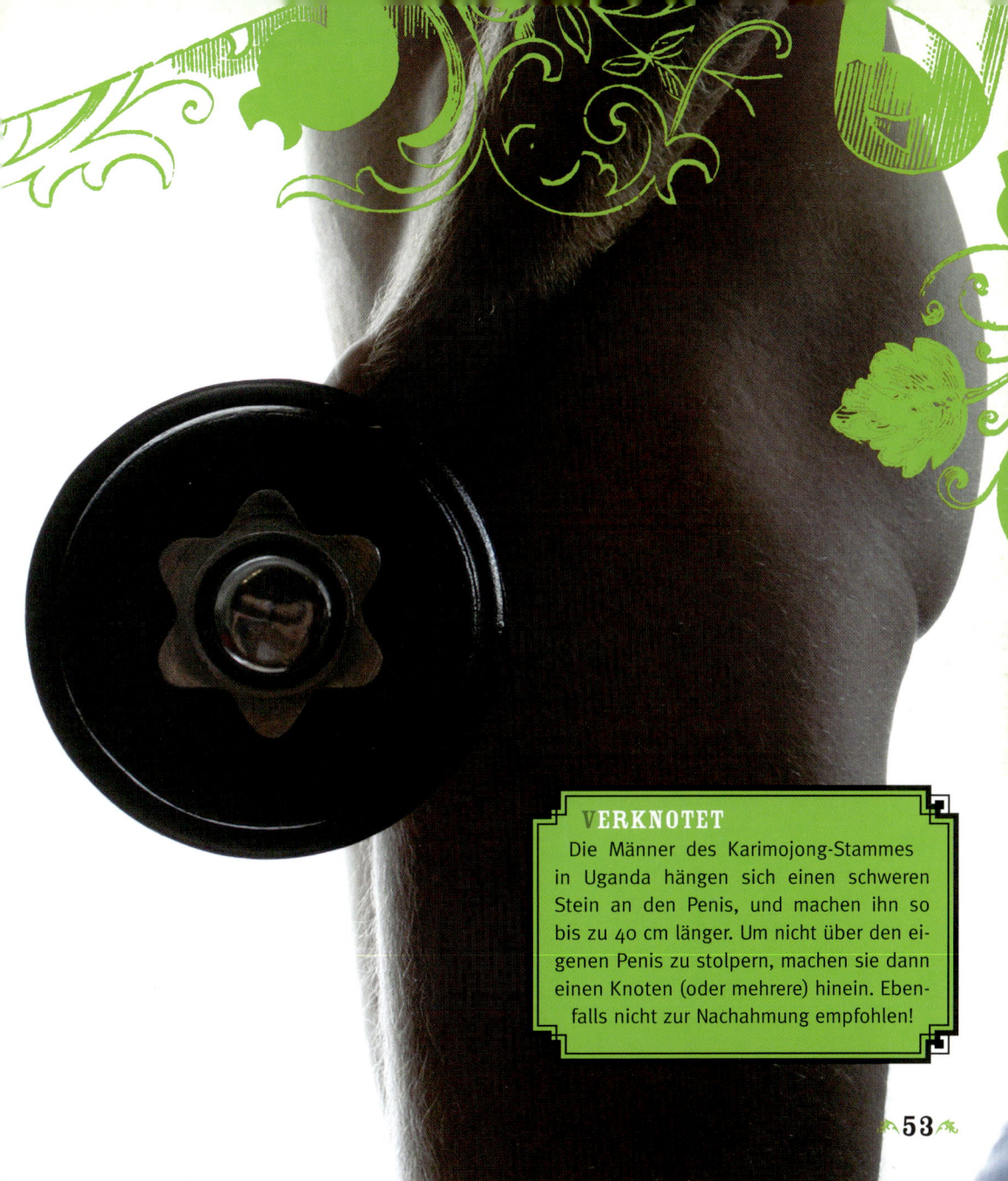

VERKNOTET

Die Männer des Karimojong-Stammes in Uganda hängen sich einen schweren Stein an den Penis, und machen ihn so bis zu 40 cm länger. Um nicht über den eigenen Penis zu stolpern, machen sie dann einen Knoten (oder mehrere) hinein. Ebenfalls nicht zur Nachahmung empfohlen!

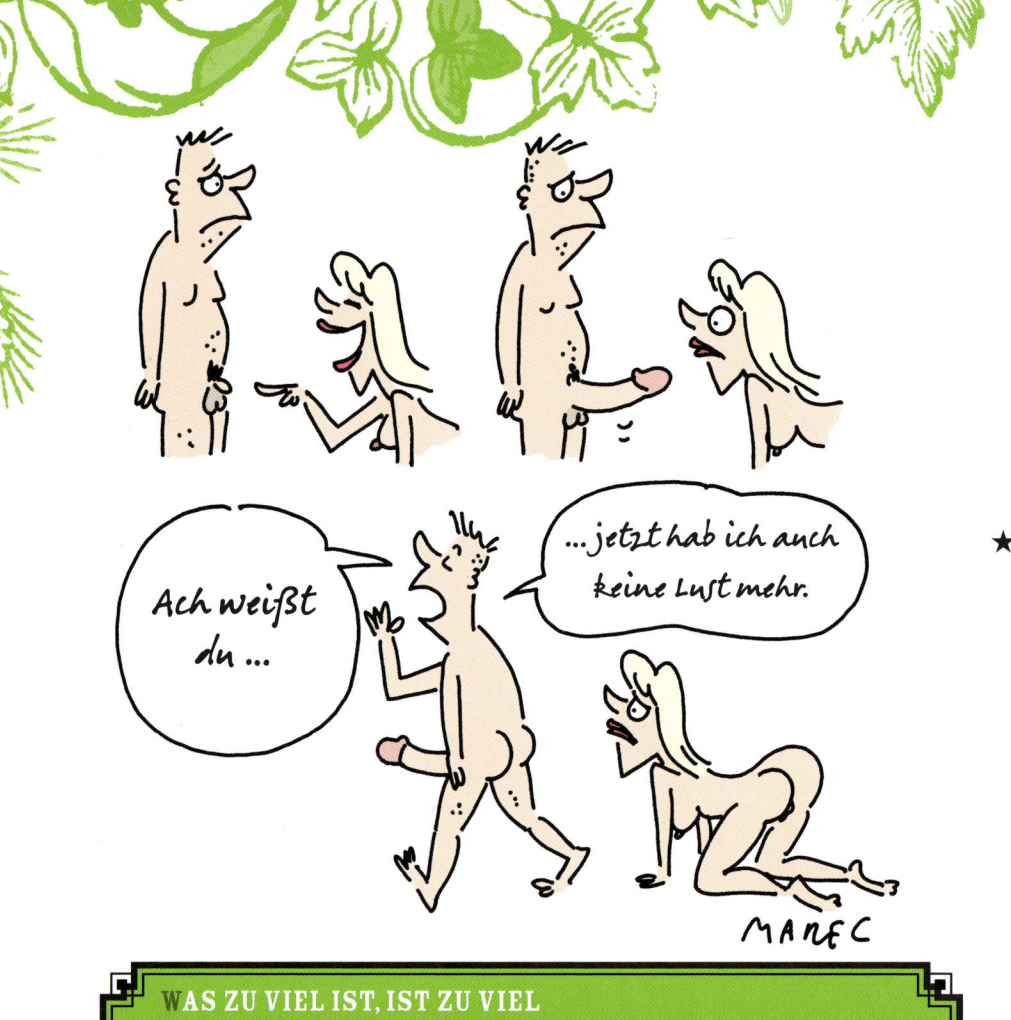

WAS ZU VIEL IST, IST ZU VIEL

In einer Umfrage gab 1 von 3 Frauen an, dass sie nicht so gern einen Mann mit extrem kleinem Penis im Bett haben möchte. 75 % der Damen gaben an, dass der Penis ihres Partners genau richtig ist. Alles perfekt also.

Aber ein zu großer kann freilich unangenehm sein. Dann stößt der Penis z. B. gegen die Gebärmutterwand oder -bänder, was eher Schmerzen als Lust bereitet. Manche Stellungen sind dann eher angesagt als andere. Sehen Sie sich auf S. 138 die perfekten Stellungen für kleine und große Penisse an.

WARUM SIE AUCH EIN KLEINER GLÜCKLICH MACHEN KANN

Frauen kümmern sich meistens weniger um die Penisgröße, als man denkt.

1★ Ihre Vagina ist vor allem am Scheideneingang empfindlich. Je weiter es nach innen geht, umso weniger Nervenenden. Wenn überhaupt etwas wichtig ist, dann eher der Umfang des Penis als seine Länge. Aber bei einem dünneren Penis lässt sich das Problem gut ausgleichen, indem man die richtigen (z. B. drehenden) Bewegungen macht.

2★ Die meisten Frauen kommen durch Stimulation der Klitoris, während die bloße Penetration weniger oft zum Orgasmus führt. Es bräuchte schon einen L-förmigen Penis, um bei der Penetration auch die Klitoris perfekt stimulieren zu können. Wenn Sie durch Penetration kommen, fühlen Sie das auch wieder vor allem am Scheideneingang.

3★ Ihre Vagina ist sehr elastisch und passt sich sehr schnell an: Sie legt sich fest um einen Finger, ist aber auch imstande, ein Baby durchzulassen. Wenn Sie erregt sind, wird Ihre Vagina sich an seinen Penis anpassen, egal wie groß oder klein er ist.

4★ Auch zur Stimulation des G-Punktes (falls Sie nicht Bescheid wissen: Dringend im *Vaginabuch* nachlesen!) braucht es keinen besonders langen Penis! Diese kleine Stelle befindet sich 3 bis 5 cm hinter dem Scheideneingang an der vorderen Vaginalwand. Eine leichte Krümmung nach oben ist in diesem Fall nützlicher als ein 20-cm-Schwanz ... Ansonsten gilt es eben die richtige Stellung zu suchen.

Trotzdem. Seien wir doch mal ehrlich. Ein großer Penis fühlt sich manchmal ganz anders an als ein kleiner. Viele Frauen mögen das Gefühl, ganz ausgefüllt zu sein. Und unsere schmutzigsten Fantasien werden sicher nicht von Stummelschwänzchen bevölkert. Genauso wie große Brüste sich eben anders anfühlen als kleine, und viele Männer träumen eben von Riesendingern ... Was nicht heißen soll, dass sie nicht auch verrückt sein können nach den kleinen Brüsten der Frau, die sie lieben. Eine Frage des Geschmacks, der persönlichen Vorlieben und der Liebe! UND des Zusammenpassens. Denn auch Vaginas sind unterschiedlich groß und dehnbar. Auf jeden Topf ...

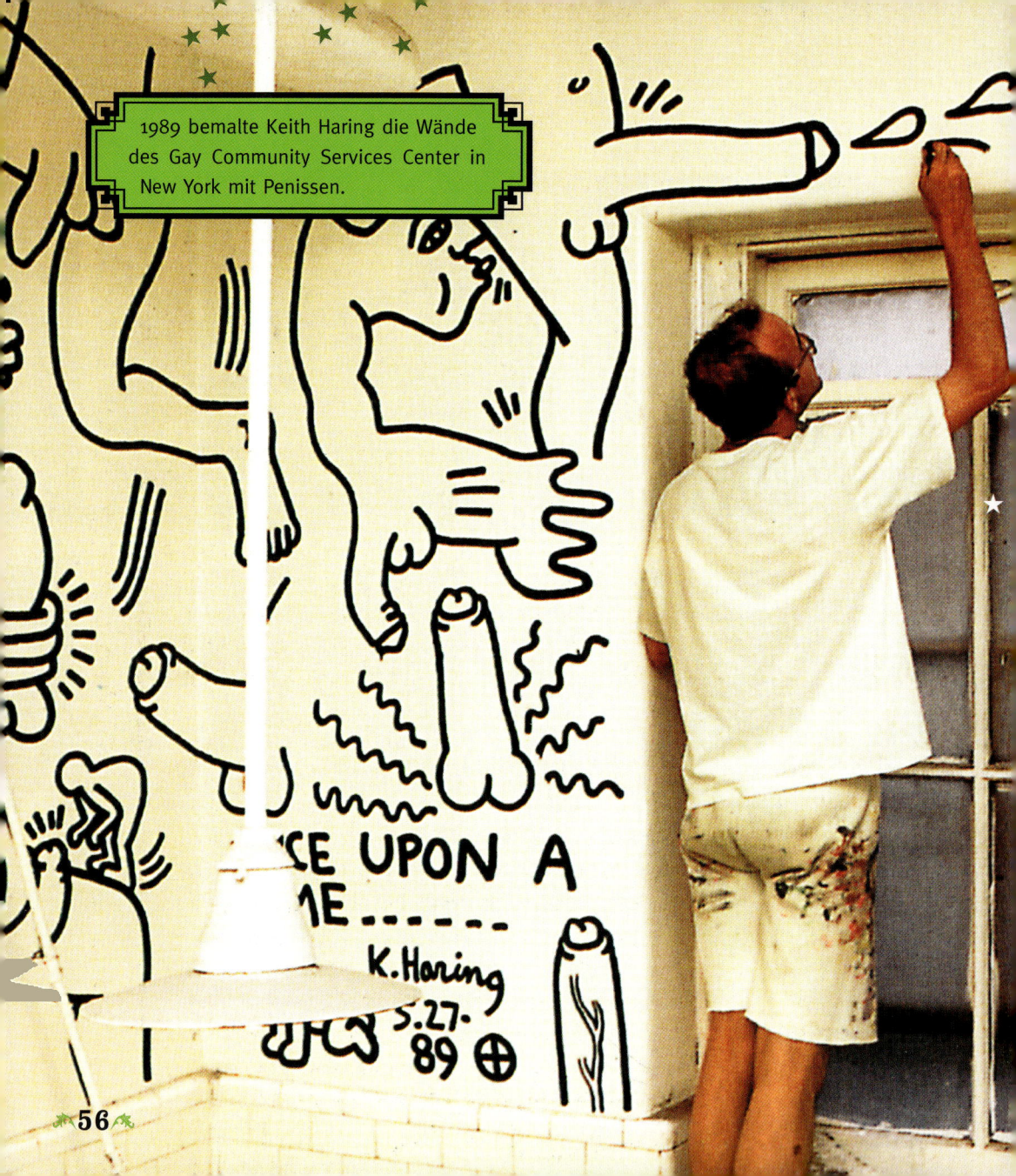

1989 bemalte Keith Haring die Wände des Gay Community Services Center in New York mit Penissen.

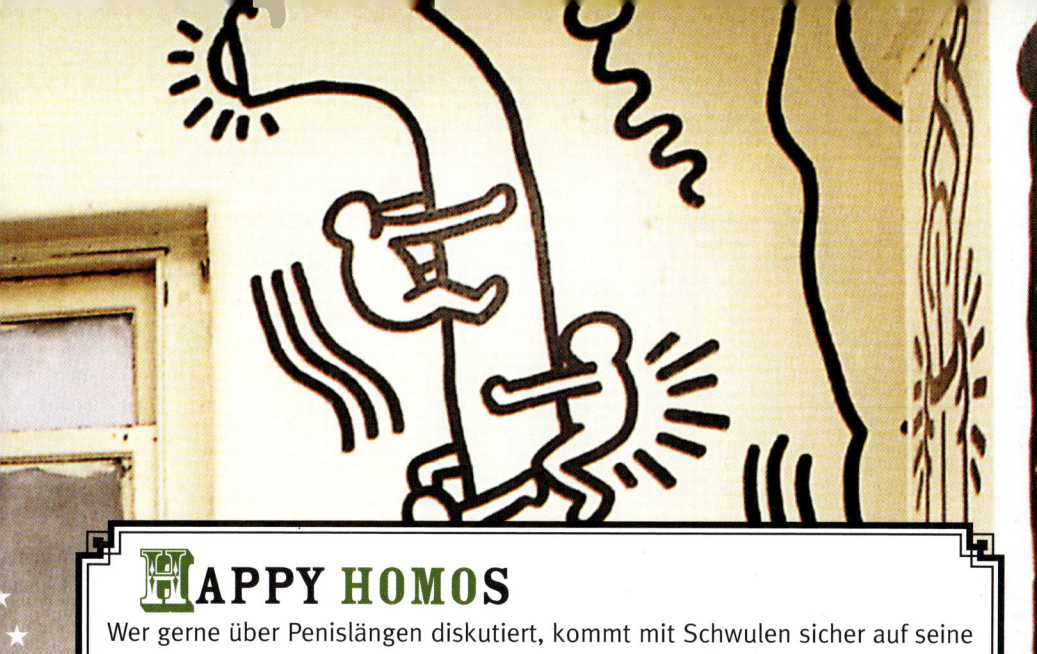

Happy HOMOS

Wer gerne über Penislängen diskutiert, kommt mit Schwulen sicher auf seine Kosten. Denn die nehmen das perfekte Anschauungsmaterial regelmäßig in die Hand, während sich der Heteromann auf das (milde) Urteil von uns Frauen verlassen muss. In der Homoszene steht ein großer Penis für Erfolg. Der eine steht auf geäderte Schäfte, der andere auf riesige Eicheln – aber Größe macht immer Eindruck.

„Je größer ihr Penis, umso größer ihre Lebensfreude."
Zu diesem Schluss kam die niederländische Sexologin Liesbeth Woertmann bei ihrer Studie. Ihren Erkenntnissen zufolge gibt es einen direkten Zusammenhang zwischen der Art, wie Homos ihren Penis einschätzen, und ihrem Selbstbild. Ein glücklicher Kerl hat also einen großen Penis, und der darf bei Schwulen gern länger als 17 cm sein. Woertman vermutet hinter dieser etwas realitätsfernen Zahl die ungute Auswirkung von Pornofilmen. Außerdem verbinden Schwule ihr Glück mit ihrem Penis, weil sie von ihren eigenen Geschlechtsgenossen begehrt und daher auch nach typisch männlichen Kriterien beurteilt werden. Und was macht einen Mann zum Mann? Eben!

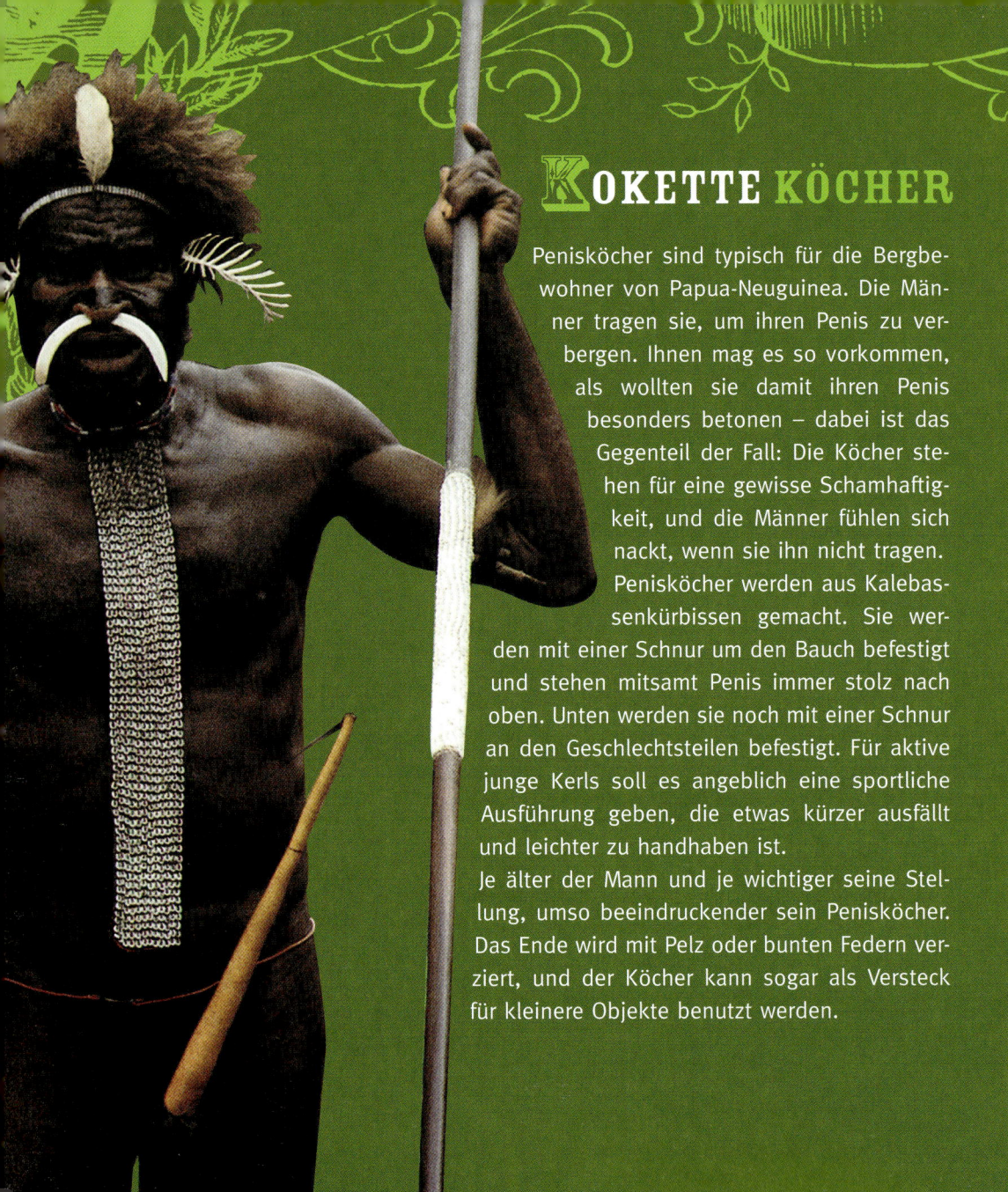

Kokette Köcher

Penisköcher sind typisch für die Bergbewohner von Papua-Neuguinea. Die Männer tragen sie, um ihren Penis zu verbergen. Ihnen mag es so vorkommen, als wollten sie damit ihren Penis besonders betonen – dabei ist das Gegenteil der Fall: Die Köcher stehen für eine gewisse Schamhaftigkeit, und die Männer fühlen sich nackt, wenn sie ihn nicht tragen. Penisköcher werden aus Kalebassenkürbissen gemacht. Sie werden mit einer Schnur um den Bauch befestigt und stehen mitsamt Penis immer stolz nach oben. Unten werden sie noch mit einer Schnur an den Geschlechtsteilen befestigt. Für aktive junge Kerls soll es angeblich eine sportliche Ausführung geben, die etwas kürzer ausfällt und leichter zu handhaben ist.

Je älter der Mann und je wichtiger seine Stellung, umso beeindruckender sein Penisköcher. Das Ende wird mit Pelz oder bunten Federn verziert, und der Köcher kann sogar als Versteck für kleinere Objekte benutzt werden.

BYE-BYE, PENISNEID

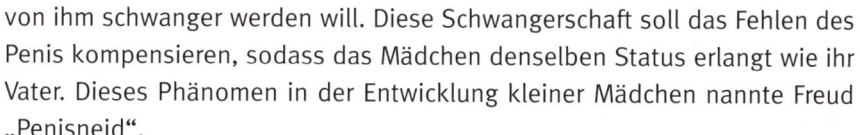

Sigmund Freud fing als Erster damit an: Mädchen sind frustriert und neidisch, weil sie keinen Penis haben. Genau wie die Jungs (stolze Besitzer eines Ödipuskomplexes) binden sich die Mädchen zunächst eng an ihre Mutter. Sobald die Tochter entdeckt, dass sie keinen Penis hat wie ihr Vater und ihre Brüder, wird sie böse auf die Mutter und gibt ihr die Schuld an ihrem „Gebrechen". Prompt entwickelt sie auch eine verstärkte Anhänglichkeit an den Vater und fantasiert, dass sie von ihm schwanger werden will. Diese Schwangerschaft soll das Fehlen des Penis kompensieren, sodass das Mädchen denselben Status erlangt wie ihr Vater. Dieses Phänomen in der Entwicklung kleiner Mädchen nannte Freud „Penisneid".

Die zweite feministische Welle in den 70er-Jahren rechnete endgültig mit dieser Theorie ab und erklärte sie für überholt und sexistisch. Warum sollte ein Penis besser sein als eine Vagina? Und was Freiheit und Selbstverwirklichung auf sexuellem Gebiet anging, hatten die Frauen inzwischen kräftig aufgeholt.

DAS STUMMELCHEN

Freund Freud ist leider ein kleiner Fehler unterlaufen. Nicht die Frauen leiden unter Penisneid – vielmehr neigen die Männer, die einen allzu Kleinen haben, zu einem übertriebenen Geltungsdrang. Ein „Kleiner-Penis-Syndrom" sozusagen. Großtuerei, die oft einhergeht mit aggressivem Fahrstil, harter Musik und aufgemotzten Autos. Vor allem kleine Männer mit geringen sexuellen Kenntnissen, die (noch) nicht gelernt haben, wie sie auch mit ihrem Kleinen großen Spaß haben können, leiden darunter. Das Auto als Phallusverlängerung. Frauen fehlen da die Worte. Aber dafür haben sie eine Geste!

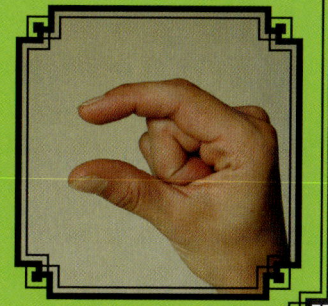

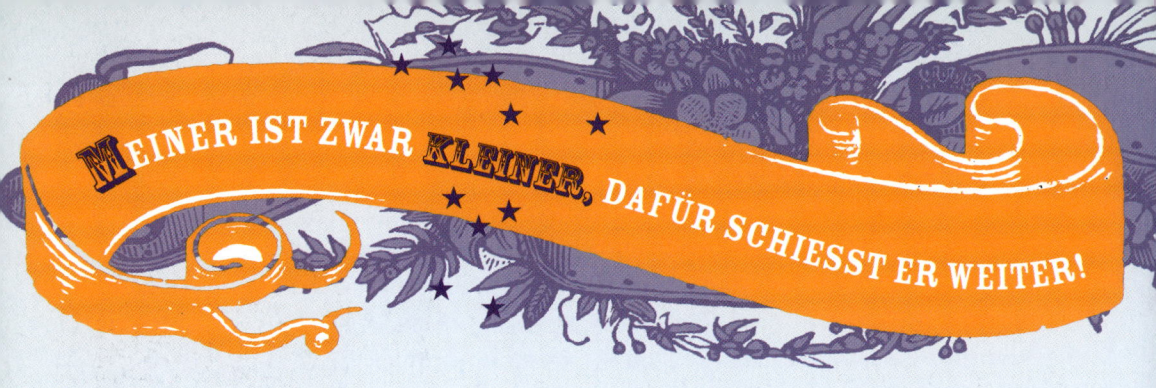

MEINER IST ZWAR KLEINER, DAFÜR SCHIESST ER WEITER!

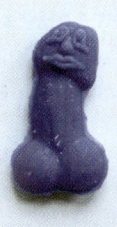

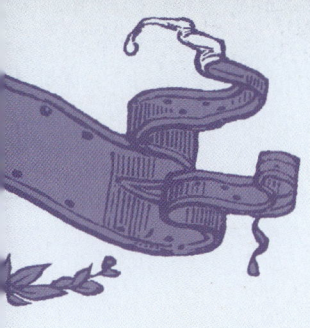

MIKROPENIS

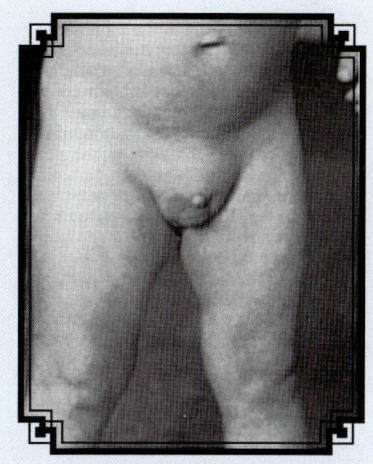

Männer klagen oft über einen zu kleinen Penis, aber ein echter Mikropenis sieht weiß Gott anders aus. Ungefähr 0,6 % aller Jungen werden mit einem Mikropenis geboren. Bei der Geburt ist der schlaffe Penis kleiner als 1,9 cm, im Erwachsenenalter kleiner als 3,8 cm. (Normalerweise ist der Penis eines Neugeborenen 3,5 cm lang.)

In manchen Fällen handelt es sich dabei um Männer, die als Hermaphrodit geboren wurden (als Person also, die sowohl männliche als auch weibliche Geschlechtsmerkmale trägt), solche, die an Testosteronmangel leiden, oder die aufgrund von Enzymmangel oder fehlerhafter Rezeptoren nicht auf das männliche Geschlechtshormon ansprechen.

Manchmal lässt sich durch frühzeitige Verabreichung von Testosteron eine Verbesserung erzielen, dann haben diese Männer im Erwachsenenalter einen durchschnittlich großen Penis. Bei anderen Männern wird vielleicht eine Penisvergrößerung in Erwägung gezogen, doch nicht bei jeder dieser Operationen ist garantiert, dass der Mann danach sexuell noch funktionieren kann. Männer mit Mikropenis können ganz normal erregt werden und zum Orgasmus kommen.

> **WUSSTEN SIE, DASS ...**
> die Männer des Walbiri-Stammes in Zentralaustralien sich bei der Begrüßung nicht die Hand, sondern den Penis schütteln?

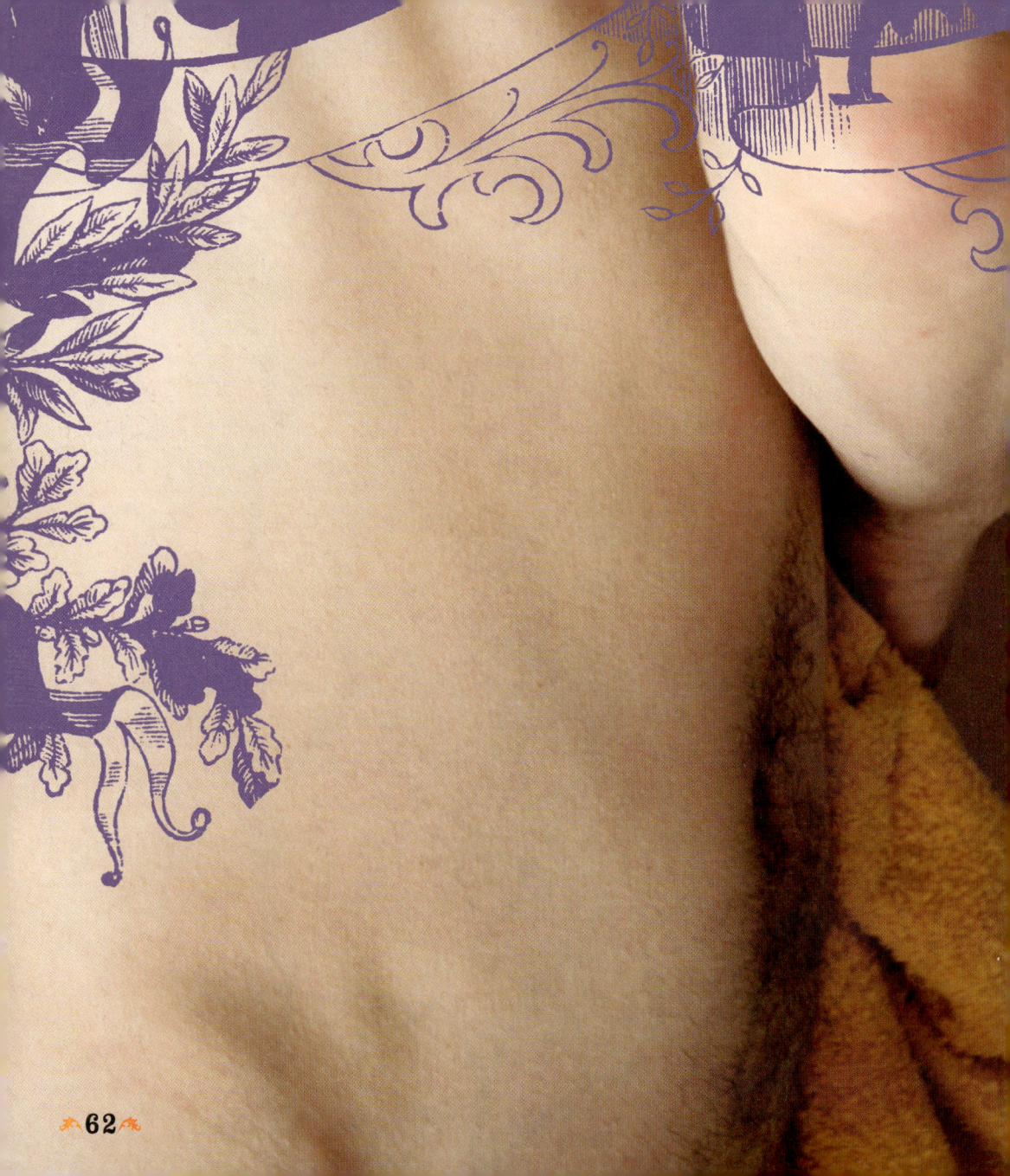

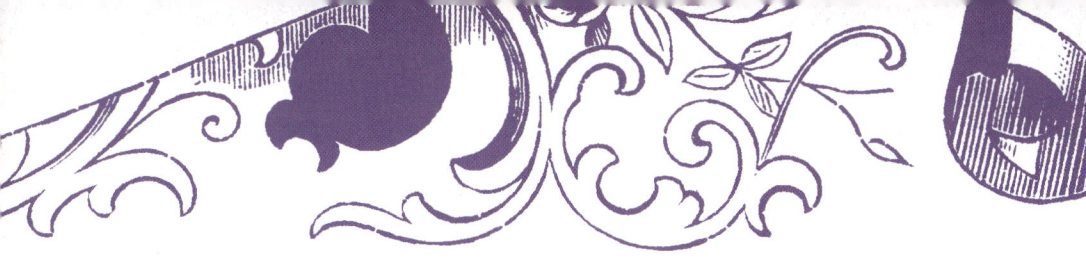

LÄUFT GARANTIERT NICHT EIN...?

Auch wenn er seinen Penis gern als „Superman" bezeichnet, kriegt der Schwanz manchmal Angst, und dann versucht er sich zu verstecken. Hier kommt die Geschichte vom schrumpfenden Penis:

KALTES WETTER ODER KALTES WASSER

Ein Penis mag weder kaltes Wetter noch eisiges Wasser. Dann verengen sich die Blutgefäße, und er macht sich ganz klein. Ein natürlicher Reflex, um Erfrierungen vorzubeugen.

UNSANFTE BEHANDLUNG

Vermeiden Sie raue Handtücher, tupfen Sie ihn mit viel Liebe trocken. Manchmal kann er sehr empfindlich reagieren.

ANGST

Angst kann sowohl erotisierend als auch ver-kleinernd wirken. Aber wenn er die Flucht ergreifen muss, etwas Dramatisches erlebt oder einer medizinischen Unter-suchung unterzogen wird, wird sein Penis Schutz am Körper suchen und sich ganz klein machen.

Die Chinesen haben einen speziellen Ausdruck für die panische Angst, dass der Penis schrumpft (und das nicht nur angesichts von Eiswasser oder bärtigen Frauen): *koro*.

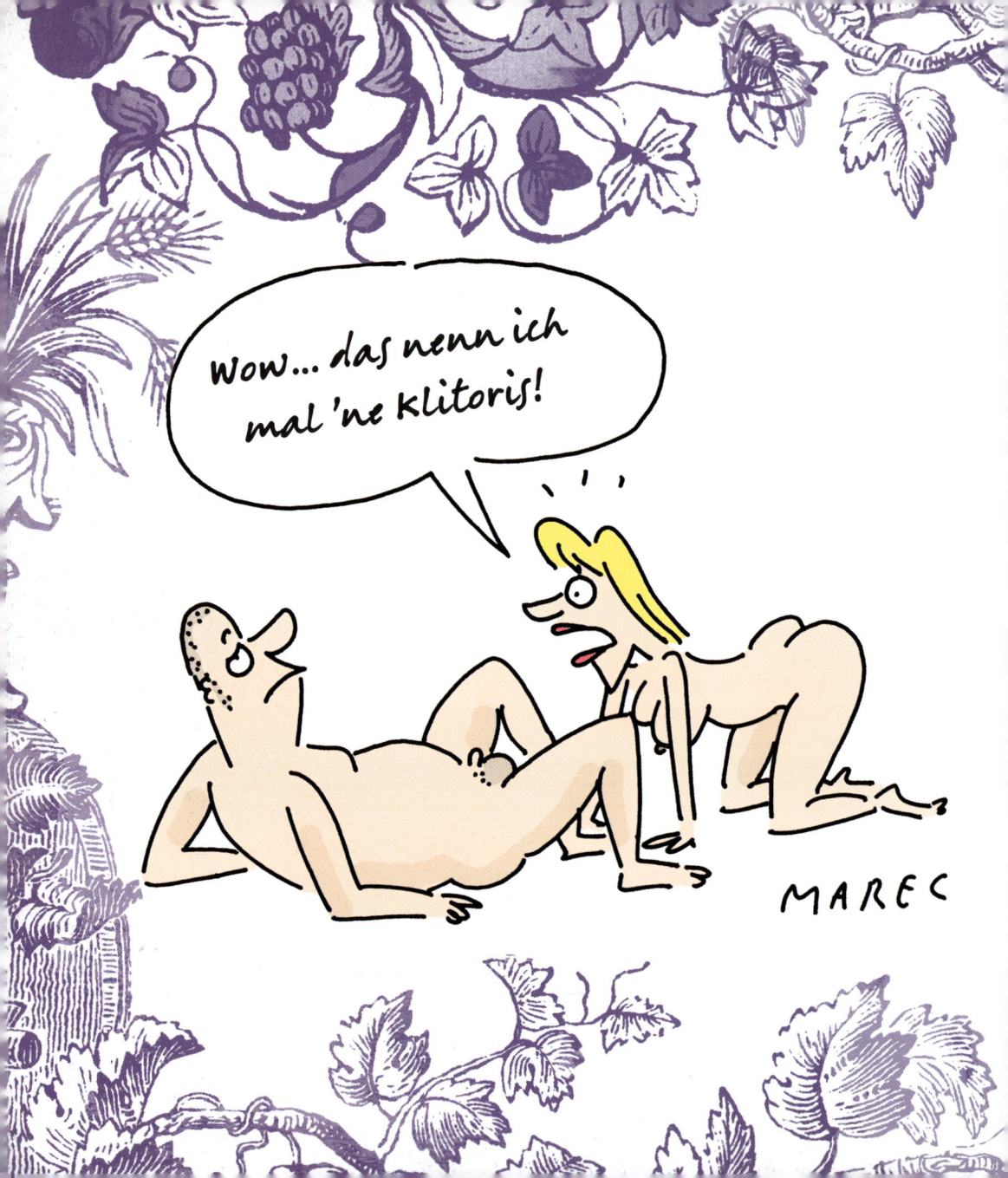

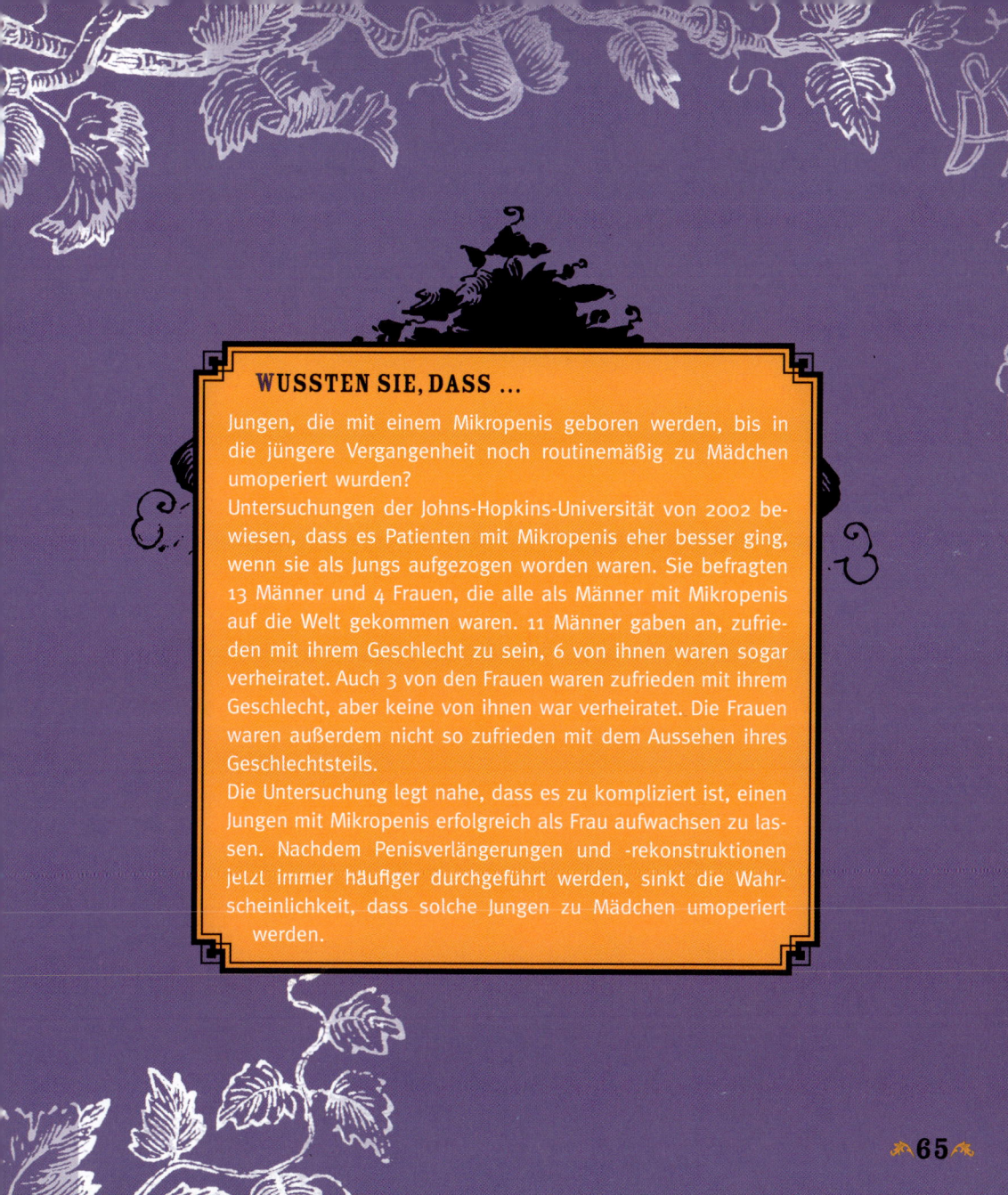

WUSSTEN SIE, DASS ...

Jungen, die mit einem Mikropenis geboren werden, bis in die jüngere Vergangenheit noch routinemäßig zu Mädchen umoperiert wurden?

Untersuchungen der Johns-Hopkins-Universität von 2002 bewiesen, dass es Patienten mit Mikropenis eher besser ging, wenn sie als Jungs aufgezogen worden waren. Sie befragten 13 Männer und 4 Frauen, die alle als Männer mit Mikropenis auf die Welt gekommen waren. 11 Männer gaben an, zufrieden mit ihrem Geschlecht zu sein, 6 von ihnen waren sogar verheiratet. Auch 3 von den Frauen waren zufrieden mit ihrem Geschlecht, aber keine von ihnen war verheiratet. Die Frauen waren außerdem nicht so zufrieden mit dem Aussehen ihres Geschlechtsteils.

Die Untersuchung legt nahe, dass es zu kompliziert ist, einen Jungen mit Mikropenis erfolgreich als Frau aufwachsen zu lassen. Nachdem Penisverlängerungen und -rekonstruktionen jetzt immer häufiger durchgeführt werden, sinkt die Wahrscheinlichkeit, dass solche Jungen zu Mädchen umoperiert werden.

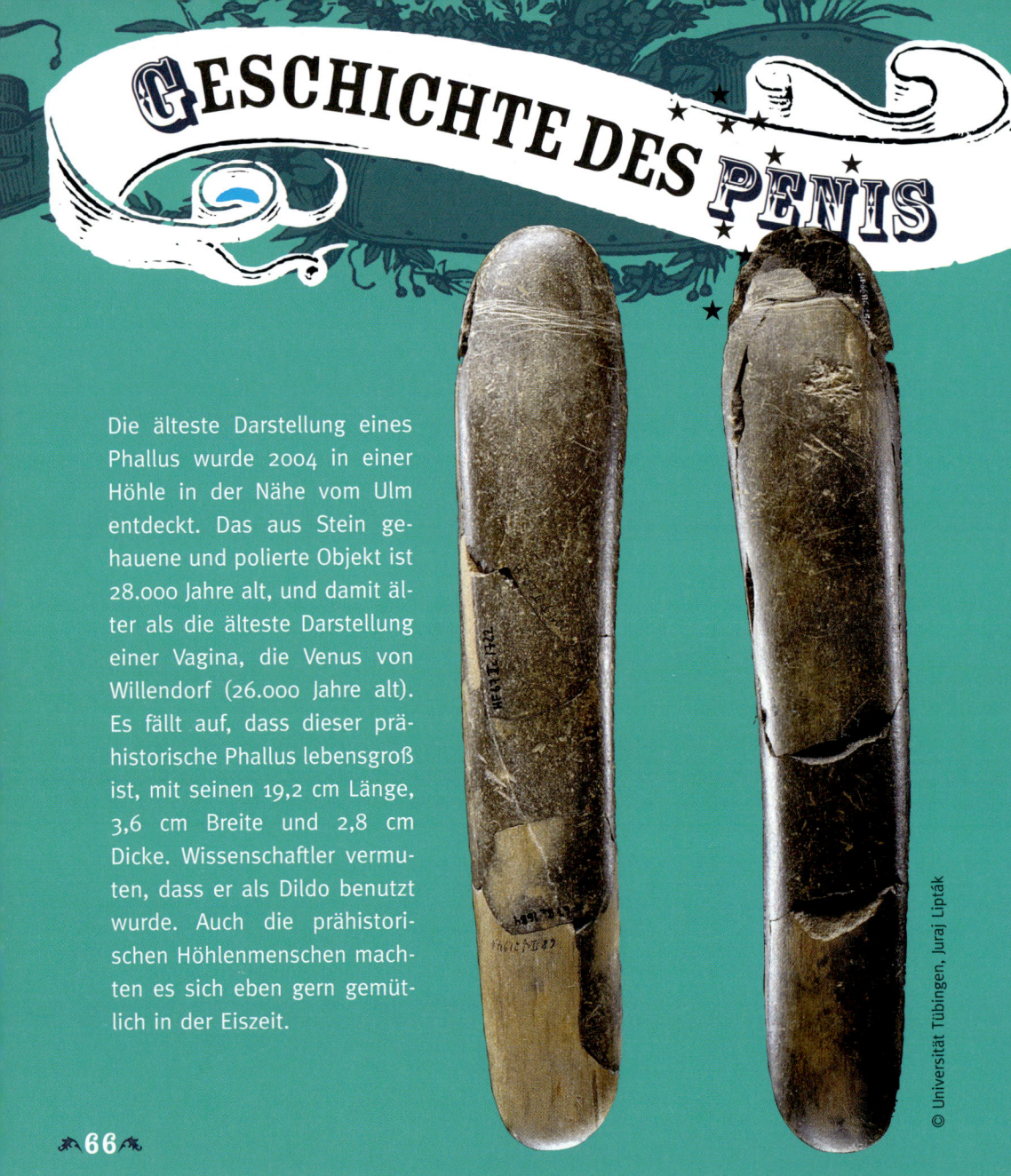

GESCHICHTE DES PENIS

Die älteste Darstellung eines Phallus wurde 2004 in einer Höhle in der Nähe vom Ulm entdeckt. Das aus Stein gehauene und polierte Objekt ist 28.000 Jahre alt, und damit älter als die älteste Darstellung einer Vagina, die Venus von Willendorf (26.000 Jahre alt). Es fällt auf, dass dieser prähistorische Phallus lebensgroß ist, mit seinen 19,2 cm Länge, 3,6 cm Breite und 2,8 cm Dicke. Wissenschaftler vermuten, dass er als Dildo benutzt wurde. Auch die prähistorischen Höhlenmenschen machten es sich eben gern gemütlich in der Eiszeit.

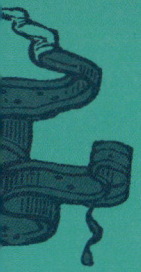

DIE VORGESCHICHTE DES STOLZEN PENIS

In allen Epochen hat man Darstellungen von Penissen angefertigt, genauso wie von Vaginas. Das Abbilden und Vergrößern von Geschlechtsteilen hat fast immer mit der Verherrlichung männlicher Potenz und Fruchtbarkeitsritualen zu tun. Dass die abgebildeten Penisse anatomisch gesehen zu schwer gewesen wären, konnte das Vergnügen und die Anbetung nicht mindern.

In der Bronzezeit sind Statuen und Bilder von nackten Männern mit Riesenpenissen weit verbreitet. Sie strahlen Kraft und Fruchtbarkeit aus und werden oft in Ausübung von Tätigkeiten wie Pflügen oder ähnlichen landwirtschaftlichen Aktivitäten abgebildet. Dadurch wollten sich die Menschen, die auf Gedeih und Verderb auf eine gute Ernte angewiesen waren, der Hilfe der Götter versichern.

WUSSTEN SIE, DASS ...

der erigierte Penis seit Tausenden von Jahren als göttliches Symbol des Lebens verehrt wurde? In Indien war der Phallus (der Lingam) das Symbol des Gottes Shiwa. Im alten Ägypten wurde der Phallus von Osiris angebetet, im antiken Griechenland der von Dionysos und in der nordischen Mythologie der von Freyr. Nur in unserer westlichen Zivilisation wird ein phallisches Symbol als vulgär aufgefasst. Man glaubte überall verborgene phallische Symbole zu entdecken, von den Schwertern in Shakespeares Theaterstücken bis zu Dan Brown, der in seinem *Sakrileg* den Eiffelturm als 300 m hohen Phallus bezeichnet. Auch die Psychoanalyse von Sigmund Freud konzentriert sich auf solche Symbole. Eines Tages wurde Freud darauf angesprochen, dass er eine Zigarre rauchte. War eine Zigarre denn immer ein phallisches Symbol? „Manchmal ist eine Zigarre einfach eine Zigarre", antwortete Freud säuerlich.

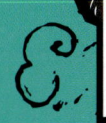

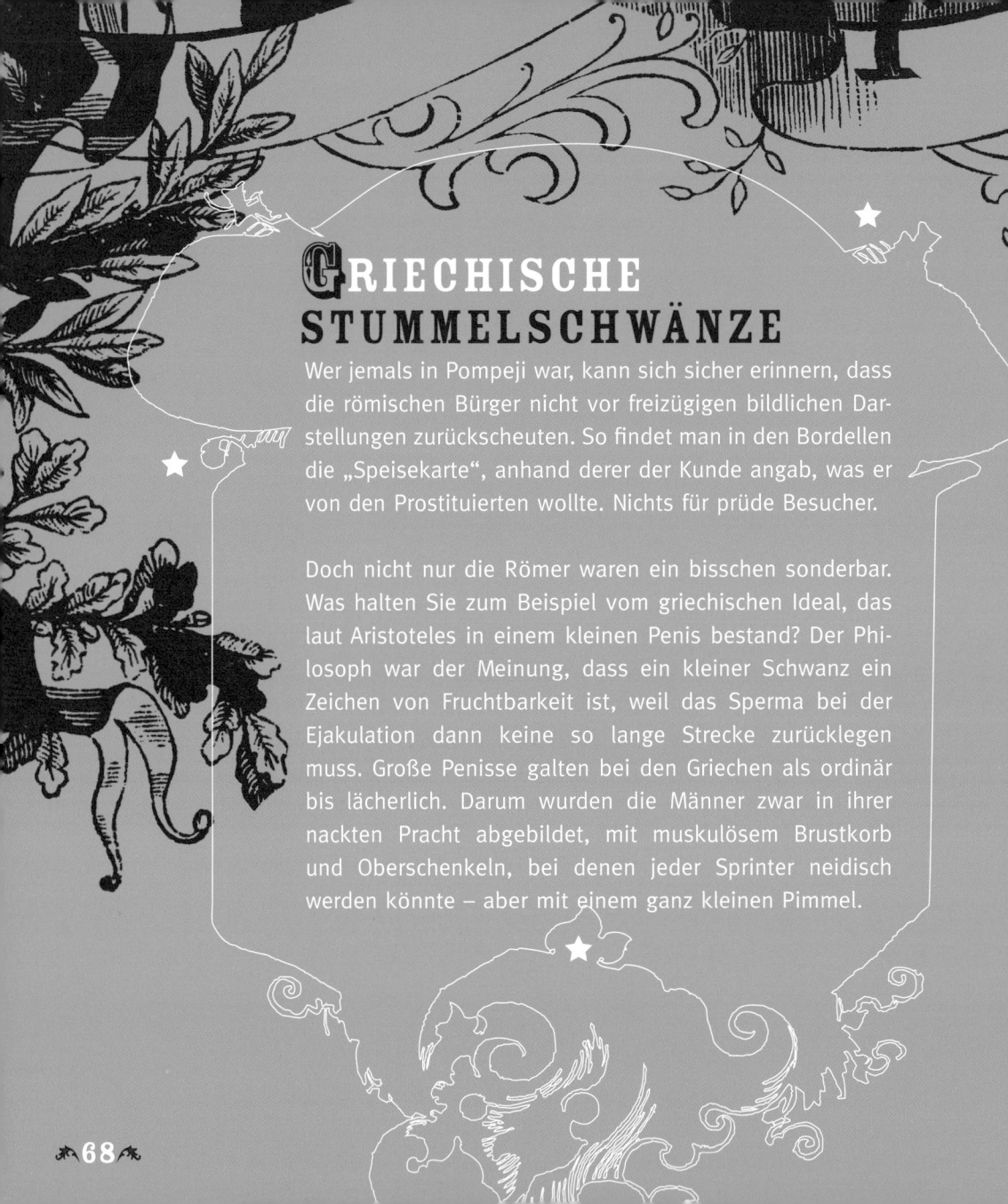

GRIECHISCHE STUMMELSCHWÄNZE

Wer jemals in Pompeji war, kann sich sicher erinnern, dass die römischen Bürger nicht vor freizügigen bildlichen Darstellungen zurückscheuten. So findet man in den Bordellen die „Speisekarte", anhand derer der Kunde angab, was er von den Prostituierten wollte. Nichts für prüde Besucher.

Doch nicht nur die Römer waren ein bisschen sonderbar. Was halten Sie zum Beispiel vom griechischen Ideal, das laut Aristoteles in einem kleinen Penis bestand? Der Philosoph war der Meinung, dass ein kleiner Schwanz ein Zeichen von Fruchtbarkeit ist, weil das Sperma bei der Ejakulation dann keine so lange Strecke zurücklegen muss. Große Penisse galten bei den Griechen als ordinär bis lächerlich. Darum wurden die Männer zwar in ihrer nackten Pracht abgebildet, mit muskulösem Brustkorb und Oberschenkeln, bei denen jeder Sprinter neidisch werden könnte – aber mit einem ganz kleinen Pimmel.

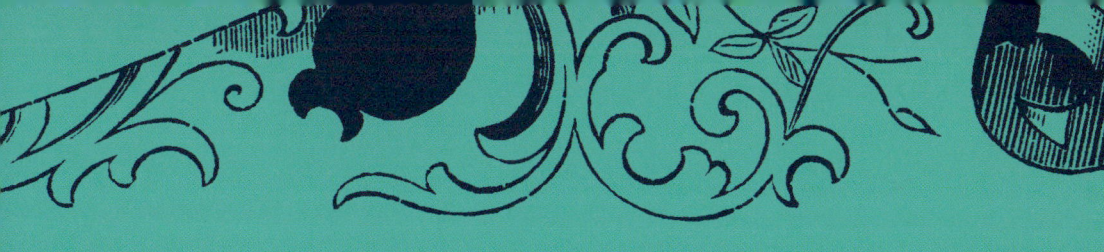

Im alten Griechenland wurde der Penis als das Symbol des Lebens schlechthin abgebildet und verehrt. So findet man oft Vasen und Keramiken, auf denen junge Athleten mit ihren unbeschnittenen Penissen prunken. Und was halten Sie von flotten Dreiern, bei denen die Frau einem Mann einen bläst, während sie von hinten penetriert wird? Auch schwuler Sex, vor allem zwischen verheirateten Männern und jungen Burschen, war den stets potenten Griechen nicht fremd. Wer glaubt, dass Oral- und Analsex von MTV erfunden wurden, sollte mal einen Blick in die Geschichtsbücher werfen.

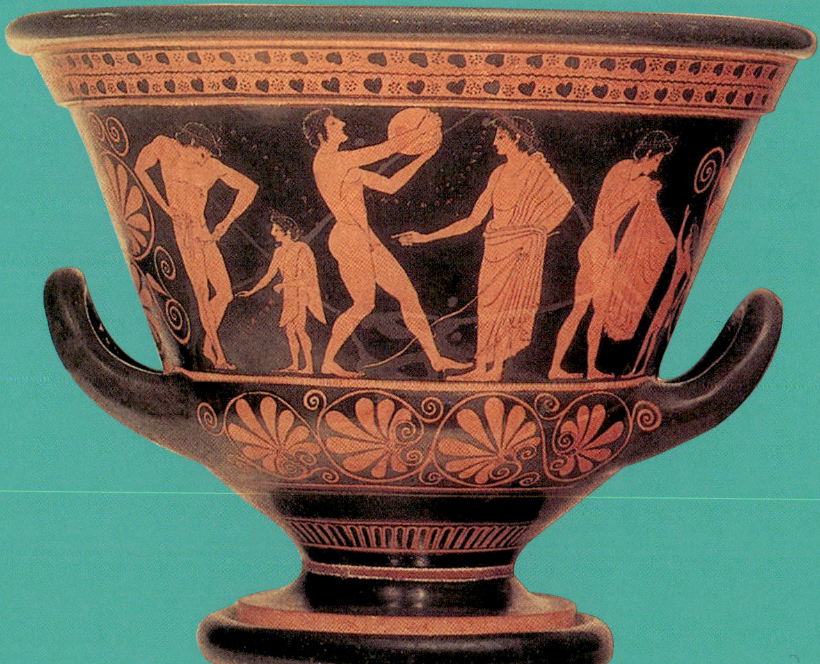

DER DA-VINCI-CODE

Zu Zeiten Leonardo da Vincis (1452–1519) glaubte man, dass die Erektion pneumatisch funktionierte, d. h. dass der Penis durch Luftdruck steif werde.

Der geniale Leonardo da Vinci kam jedoch zu einem ganz anderen Schluss. Er studierte die Leichen Gehängter und sezierte kastrierte Stiere und fand dabei heraus, dass Erektionen auf erhöhte Blutzufuhr zurückzuführen sind. Statt eines Luftpenis bekamen die Männer also einen Blutpenis. Und das zu Recht.

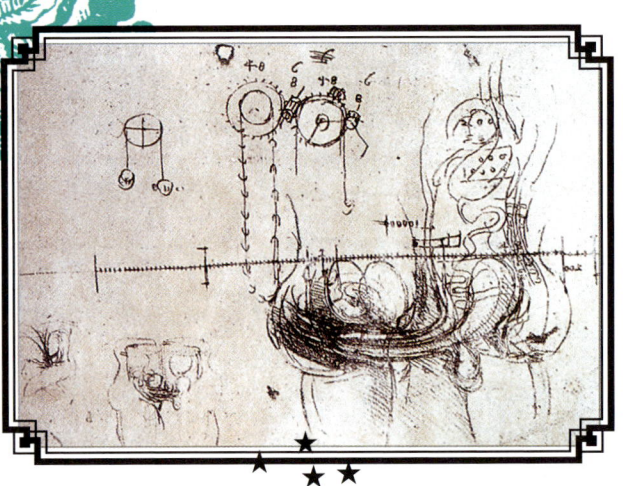

Das Sperma kam laut da Vinci wiederum von zwei Orten: aus den Hoden und aus dem Gehirn. Ein Penis erfüllte zwei Zwecke: Einerseits musste er Urin und Sperma ableiten, die aber – so da Vinci – nicht durch dieselbe Röhre kamen. Andererseits hatte er aber auch eine überlegene und ... imaginäre Funktion: Er sorgte für die Übertragung der Lebenskraft und der Seele des Mannes auf den Embryo in der Frau.

Daneben fertige da Vinci noch seine berühmten Kopulationszeichnungen an. Auf diesen Skizzen stellte er anatomisch dar, was seiner Ansicht nach bei der Penetration geschah: Das Sperma kam direkt aus dem Gehirn, während das Geschlechtsteil der Frau direkt mit ihren Brüsten verbunden war. Da Vinci zeichnete den Penis als gerades Rohr, während jüngste Untersuchungen durch Scans nachgewiesen haben, dass er bei der Penetration die Form eines Bumerangs annimmt.

Im Grunde war da Vinci seiner Zeit weit voraus, aber in manchen Dingen lag er auch hoffnungslos daneben.

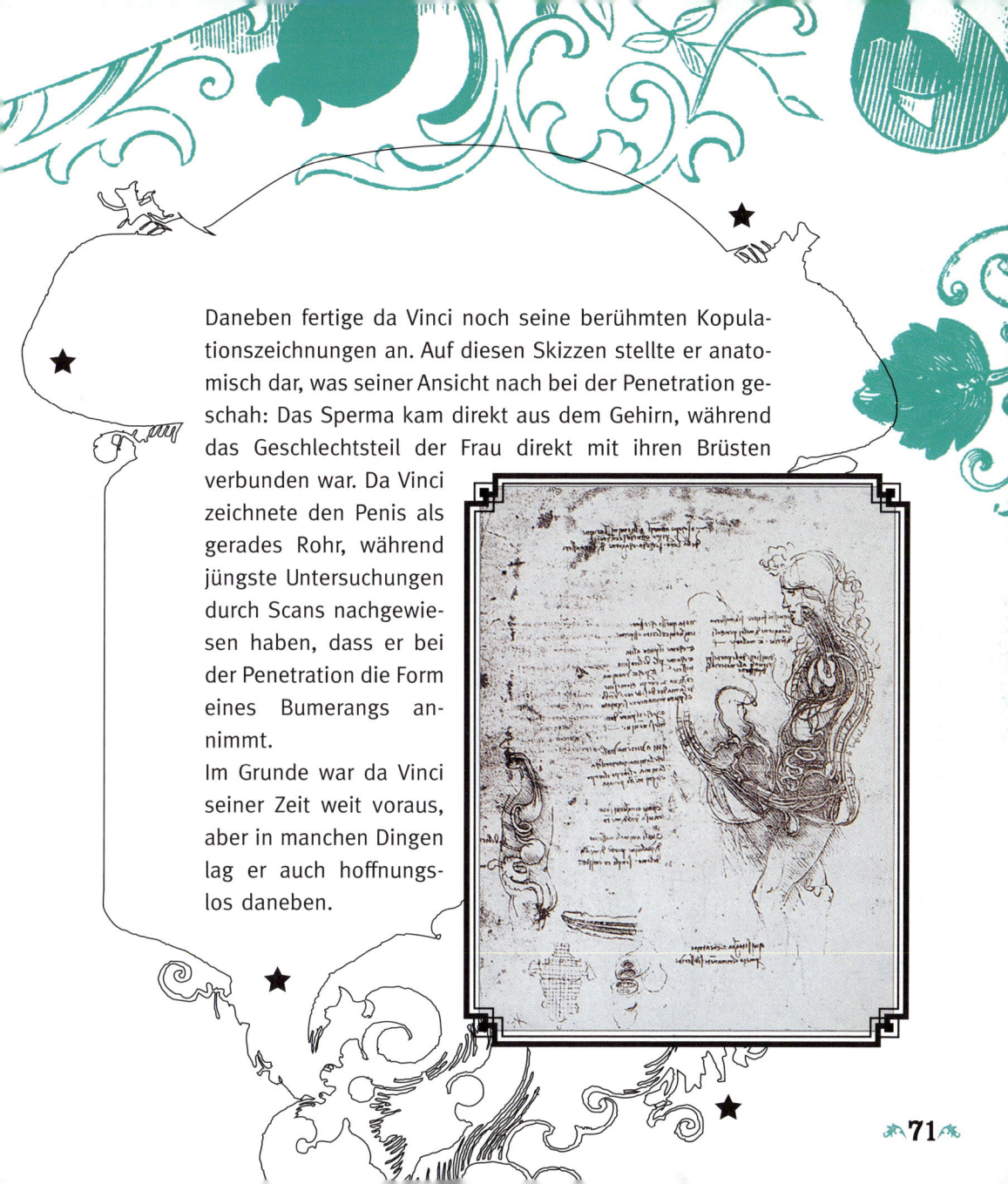

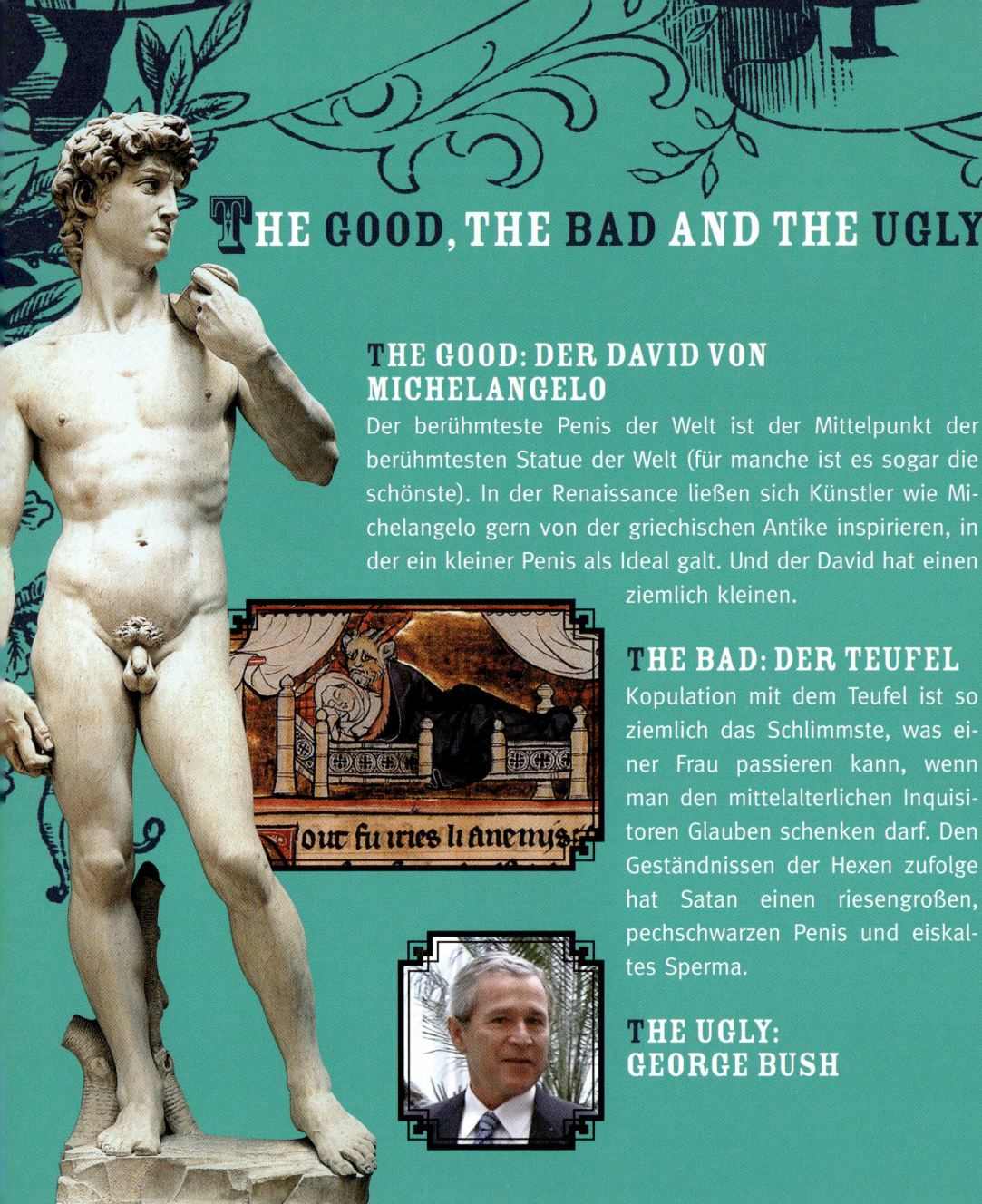

THE GOOD, THE BAD AND THE UGLY

THE GOOD: DER DAVID VON MICHELANGELO

Der berühmteste Penis der Welt ist der Mittelpunkt der berühmtesten Statue der Welt (für manche ist es sogar die schönste). In der Renaissance ließen sich Künstler wie Michelangelo gern von der griechischen Antike inspirieren, in der ein kleiner Penis als Ideal galt. Und der David hat einen ziemlich kleinen.

THE BAD: DER TEUFEL

Kopulation mit dem Teufel ist so ziemlich das Schlimmste, was einer Frau passieren kann, wenn man den mittelalterlichen Inquisitoren Glauben schenken darf. Den Geständnissen der Hexen zufolge hat Satan einen riesengroßen, pechschwarzen Penis und eiskaltes Sperma.

THE UGLY: GEORGE BUSH

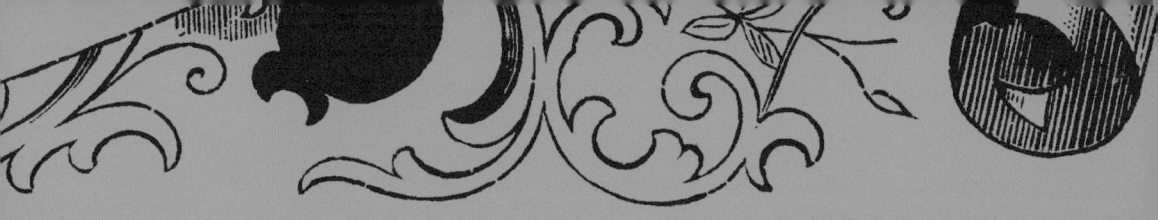

WUSSTEN SIE, DASS ...

manche berühmte Schwänze für die Ewigkeit bewahrt wurden? Der kolossale Penis von Gitarrengott Jimi Hendrix war bei den Groupies besonders beliebt. Von seinem besten Stück wurden gleich mehrere Abgüsse gemacht. Auch Rasputin hatte einen Superschwanz: 33 cm in erigiertem Zustand (nach Angaben seiner Tochter). Nach seinem Tod wurde das Prachtstück in Formaldehydlösung konserviert, und das Erotikmuseum in St. Petersburg behauptet heute, im Besitz des Originals zu sein. Napoleons „kleiner Pimmel" (2,5 cm) wurde 1977 von dem amerikanischen Urologen John Lattimer für 3000 Dollar erworben. Nach seinem Tod erbte ihn die Tochter des Arztes, die bis jetzt alle Kaufangebote abgelehnt hat.

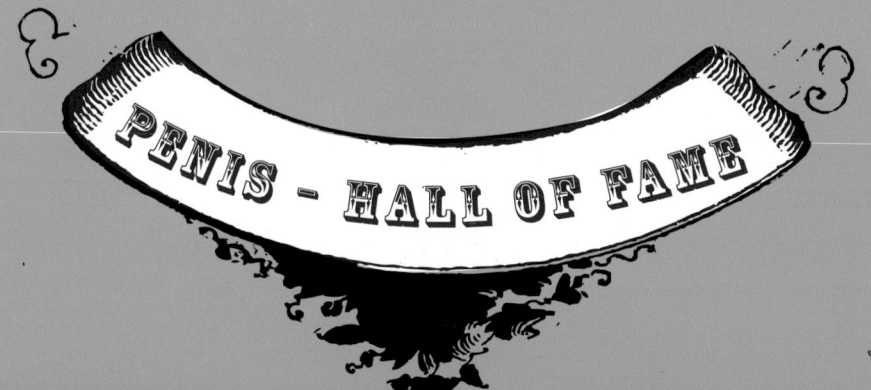

PENIS - HALL OF FAME

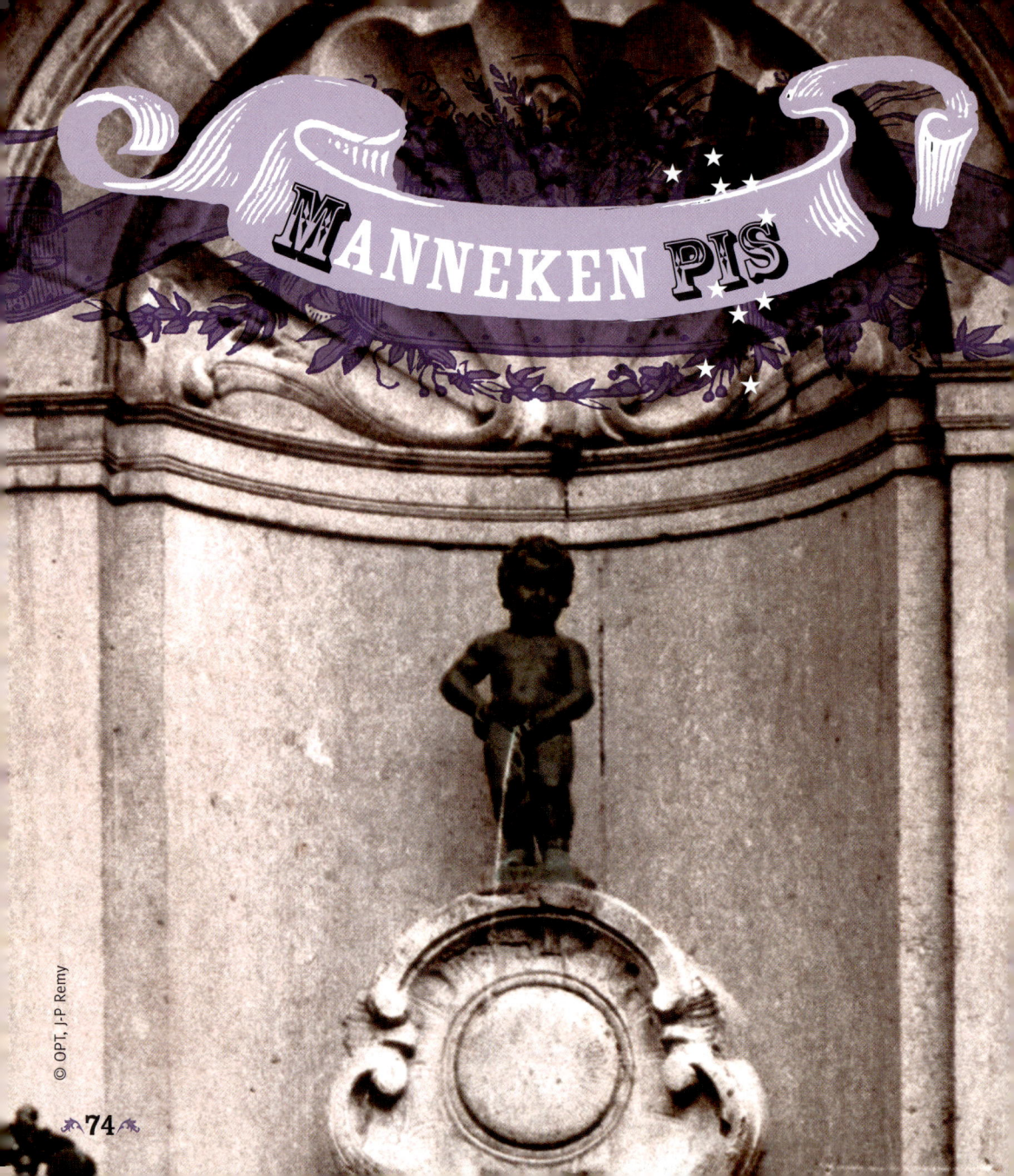

MANNEKEN PIS

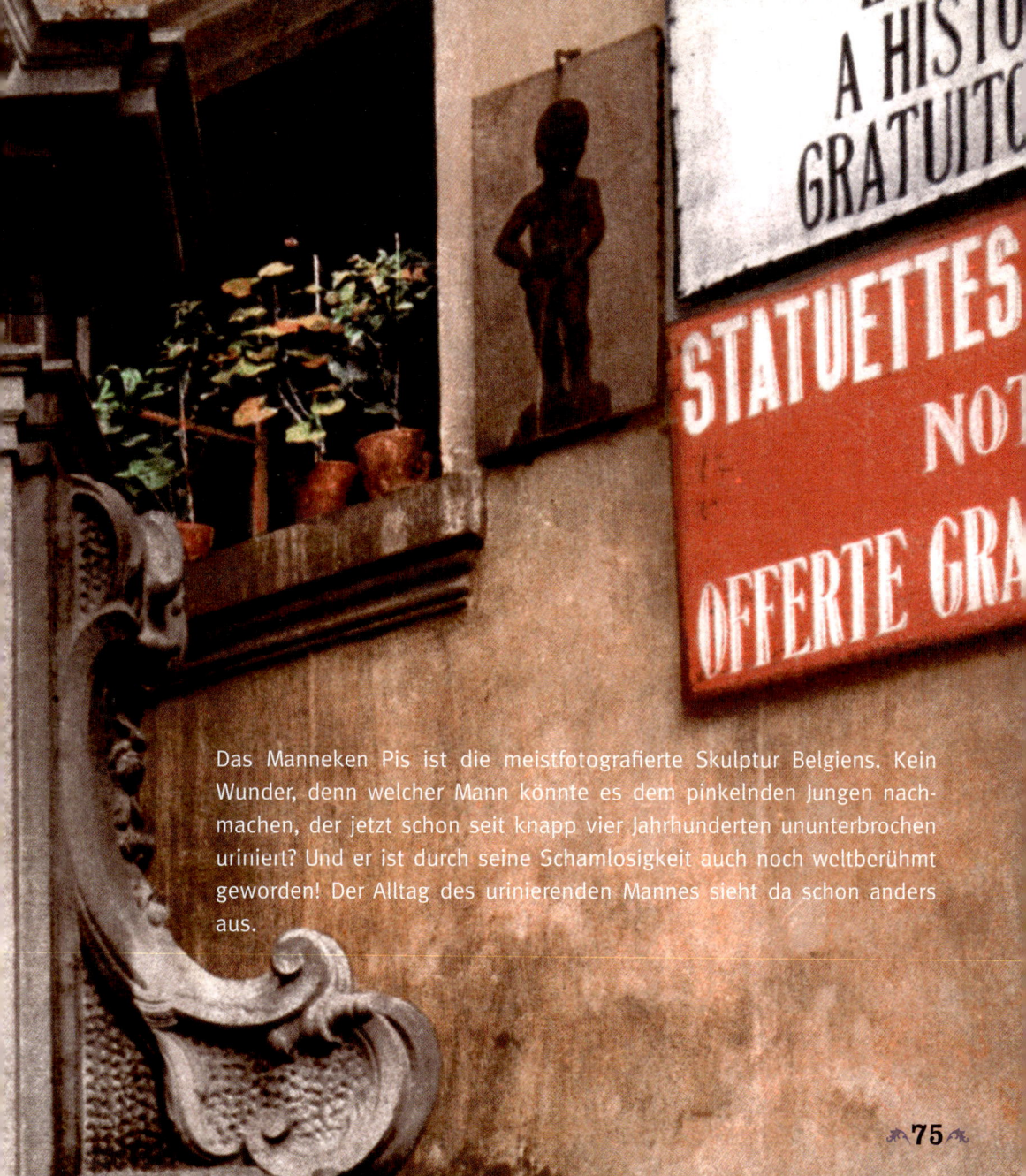

Das Manneken Pis ist die meistfotografierte Skulptur Belgiens. Kein Wunder, denn welcher Mann könnte es dem pinkelnden Jungen nachmachen, der jetzt schon seit knapp vier Jahrhunderten ununterbrochen uriniert? Und er ist durch seine Schamlosigkeit auch noch weltberühmt geworden! Der Alltag des urinierenden Mannes sieht da schon anders aus.

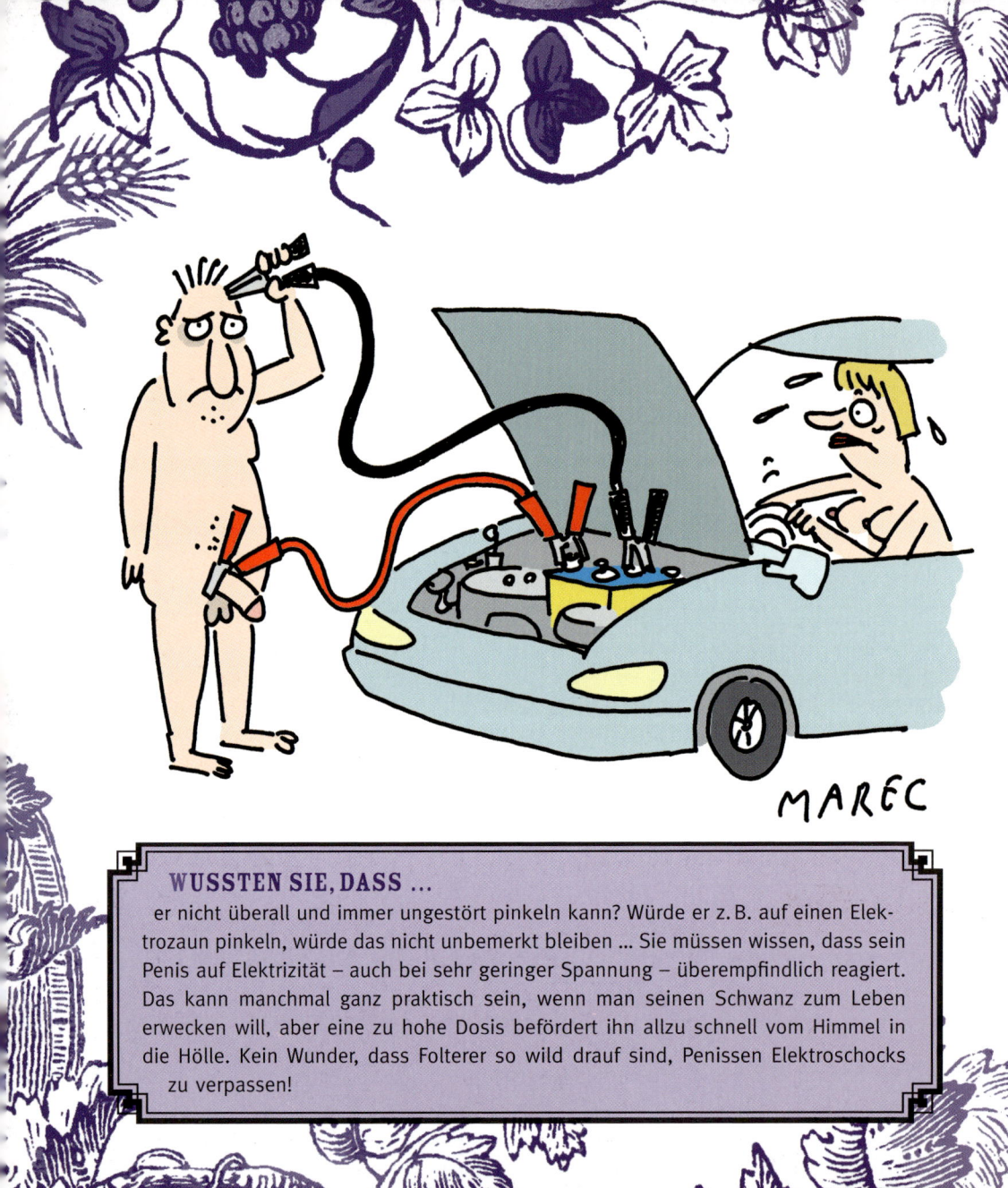

MAREC

WUSSTEN SIE, DASS ...

er nicht überall und immer ungestört pinkeln kann? Würde er z. B. auf einen Elektrozaun pinkeln, würde das nicht unbemerkt bleiben ... Sie müssen wissen, dass sein Penis auf Elektrizität – auch bei sehr geringer Spannung – überempfindlich reagiert. Das kann manchmal ganz praktisch sein, wenn man seinen Schwanz zum Leben erwecken will, aber eine zu hohe Dosis befördert ihn allzu schnell vom Himmel in die Hölle. Kein Wunder, dass Folterer so wild drauf sind, Penissen Elektroschocks zu verpassen!

PINKELPROBLEME

Auf der Toilette kann sein Lieblingskörperteil auch mal Probleme machen. Wir möchten die möglichen Beschwerden kurz benennen, raten aber, so schnell wie möglich einen Arzt zu Rate zu ziehen, damit die Sache nicht noch schlimmer wird.

★ **TOILETTENBESUCH**: zu viel, zu oft, zu wenig, zu dünn

★ **URIN ANHALTEN**: schwierig beim Husten oder Niesen, oder wenn er es erst in letzter Minute auf die Toilette schafft

★ **INFEKTION**: brennendes Gefühl, zu häufiges Wasserlassen, Ausfluss, Blut

Bei älteren Männern ist es normal, dass sie nicht mehr so kraftvoll Wasser lassen können, weil die vergrößerte Prostata auf die Harnröhre drückt. Bei jüngeren Männern und Kindern kann es jedoch Anzeichen einer ernsteren Erkrankung sein, daher muss es grundsätzlich ärztlich untersucht werden.

Männer haben weniger häufig Blasenentzündungen, weil ihre Harnröhre länger ist als unsere. Bakterien werden oft bereits auf halber Strecke mit dem Urin herausgespült. Es müssen schon besonders viele, sehr aggressive Erreger sein, damit er wirklich eine Infektion bekommt. Deswegen muss der Sache gründlich nachgegangen werden.

Wenn er nachts oft zum Wasserlassen aufstehen muss, kann das an der Flüssigkeitsproduktion liegen oder daran, dass er seine Blase beim letzten Toilettenbesuch nicht vollständig entleert hat. Und im Falle einer Prostatavergrößerung wird die Blase hyperaktiv, und dann muss ein Mann öfter pinkeln, auch nachts.

Andere Ursachen von Problemen beim Wasserlassen kann eine verengte Harnblase sein (sodass er viel zu oft zur Toilette rennt), Nierensteine oder -grieß, zu geringe Flüssigkeitsaufnahme, Blasen- oder Nierentumore …

NACHTRÖPFELN

Männern schütteln sich nach dem Pinkeln die letzten Tropfen vom Penis. Mit zunehmendem Alter zieht sich der „Pissmuskel" nicht mehr so fest zusammen. Dadurch bleibt in der Harnblase oft ein bisschen Urin zurück, der dann ständig herausgetröpfelt kommt … sobald er seinen Reißverschluss zugezogen hat. Verdammt nervig. Nicht Schütteln, sondern Drücken ist die Lösung. Das bedeutet: Den Penis von der Wurzel bis zur Spitze zusammendrücken, um den verbliebenen Urin nach draußen zu pressen. Und – Muskeln trainieren! (Siehe S. 44 f.)

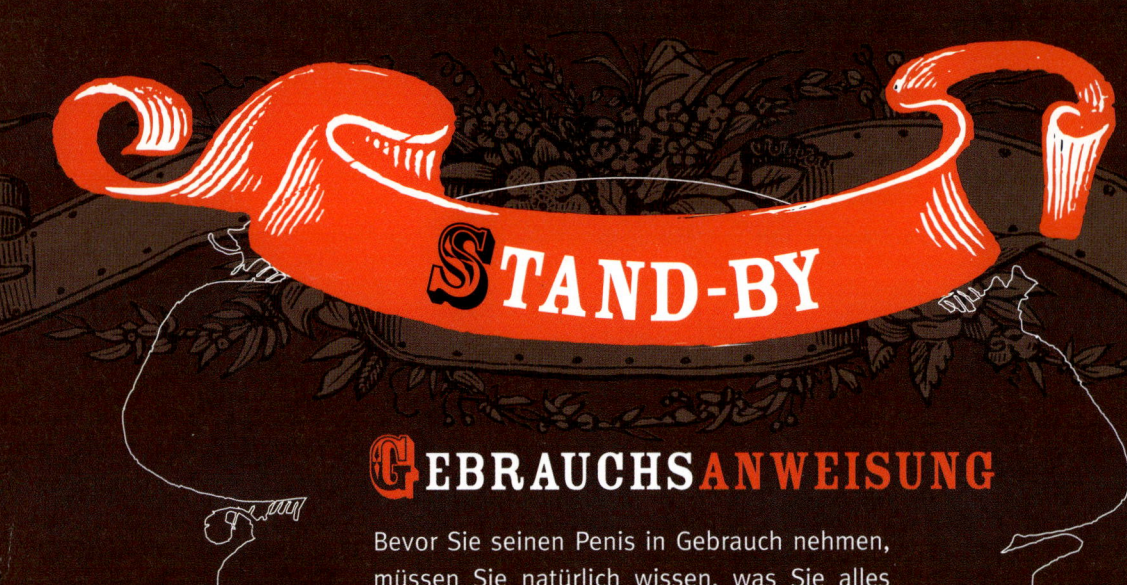

STAND-BY

GEBRAUCHSANWEISUNG

Bevor Sie seinen Penis in Gebrauch nehmen, müssen Sie natürlich wissen, was Sie alles damit anfangen können und was Sie berücksichtigen müssen.

ITHYPHALLOPHOBIE ist die krankhafte Angst, einen steifen Penis zu sehen oder zu haben. Allein der Gedanke daran ruft Panik hervor. Machen Sie den Test und betrachten Sie eingehend nebenstehendes Foto. Und? Leiden Sie an Ithyphallophobie?

DURCHSCHNITTLICHE ZAHL DER EREKTIONEN PRO TAG: 11
DURCHSCHNITTLICHE ZAHL DER EREKTIONEN PRO NACHT: 9

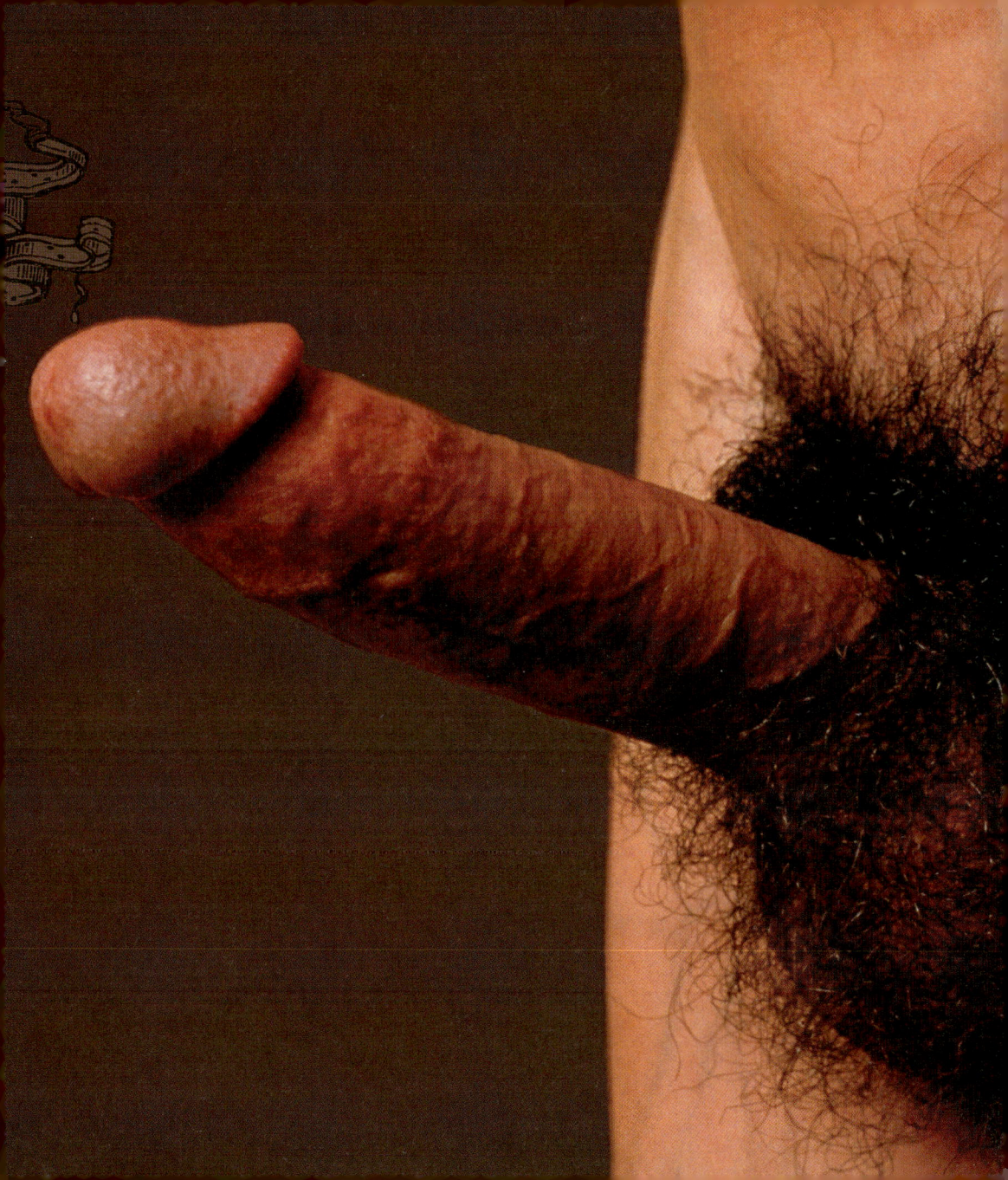

SEINE KÖNIGLICHE STEIFHEIT

Sein Penis muss steif sein, wenn er in Sie eindringen will, aber es klappt auch mit einem halbsteifen. Steif bedeutet, dass er von der Wurzel bis zur Eichel mit Blut gefüllt ist. Halbsteif ist – halbweich. Außerdem werden bei Erregung seine Hoden größer.
Anders als die Frauen hat er ein bisschen mehr Mühe, multiple Orgasmen zu erleben. Die schwammartigen Schwellkörper, die sich bei der Erektion mit Blut füllen, schrumpfen nach der Ejakulation, da das Blut wieder abfließt. Meistens gibt es dann eine Zwangspause, die – je nach Alter und Geilheit – kurz, mittellang oder ganz schön lang dauern kann.

QUÉ PASA, HOMBRE?

Eine Erektion ist ein wundersames Geschehen, das physiologisch auf zwei große Schwellkörper zurückzuführen ist (die Corpora cavernosa) sowie einen kleinen um die Harnröhre. Die Corpora cavernosa sind schwammartige Strukturen, die sich mit Blut füllen können. Sie haben eine feste Wand und enthalten Blutgefäße mit glatten Muskelzellen. In schlaffem Zustand sind diese Muskeln – absurderweise – zusammengezogen. Aber bei sexueller Stimulation gibt das Hirn über die Nerven Signale an den Penis, woraufhin sich die Muskeln in den Corpora cavernosa entspannen und die Blutgefäße sich weiten. Dann füllen sich die Schwellkörper mit Blut (das Volumen steigt auf die zehnfache Menge an) und ihre Wände werden hart. Durch Anschwellen der Corpora cavernosa wird gleichzeitig verhindert, dass das Blut wieder zurückfließen kann. Der Penis schwillt sowohl in der Länge als auch im Durchmesser beträchtlich an. Bingo – eine Erektion!
Nachdem der Mann gekommen ist, wird der Penis wieder schlaffer, und das Blut kann aus den abführenden Blutgefäßen wieder hinausbefördert werden. Damit wäre er wieder zurück auf null: Ein schlaffer Penis!

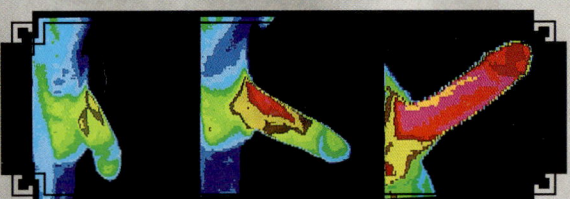

Bei einer Erektion steigt die Temperatur des Penis (blau sind die kühlsten, rot die wärmsten Stellen auf diesen Fotos).

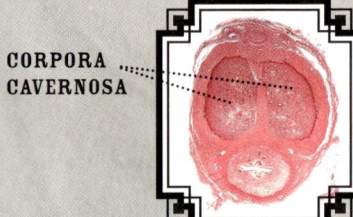

CORPORA CAVERNOSA

MORGENLATTE ÜBT
SELBSTBEHERRSCHUNG

Oh Wunder der Natur: Sein Penis überprüft jede Nacht sich selbst und seine Erektionsfähigkeit, was an nächtlichen Erektionen zu bemerken ist. Dank den Corpora cavernosa – man könnte sie mit einer hydraulischen Pumpe vergleichen, die auch im Schlaf weiterarbeitet – bekommt ein gesunder Mann während seines Schönheitsschlafs alle siebzig bis hundert Minuten eine Erektion, auch ohne erregende Träume. Das ist einfach nur eine Frage von regelmäßiger Versorgung mit Blut und Sauerstoff.

Wenn Sie oder er sicher sein wollen, dass dieser Check planmäßig funktioniert, können Sie folgenden Trick einsetzen: Reißen Sie von einem Block Briefmarken den Seitenstreifen ab und kleben Sie ihn vorm Schlafengehen um seine Peniswurzel. Wenn das Papierband am nächsten Morgen gerissen ist, wissen Sie sicher, dass sein Apparat den Erektionstest bestanden hat.

WUSSTEN SIE, DASS …

seine häufigen Morgenerektionen nichts mit erotischen Träumen oder Lust zu tun haben? Manche Männer ergreifen die Gelegenheit zum Geschlechtsverkehr, während andere gar nicht so erbaut sind, wenn Sie ungefragt anfangen, ihn zu masturbieren oder zu blasen.

Es war einmal ein grosser Erektionszauberer ...

Jeden Tag wird Ihre Mailbox mit Werbung für allerlei Mittelchen überschwemmt, die Riesenerektionen, endlose Sexmarathons und ewige Lust versprechen.

Verrückterweise werden diese Mittelchen, von der Spanischen Fliege bis hin zu Viagra®, meistens mit dem Argument angepriesen, dass wir, die Frauen, damit besser befriedigt werden – dabei kommen die meisten Frauen sicher nicht schneller oder besser, wenn sie stundenlang und länger durchgebumst werden.

Auch für Frauen gibt es Mittel, die ihre Lust wecken sollen – diese werden damit beworben, dass sie „lustlose" Frauen zugänglicher machen. Dabei wird oft die Tatsache übersehen, dass die richtige Atmosphäre oder – noch besser – der richtige Mann oft das reinste Wundermittel ist. Nicht dieses oder jenes Pulver, das man sich im Internet besorgt. Obendrein sind die im Internet angebotenen Mittel längst nicht immer vertrauenswürdig, manchmal sogar gefährlich. Für „lustlose" Männer, die nicht so sehr an einem Mangel an Lust leiden, sondern an unzuverlässigen Erektionen (manchmal klappt's, oft klappt's nicht nicht), hat die Medizin inzwischen eine ganze Reihe von Arzneien entwickelt.

VIAGRA® & CO

Von allen Medikamenten, die seine Erektion verbessern, ist Viagra® (1998) das älteste und bekannteste. Cialis® wirkt länger und Levitra® stärker. Alle drei haben jedoch dieselbe Wirkungsweise: Sie fördern die Entspannung der glatten Muskulatur in den Schwellkörpern (siehe S. 80), wodurch sie die Blutzufuhr in den Penis und damit die Erektion fördern.

Da diese Mittel nicht nur den Penis, sondern auch das Herz mit mehr Blut versorgen, dürfen sie mit bestimmten Arzneien, welche die Blutgefäße des Herzens erweitern, nicht kombiniert werden. Halten Sie auf jeden Fall Rücksprache mit einem Arzt oder Urologen, verlassen Sie sich nicht aufs Internet!

★ **VIAGRA®**: Wird inzwischen weltweit und von Millionen Männern geschluckt. Hüten Sie sich vor den Nachahmerprodukten, die mittlerweile auf dem Markt sind. Viagra® nimmt man eine halbe Stunde im Voraus ein, dann wirkt es vier bis fünf Stunden. Bleiben Sie bei einer leichten Mahlzeit und beschränken Sie Ihren Alkoholkonsum. Manchmal muss man es ein paar Mal probieren, bis Viagra® wirkt, aber benutzen Sie es immer in Absprache mit einem Arzt.

Ursprünglich war das Medikament dafür gedacht, die Blutversorgung des Herzens zu verbessern. Die Testpersonen, oft ältere Herren, berichteten von einer nicht unangenehmen Nebenwirkung: Sie hatten wieder Erektionen. Das war dann kommerziell interessanter, also wurde Viagra® schließlich als Potenzmittel vermarktet.

★ **CIALIS®**: Die Pille fürs Wochenende – sie wird eine Viertel- bis halbe Stunde im Voraus eingenommen und wirkt dann ungefähr 36 Stunden. Hiervon darf nur eine Tablette eingenommen werden, und zwar nur in Absprache mit einem Arzt.

★ **LEVITRA®**: Wird eine halbe bis eine Stunde im Voraus eingenommen und wirkt vier bis sechs Stunden. Auch hier Anwendung nach ärztlicher Rücksprache.

★ **YOHIMBIN**: Wird aus der Rinde des afrikanischen Yohimbebaums gewonnen und als „natürliches Viagra" verkauft. Auch Yohimbin fördert die Erektion, aber nicht so stark wie die drei oben genannten Produkte.

★ **EREKTIONSCREME**: Manchmal werden auch Cremes eingesetzt, die dafür sorgen, dass der Penis länger steif bleibt. Dann ist ein Blowjob allerdings nicht mehr angeraten.

★ **SPANISCHE FLIEGE**: Das ist eigentlich ein Käfer, der schon in der Antike als harnableitendes Mittel eingesetzt wurde. Ein gemahlenes Insekt enthält 1% Cantharidin, das die Harnleiter reizt. Dadurch fließt mehr Blut in den Schambereich, was eine Erektion fördert. Spanische Fliege wird heute als Pulver oder Getränk verkauft, aber oft enthalten die Produkte gar kein Cantharidin, sondern Ginseng. Ist aber auch nicht verkehrt, denn das giftige Cantharidin kann ernsthafte Schäden an Magen und Niere verursachen, vom Priapismus ganz zu schweigen (siehe S. 98).

Bei jedem dieser Produkte ist trotzdem noch sexuelle Stimulation nötig, die bloße Einnahme reicht nicht. Außerdem scheinen diese Mittel bei gesunden Männern wenig bis keine Wirkung zu zeigen. Sie erleichtern jedoch das zweite Mal.

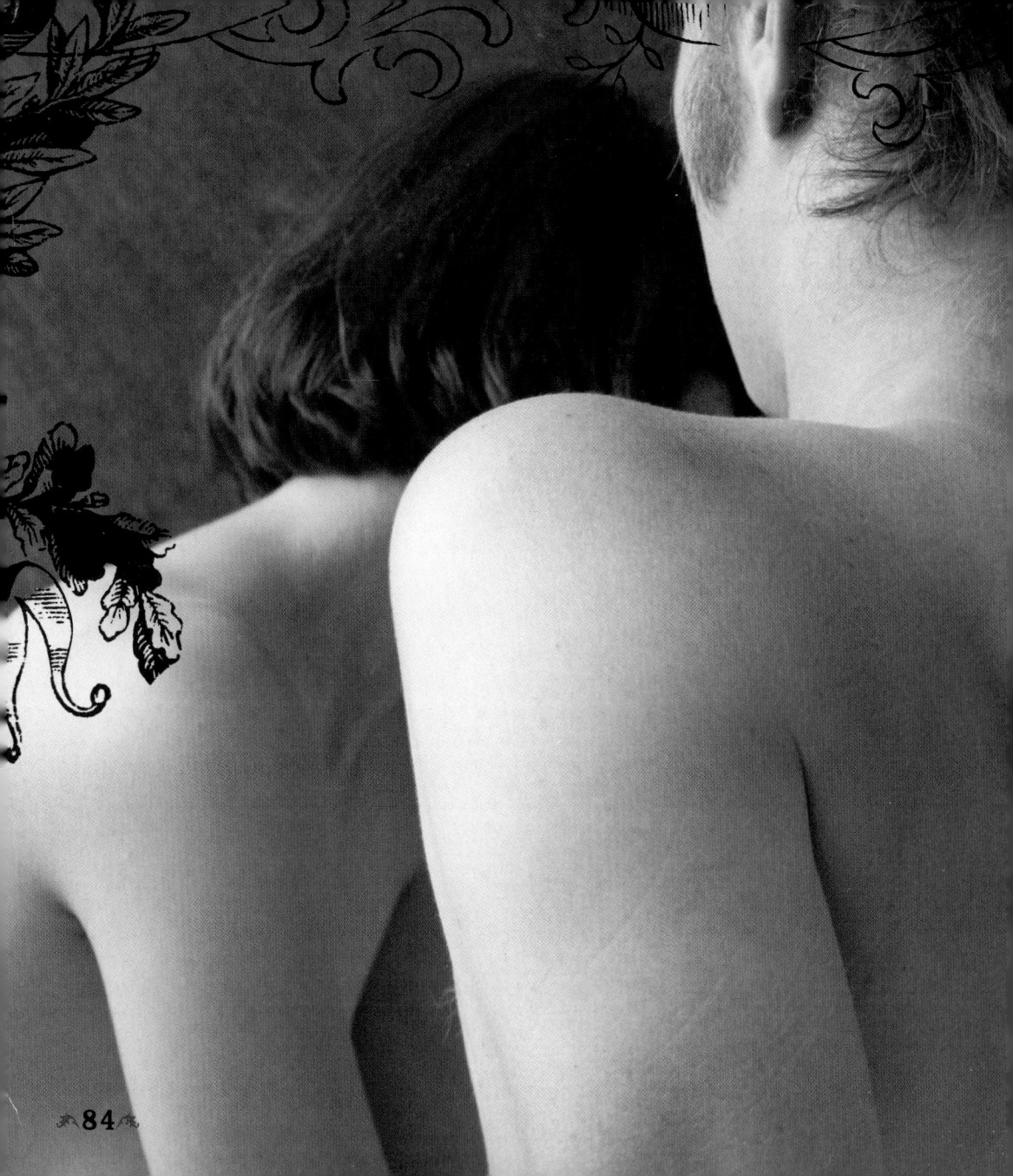

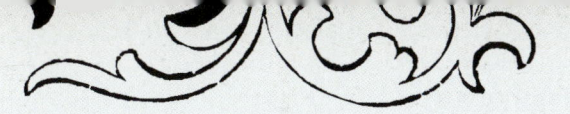

Jelqen ist der BRINGER!

Jelqen soll auf eine alte arabische Massagetechnik zurückgehen. Der Penis wird dabei als eine Art Schwamm betrachtet. Indem der Penis gestreckt wird, werden die Löcher im Schwamm größer und können auch mehr Blut aufnehmen.

Resultat: Ein größerer und – noch besser – dickerer Penis. Vergessen Sie aber nicht, dass die Technik sehr oft angewendet werden muss, um ihm zum heiß begehrten großen Teil zu verhelfen. Angeblich dauert es ein Jahr, bis es so weit ist.

Masturbieren Sie ihn und schließen Sie die Hand fest um den halbsteifen Schaft, sodass das Blut nicht mehr zurückströmen kann. Ziehen Sie abwechselnd mit beiden Händen seinen Penis schräg nach unten, mit einer leicht drehenden Bewegung von der Wurzel bis zur Eichel – und das hundertmal. Es wird einfacher, wenn Sie ein Gleitmittel benutzen.

Problem: Er darf dabei nicht kommen!

Beenden Sie die Massage, indem Sie seinen Penis zehnmal auf und nieder schwingen, sodass seine Muskeln weich werden und sich entspannen.

Noch größeres Problem: Auch nach der Massage darf er ein paar Stunden lang nicht kommen.

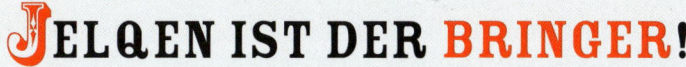

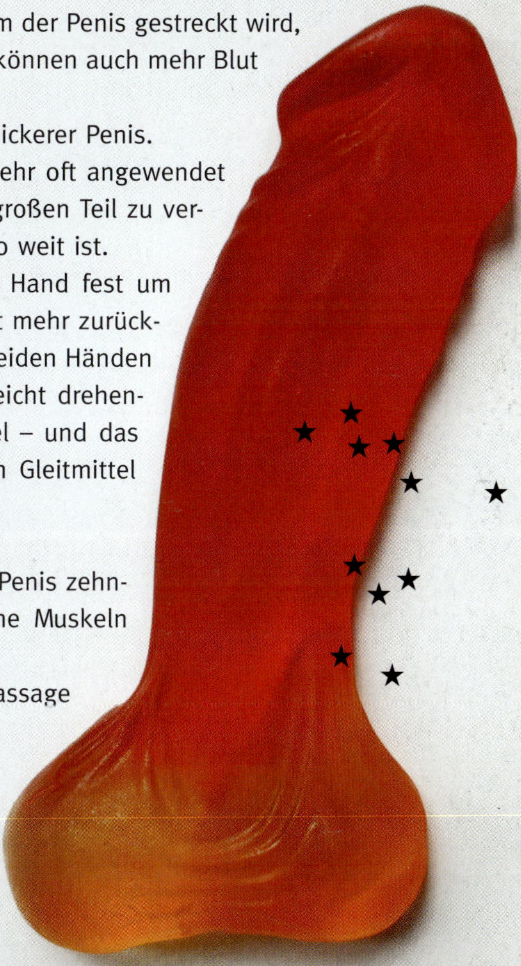

© Swiet&Seksie

STIMULIERENDE MITTELCHEN

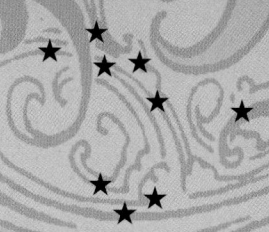

Aphrodisiaka sind Mittel, die seine und Ihre Lust wecken oder zumindest in dem Ruf stehen, diese Wirkung zu haben. Bestimmte Gemüsesorten, Kräuter und Getränke sollen ihn auf einen Schlag entflammen und ihm eine ausdauernde Erektion verschaffen, während Sie natürlich auch nicht unberührt bleiben.

ESSEN UND TRINKEN

Casanova war davon überzeugt, dass der Verzehr von Austern (sie sind reich an Zink und geben der Testosteronproduktion einen Schub) ihn jahrelang in Schwung hielt. Im alten China benutzte man dagegen Mittel auf der Basis von Organen, feingemahlenen Knochen und Tierhoden. Die Penisse und Hoden männlicher Tiere üben auf jeden Fall eine unwiderstehliche Anziehungskraft aus auf impotente Männer oder solche mit rasch nachlassender Erektion. Sie werden in vielen Kulturen fanatisch konsumiert – was für das Tier oft den Tod bedeutet.

Essen wird als sinnliche Tätigkeit betrachtet, mit all ihren angenehmen Folgen. Ob er nun von der Schokolade, dem Champagner, den Austern und dem Spargel erregt wird oder einfach von dem Gefühl, dass Sie zusammen etwas ganz Besonderes essen und trinken, macht ja letztlich auch keinen Unterschied. Hauptsache, es bringt ihn in die richtige Stimmung.

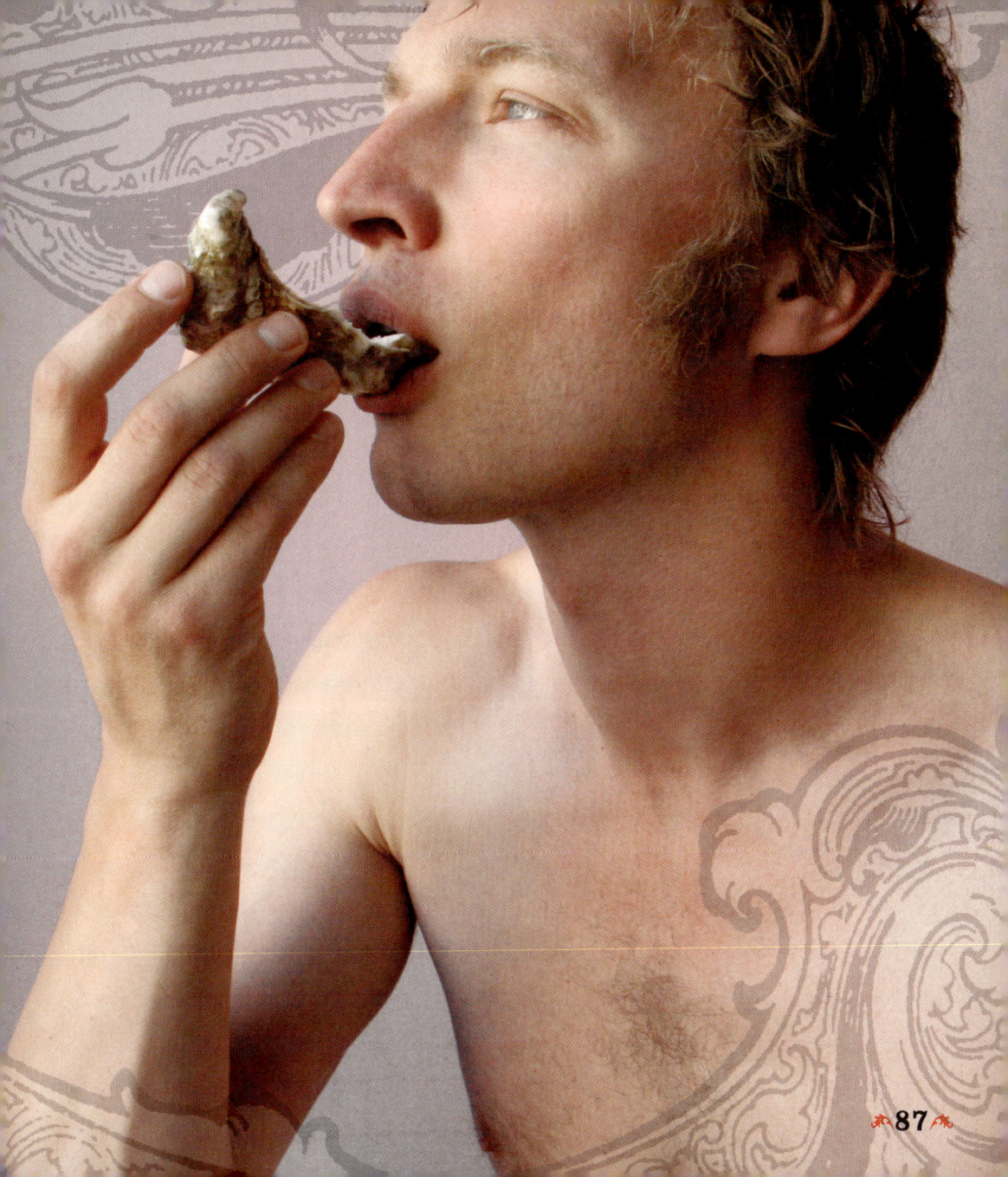

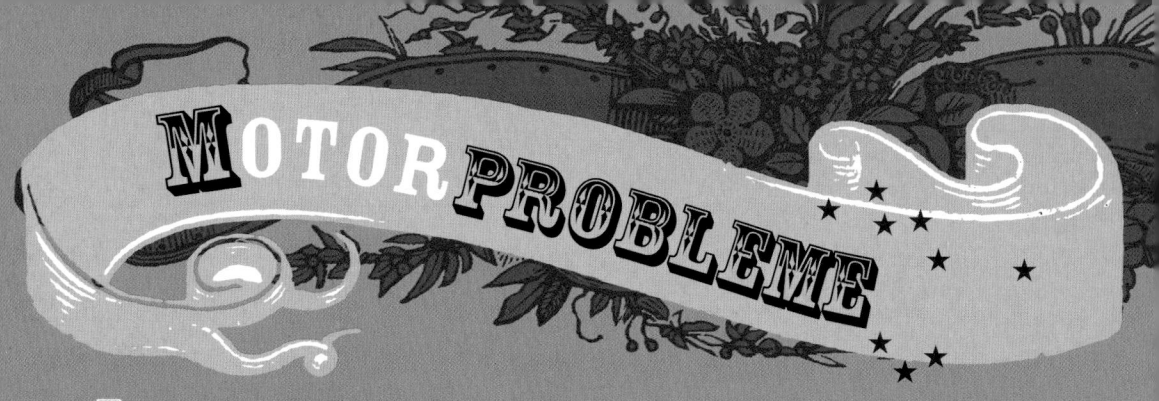

MOTORPROBLEME

ICH KOMME ... ÄH ... JETZT SCHON

Der eine Mann klagt über den stotternden Motor, der andere kommt – zu seinem eigenen Missvergnügen – schneller als der Schall. Wenn er zu früh kommt, ejakuliert er also, bevor er selbst will. Das kann passieren, weil er beim geringsten Reiz kommt, bevor er überhaupt in Ihre Vagina eingedrungen ist oder wenn Sie gerade erst mit dem Geschlechtsverkehr begonnen haben. Ob das ein Problem ist? Kommt drauf an. Manche Männer sind nach dem übereilten Start in der Lage, in aller Ruhe eine ausführliche zweite Runde zu absolvieren, andere haben danach aber gar keine Lust mehr auf Sex, und das ist dann eben ein Dämpfer für Ihr Vergnügen. Die superschnelle Ejakulation kann auch zu Versagensängsten führen, weil er dauerhaft mit seinem „Nicht schon wieder"-Trauma kämpft.

THE POINT OF NO RETURN

Beim Geschlechtsverkehr kommt der Mann irgendwann an einen Punkt, an dem er bereit ist zur Ejakulation. Und in dem Augenblick kann er die Sache auch nicht mehr aufhalten. Doch wenn er herausfindet, was er kurz vor Erreichen dieses Punktes empfindet, kann er sehr wohl lernen, den großen Moment hinauszuzögern. Genauso wie bei der Sauberkeitserziehung, bei der man lernt, auf die Toilette zu gehen, bevor man pinkeln muss, müssen Jungs bei ihren ersten Ejakulationen auch lernen, was sie empfinden, kurz bevor es so weit ist. Bei Männern, die zu früh kommen, kann es sein, dass sie nie gelernt haben, ihre Ejakulation richtig einzuschätzen. Wir Frauen können ihnen nachträglich dabei helfen. Blättern Sie mal auf S. 187 und lernen Sie, wie man den Moment kurz vor der Ejakulation erkennt. Erlernen Sie auch die Kneiftechnik, um den ganz schnellen Jungs zu helfen! Und seien Sie nett zu ihm, denn Männer finden es auch enttäuschend, immer zu schnell zu kommen.

START-UND-STOPP-METHODE

Übung macht den Meister! Auch bei verfrühtem Samenerguss. Die Paare bekommen erst mal Penetrationsverbot und Handarbeit als Hausaufgabe. Erst er allein, danach beide zusammen. Dabei versucht man aufzuhören, kurz bevor er kommt, wartet einen Moment, sodass der Penis wieder etwas schlaffer wird, um sein Genital dann wieder zu streicheln. Nachdem man ihn ein paar Mal so „gestoppt" hat, darf er natürlich auch mal richtig „durchstarten"! Diese Streichelübungen werden immer intensiver und sinnlicher, nach ein paar Wochen üben Sie mit viel Gleitmittel, und nach noch ein paar Wochen „starten/stoppen" Sie während der Penetration ... im Notfall können Sie immer noch die Kneifmethode als Joker einsetzen!

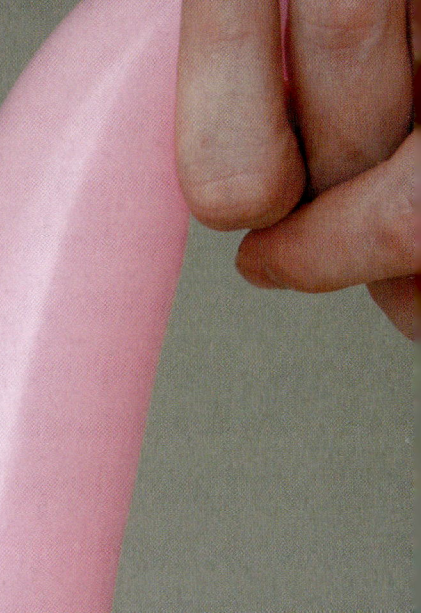

WARUM? DARUM.

Schlechte Erfahrungen beim frühen Masturbieren oder bei seinem ersten Mal. Manchmal sind Scham- und Schuldgefühle die Ursache dafür, dass er noch nicht gelernt hat, was für Empfindungen seiner Ejakulation vorhergehen.

★ Stress, Versagensängste und zu starke Konzentration auf Sie. Auch das kann schuld daran sein, dass er sich seines eigenen Körpers nicht so gut bewusst ist.

★ Er musste sich früher immer furchtbar beeilen, damit er nicht erwischt wird.

★ Angst vor Intimität: Rein, abspritzen, raus, und dann nichts wie weg – das ist natürlich ein bequemer Weg, um Nähe zu vermeiden.

★ Hormonelle Störungen oder gestörte Reizübertragung.

ANDERS DENKEN?

Männer bekommen oft den Tipp, sie sollten vor dem Samenerguss an etwas denken, was sie absolut abtörnt: Fußball, ihre Steuererklärung oder vielleicht die böse Mathematiklehrerin? Vielleicht macht er dann seine Steuererklärung tatsächlich mal rechtzeitig, aber mit dieser Methode lernt er nicht, abzuschätzen, was in seinem Körper passiert.

ERZÖGERUNGSPILLEN UND -CREMES

Antidepressiva können Männern helfen, die zu schnell kommen. Diese Medikamente verzögern seinen Samenerguss, wenn sie – in niedriger Dosis – ein paar Stunden vor dem Geschlechtsverkehr eingenommen werden.

Spezielle Cremes, die betäubende Substanzen enthalten, können sich manchmal auch positiv auswirken. Wenn Sie z. B. eine Creme mit Xylocain auf seine Eichel auftragen und fünfzehn Minuten lang unter einem Kondom einziehen lassen (Beipackzettel beachten!), wird die Eichel weniger empfindlich.

Es gibt auch Kondome, die an der Innenseite mit Stoffen beschichtet sind, die die Ejakulation verzögern.

Allerdings ist es nicht ratsam, Cremes in einem Sexshop oder im Internet zu kaufen, weil nicht immer ganz klar ersichtlich ist, was genau diese Produkte enthalten.

SCHNELL KOMMEN IST FÜR IHN UNANGENEHMER ALS FÜR SIE

Wenn er schnell kommt, ist das:	für Männer	für Frauen
– ärgerlich	6 von 10	4,5 von 10
– nichts Besonderes	3 von 10	4 von 10
– ideal	0,5 von 10	1 von 10
– deprimierend	0,5 von 10	0,5 von 10

(Quelle: Humo-Umfrage)

Niemand freut sich über einen vorzeitigen Samenerguss, meinten Sie? Für 1 von 10 Frauen ist so ein flotter Junge ideal ... vielleicht sind sie ja froh, dass sie's dann hinter sich haben? Für fast die Hälfte der Befragten ist so etwas nichts Besonderes (die sind es schon gewöhnt ...), aber ungefähr ebenso viele Damen finden es ärgerlich. Vor allem die Männer selbst grämen sich über eine zu frühe Ejakulation (6 von 10). Das finden wir wirklich süß von ihnen!

Depressiv wird deswegen aber Gott sei Dank niemand.

Lassen Sie sich nichts andrehen. Es glbt gute Selbsthilfebücher und -DVDs, die einen schrittweise durch ein Übungsprogramm führen. Neben einem guten Partner hilft auch ein guter Sexualtherapeut.

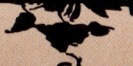

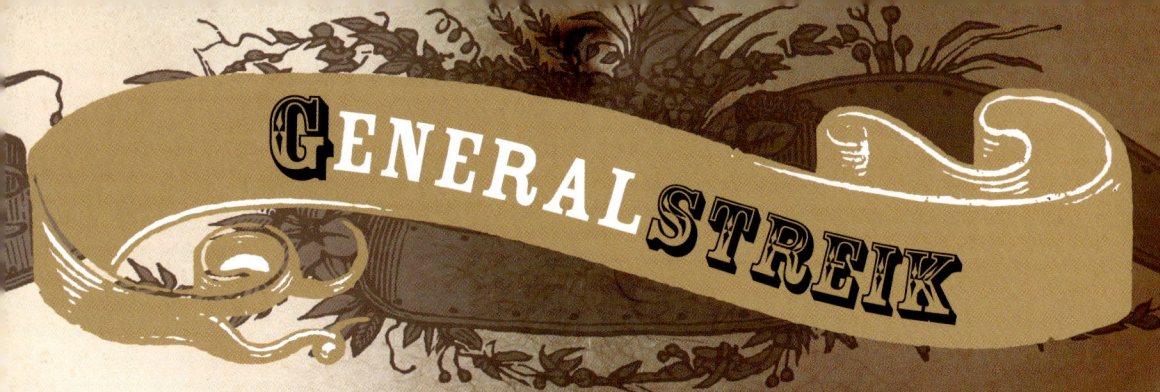

GENERALSTREIK

Erektionsprobleme kommen viel öfter vor, als Sie glauben. Fast alle Männer mussten sich irgendwann in ihrem Leben (oder auch ein paar Mal) mit einem rebellischen Penis auseinandersetzen. Entweder wird er nicht ganz steif oder er bleibt nicht lang genug steif, um die Frau penetrieren oder selbst kommen zu können. Ein bisschen zu tief ins Glas geguckt, Angst, Stress, oder einfach keine Lust auf Sex ... Wenn es bei den paar Malen bleibt, gibt es keinen Grund zur Sorge. Aber die machen sich die Männer meistens doch, und dann kommen sie vom Regen in die Traufe. Erektionsprobleme sind, gelinde gesagt, nicht schön für einen Mann. Aber auch die Frauen finden nicht immer den richtigen Umgang damit. Der Mythos, dass ein „impotenter" Mann ein Versager ist, ist immer noch weit verbreitet. Darum wollen wir uns mal kurz die Fakten genauer ansehen und dann die Lösungsmöglichkeiten nennen.

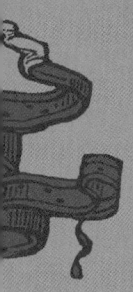

WARUM? DARUM.

★ Er wird auch langsam älter: Als junger Hüpfer konnte er jede Nacht ein paar Mal kommen, aber sobald ein Mann älter wird, braucht er länger, um in Fahrt zu kommen. Wenn die Männer das merken, geraten sie schnell in Panik, obwohl das Phänomen ein ganz normales ist. Mit dem Alter wird der Penis nicht nur langsamer steif, seine Erektion verliert auch an Festigkeit. Ein natürlicher Verschleißprozess.

★ Versagensangst: Männer haben oft fixe Ideen, was sie im Bett zu leisten hätten. Denn ein echter Kerl steht immer parat. Wenn es dann mal nicht so hinhaut, gerät er schnell in eine Spirale von Zweifeln, Angst und Stress und denkt, dass sein Penis ihm das nächste Mal garantiert auch wieder den Dienst verweigert. Folge: Die *self-fulfilling prophecy*. Jedes Mal, wenn er Geschlechtsverkehr haben soll, ist er innerlich angespannt – „Schaff ich's diesmal oder nicht?" – und konzentriert sich mehr auf sich als auf sein Gegenüber. Durch die Angst werden viele Stresshormone (Adrenalin) ausgeschüttet, und das ist einer Erektion nicht zuträglich. Die Angst, zu versagen, wird zur Obsession und ein einmaliges Erektionsproblem entwickelt sich zur Erektionsstörung.

★ Er raucht und – vor allem – trinkt: Alkohol bremst seinen Orgasmus, und Nikotin vergrößert die Chance eines Erektionsproblems.

> „80 % aller Erektionsstörungen sind auf körperliche Probleme wie Diabetes, Bluthochdruck oder einen erhöhten Cholesterinspiegel zurückzuführen."
> **ROBERT ANDRIANNE, UROLOGE UND AUTOR EINES BUCHES ÜBER EREKTIONSPROBLEME**

★ Er konsumiert Drogen.

★ Er leidet an einer chronischen Krankheit: Diabetes, Multiple Sklerose, Parkinson, Querschnittlähmung, Bluthochdruck, Rheuma, Arteriosklerose …

★ Er benutzt bestimmte Medikamente: Beta-Blocker, Antidepressiva, entwässernde oder cholesterinsenkende Medikamente …

★ Er ist an der Prostata oder Blase operiert worden oder wird wegen Hodenkrebs behandelt.

ERSTE HILFE BEI EREKTIONSSTÖRUNGEN

Seine seelischen Beschwerden verdienen genauso viel Aufmerksamkeit wie seine körperlichen. Denn ein Penis, der nicht mehr gehorchen will, löst beim Besitzer bestimmt keinen Jubel aus.

EREKTIONSPILLEN – WUNDERPILLEN?

Erektionspillen sind enorm populär, wenn man den Spammails glauben möchte, die man jeden Tag in seinem Mailaccount findet. Diese Tabletten kann man schachtelweise im Internet bestellen, aber oft sind sie von eher zweifelhafter Qualität. Gute Erektionspillen scheinen bei 70 % der körperlichen und seelischen Erektionsstörungen zu helfen, und sei es nur deswegen, weil sie den Teufelskreis der Versagensangst durchbrechen.

Es gibt Tabletten, die kurz wirken, andere wirken länger. Wenn man diese Pillen nicht korrekt einnimmt, kann man allerdings auch den umgekehrten Effekt erzielen, und er ist noch schlaffer als vorher.

Doch auch andere Behandlungsformen sind wichtig. Eine Erektionspille wirkt nur im Moment der Einnahme, verändert aber meistens nichts an der Wurzel des Problems. Dann sind ergänzende Behandlungen nötig.

EIN BLICK ÜBER DEN RAND DER TABLETTENSCHACHTEL

Eine Sexualtherapie wäre empfehlenswert. Da lernt man unter Begleitung eines Therapeuten, wie man durch diverse Techniken den Penis wieder zum Leben erwecken kann. Meistens besteht die Therapie aus einem befristeten Penetrationsverbot, kombiniert mit Übungen, bei denen Streicheln, Fantasieren, Masturbieren, Kommunikation und positives Denken im Zentrum stehen.

Es klingt schmerzhaft, aber manchmal wird auch ein Medikament in die Schwellkörper gespritzt. Ein Penisring oder eine Vakuumpumpe kann ebenfalls eine Lösung bieten (siehe S. 237). Es gibt auch gute Selbsthilfebücher und -DVDs, die Sie als Paar schrittweise begleiten können.

KÖNNEN SIE IHM HELFEN?

Ja, natürlich! Indem Sie ihm zuerst mal keine Vorwürfe machen und das Problem nicht noch schwerwiegender aussehen lassen! Kommentare wie „Bin ich dir nicht hübsch genug?", „Denkst du an eine andere?" oder – noch schlimmer – „Das klappt doch garantiert wieder nicht, du Schlappschwanz!" verbieten sich von selbst. Damit heizen Sie seine Schuldgefühle und Versagensängste nur noch mehr an. Geduld ist eine schöne Tugend. Wie Sie auf den vorigen Seiten schon lesen konnten, scheinen Erektionsstörungen oft eine körperliche Ursache zu haben, aber das ändert nichts daran, dass seine Versagensängste auf die Dauer oft zur wahren Ursache werden.

Männer mit Erektionsproblemen sind nicht immer in der Lage, spontan darüber zu reden. Sie können ihm dabei helfen, denn Reden ist oberstes Gebot. Miteinander und eventuell mit dem Hausarzt oder einem Therapeuten.

Sobald Sie offen und tabulos darüber reden, durchbrechen Sie den Teufelskreis von körperlichen Problemen und Versagensängsten. Indem Sie zusammen daran arbeiten, schaffen Sie ein intimes Band, und es wird klar ausgesprochen, was Sie eigentlich denken, fühlen und von gutem Sex erwarten. Paare, die das gemeinsam bewältigt haben, scheinen danach oft ein viel besseres Sexleben zu haben!

Wenn er beschließt, den Hausarzt zu Rate zu ziehen, schlagen Sie ihm vor, mitzugehen, aber bestehen Sie nicht darauf, wenn er lieber allein gehen will. Es ist sehr wichtig, dass Sie beide hinter der gewählten Behandlungsform stehen. Ihre Zusammenarbeit vergrößert die Erfolgschancen.

DER CHARME DES OLDTIMERS

Als Kind denkt man oft, dass die Eltern keinen Sex haben. Die haben damit aufgehört, nachdem sie Sie gezeugt hatten. Wenn man das zu Ende denkt, dann dürften auch hässliche, dicke, behinderte, kranke und „alte" Menschen kein Sexleben haben. Unfug! Und wenn Sie selbst schon etwas älter sind, wissen Sie inzwischen auch, dass Sex ein Leben lang möglich ist, aber sein und Ihr Sexleben sich eben verändert. Wenn Männer älter werden, nimmt ihre Produktion von Testosteron und Samenzellen, ihre Muskelkraft und Ausdauer ab, aber das bedeutet noch nicht, dass sie keinen Sex mehr haben können.

Ältere Männer sind nicht so sehr Sklaven ihrer Hormone und brauchen etwas mehr Zeit, um eine Erektion zu bekommen, aber für Sie kann das manchmal auch einen Vorteil bedeuten. Seine Erregung liegt nun „in Ihrer Hand", Sie haben einen Partner, der es eher auf lange Distanzen als auf Kurzstreckenläufe abgesehen hat. Überdies ist für guten Sex nicht unbedingt eine Erektion nötig – Ihrer Experimentierfreude sind keine Grenzen gesetzt.

Sex ist möglich bis ins hohe Alter und ist obendrein eine gute Art, sich körperlich zu betätigen. Genießen Sie ihn weiterhin in vollen Zügen! Eine Maschine, die lange stillsteht, bekommt man auch nur schwer wieder in die Gänge. Sorgen Sie also dafür, dass sie gut geschmiert bleibt.

DON'T

1★ Machen Sie keine herabsetzenden Bemerkungen über seinen schlaffen Penis, nicht im Bett und erst recht nicht in Gesellschaft von Verwandten oder Freunden.

2★ Leugnen Sie das Problem aber auch nicht. Ein glücklicher Mann ist gut für Sie – und wann ist ein Mann glücklich?

3★ Versuchen Sie das Problem auch nicht herunterzuspielen, wenn er seine Erektion verliert. Dann wird die Flaute nämlich weiter anhalten.

4★ Fordern Sie keinen Sex! Genießen Sie es, mit ihm zu kuscheln und sich ohne Penetration zu liebkosen. Geben Sie ihm die Möglichkeit, Sie auf andere Art zu befriedigen. Dies ist der ideale Zeitpunkt, um endlich auch mal andere Dinge zu entdecken!

RISIKOMETER

Um Sex möglichst lang genießen zu können, muss er gesund leben! Bluthochdruck, ein erhöhter Cholesterinspiegel und Diabetes etwa wirken sich langfristig schädlich auf die Erektion aus. Mit der folgenden Tabelle lässt sich die Wahrscheinlichkeit berechnen, mit der er Erektionsstörungen bekommt. (Chirurgische Eingriffe im Beckenbereich schlagen besonders heftig zu Buche, da dabei oft wichtige Nervenbahnen beschädigt werden.)

ZÄHLEN SIE IHRE PUNKTE ZUSAMMEN UND ERRECHNEN SIE DIE WAHRSCHEINLICHKEIT VON EREKTIONSSTÖRUNGEN.

1	ALTER	PUNKTE
	IN JAHREN	= JAHRE
2	CHIRURG. EINGRIFF IM BECKENBEREICH	PUNKTE
	JA	21
	NEIN	0
3	DIABETES	PUNKTE
	JA	16
	NEIN	0
4	ARTERIELLE DURCHBLUTUNGS-STÖRUNGEN	PUNKTE
	JA	8
	NEIN	0
5	HERZKRANKHEIT	PUNKTE
	JA	7
	NEIN	0
6	RAUCHER	PUNKTE
	JA	5
	NEIN	0
7	BLUTHOCHDRUCK	PUNKTE
	JA	4
	NEIN	0

Wer gerne Sex hat, sollte mit dem Rauchen aufhören, außerdem nicht zu fett und nicht zu zuckerhaltig essen und sich ausreichend bewegen!

GE-SAMT-PUNKT-ZAHL	WAHR-SCHEIN-LICHKEIT VON EREK-TIONSSTÖ-RUNGEN
≥ 100	≥ 85
99	83
98	82
97	81
96	80
95	78
94	77
93	75
92	73
91	72
90	70
89	68
88	66
87	64
86	62
85	60
84	58
83	56
82	54
81	52
80	50
79	48
78	46

77	44
76	42
75	40
74	38
73	36
72	34
71	32
70	30
69	28
68	27
67	25
66	23
65	22
64	20
63	19
62	18
61	17
60	15
59	14
58	13
57-56	12
55	11
54	10
53	9
52-51	8
≤ 50	≤ 7

DER DAUERSTÄNDER

Wenn Ihr Mann oder Freund eine sehr lang anhaltende Erektion hat, auch wenn er nicht sexuell erregt ist, nennt man das Priapismus. Das Blut kann aus den vollen Schwellkörpern nicht mehr abfließen, da der Ausgang blockiert ist. Definitiv kein Vergnügen und obendrein sehr gefährlich. Priapismus kann die Schwellkörper seines Penis so stark beschädigen, dass danach keine Erektion mehr möglich ist. In den extremsten Fällen führt er sogar zum Absterben des Penis! Bei Priapismus müssen Sie sofort (d.h. innerhalb von sechs Stunden) einen Arzt hinzuziehen, der ein „Gegengift" injizieren und so die Blutzirkulation wieder zum Laufen bringen kann. Manchmal ist sogar eine Operation erforderlich.

SCHADENERSATZ FÜR PERMANENTE EREKTION

Ein amerikanisches Gericht hat einem 68-Jährigen eine Schadenersatzzahlung von 400.000 Dollar zuerkannt. Der Mann geht seit zehn Jahren mit einer Dauererektion durchs Leben. Charles Lennon bekam 1996 ein Implantat eingesetzt, um seine Potenzstörungen zu beheben. (Damals war Viagra® noch nicht auf dem Markt.) Das Implantat sollte Lennon bei sexueller Erregung zu einer Erektion verhelfen. Der Apparat funktionierte aber nicht, wie er sollte, und verschaffte Lennon eine dauerhafte Erektion. Nach Lennons Angaben ist sein Dauerständer körperlich schmerzhaft und beschämend. Die operative Entfernung des Implantats ist aufgrund anderer gesundheitlicher Probleme des Mannes nicht möglich. Der Hersteller des Implantats muss jetzt für den Schaden aufkommen.

Priapismus kann durch Injektionen in den Penis (bei Erektionsstörungen) verursacht werden, durch bestimmte Aphrodisiaka, durch Medikamente, aber auch durch Benutzung von Sexspielzeug (z. B. eines Cockrings). Manchmal ist der Priapismus auch die Folge einer Infektion seiner Geschlechtsorgane oder einer Blutkrankheit.

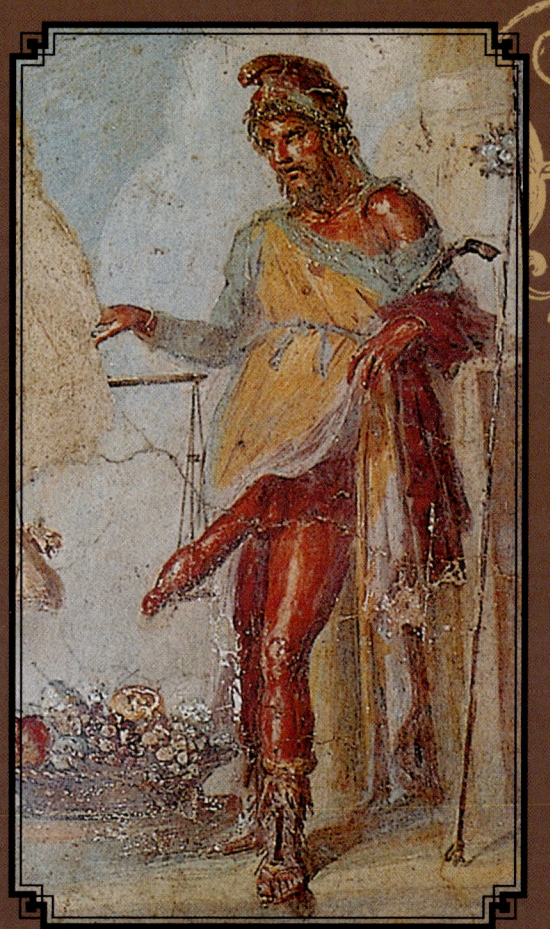

WUSSTEN SIE, DASS ...

das Wort Priapismus von Priapos abgeleitet wurde, dem Sohn der Aphrodite und des Dionysos? Er wird immer mit einem enorm großen Penis abgebildet und war zuständig für den Garten- und Weinbau, für Vieh- und Bienenzucht. Darum verehrte man Priapos als Fruchtbarkeitsgott und als Heiler von Impotenz. Seine Anhänger werden oft der Unzucht und Sittenlosigkeit bezichtigt (von unterdurchschnittlich bestückten Männern?).

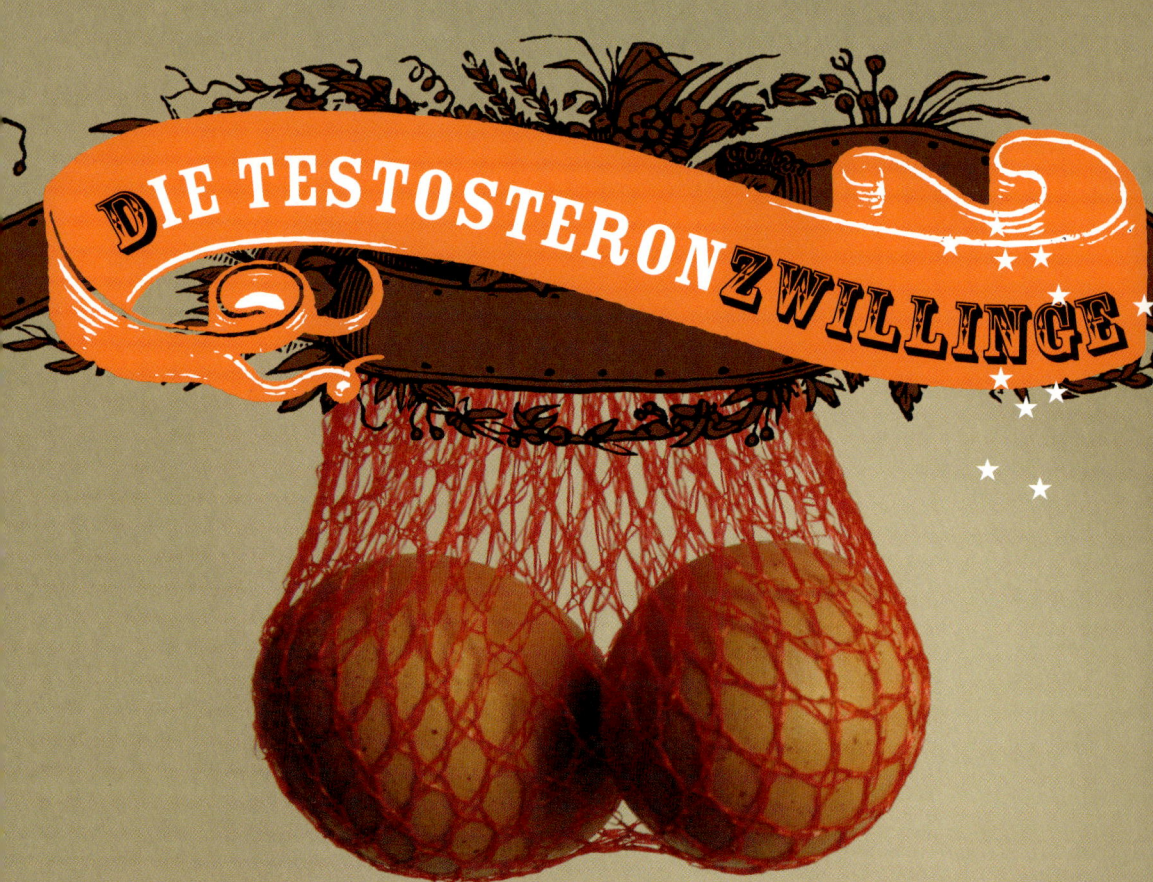

DIE TESTOSTERONZWILLINGE

DIE REGELN DES BALLSPIELS

Manche Frauen und Männer finden es schön, mit den Hoden zu spielen. Und manche gehen dabei sogar so weit, sie abzubinden. Dabei müssen die Regeln aber gut abgesprochen werden, denn es ist doch ein Unterschied, ob man einander sexuell stimuliert oder sich wehtut. Seien Sie grundsätzlich sehr vorsichtig mit seinen Hoden, denn sie sind reich an Blutgefäßen und Bindegewebe. Wenn Sie zu stark hineinkneifen oder ihn drehen, kann der Hoden oder Samenleiter verdreht werden. Ohne ärztliche Hilfe verursacht das ernsthafte Probleme, wie Blutvergiftung oder Absterben des Samenleiters. Wenn Sie seine Hoden abbinden, sind sie noch empfindlicher. Also, immer schön vorsichtig mit den Peitschen und Klammern!

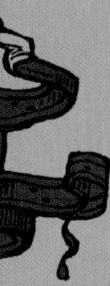

TECHNISCHE DATEN

Sie sind wichtig, sie sind empfindlich, und manchmal auch gefährlich: Jeder gesunde Mann wird mit zwei Hoden geboren. Damit Sie diese besonderen Zwillinge mit der richtigen Sorgfalt behandeln können, wollen wir Ihnen im Folgenden alle wichtigen Details und ein paar Kniffe verraten.

Durchschnittliche **LÄNGE UND BREITE**: 3,5 cm bzw. 2,5 cm
Durchschnittliches **GEWICHT**: 12,5 bis 25 g
Durchschnittliches **VOLUMEN**: 12 bis 18 ml
TEMPERATUR: 34 °C
AUFGETEILT in Unterteilungen, die sogenannten Lobuli: 250 pro Stück

WO MAN SIE FINDET

Bei Männern befinden sich die Hoden oder Testikel in seinem Skrotum oder Hodensack, einem losen Sack, der zwischen Penis und Anus hängt. Die Hoden sind aus einer Vielzahl von Unterabteilungen aufgebaut und beschäftigen sich mit der unausgesetzten Produktion von Sperma.
Für seine Fruchtbarkeit und die Produktion von Samenzellen ist es wichtig, dass die beiden außerhalb des Körpers hängen, weil dort die Temperatur niedriger ist als im Körperinneren. Die Produktion von Samenzellen muss bei 34 bis 35 °C erfolgen.

RANDVOLL MIT FRUCHTBARKEIT

Bei kaltem Wetter zieht sich das Skrotum zusammen, um die Hoden näher an den warmen Körper zu bringen. Bei heißem Wetter hängen sie sehr viel lockerer vom Körper weg und werden so von der zusätzlichen Wärmequelle ferngehalten. Und das alles, um die perfekte Temperatur für die Spermaproduktion zu erhalten.

TIEFERGELEGT

Männliche Embryos entwickeln Hoden aus dem Gewebe, das neben ihren Nieren liegt. Die Hoden senken sich kurz vor oder nach der Geburt ins Skrotum hinab. Wenn sie das nicht tun (oder nur einer von beiden), kann das später zu Fruchtbarkeitsstörungen führen, auch wenn das keinen Einfluss auf seine Potenz hat. Wenn die Absenkung bis zum zweiten Lebensjahr nicht spontan erfolgt ist (was als Kryptorchie bezeichnet wird), wird den kleinen Jungs medizinisch geholfen, um späteren Problemen vorzubeugen.

> Weltweit leiden angeblich 75 Männer an der Krankheit Polyorchie: Die meisten von ihnen haben drei Hoden, aber manche auch vier oder fünf.

> Ein Afrikaner mit Elefantitis (denken Sie an den Film *Der Elefantenmensch*) hat Hoden mit einem Durchmesser von 60 Zentimetern und einem Gewicht von 70 Kilo. Da ist für den Transport schon eine Schubkarre erforderlich.

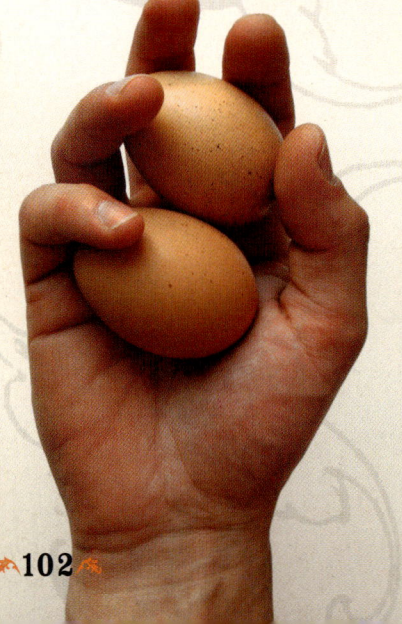
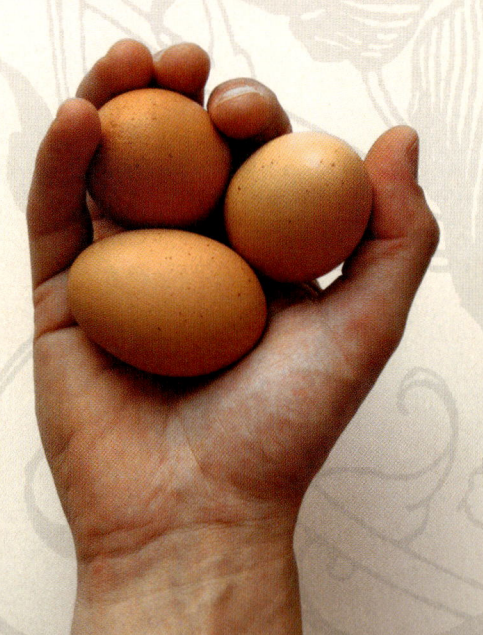

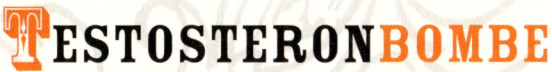ESTOSTERON**BOMBE**

Hoden stellen nicht nur Sperma her, sondern produzieren auch das wichtigste männliche Hormon: Testosteron. Über 90 % seines Testosteronvorrats wird hier hergestellt, bevor es in seinem Körper abgegeben wird. Die restlichen 10 % (seine Reserve sozusagen, falls er seine Hoden einbüßen sollte) kommen aus den Nebennieren.

Kein Mann ohne Testosteron, denken Sie, wenn Sie wissen, wofür dieses Hormon so verantwortlich ist: für das Wachstum seiner Geschlechtsteile in der Pubertät, für Stimmbruch, Bartwuchs, Wachstum von Knochen und Muskeln … und natürlich für seinen Sexualtrieb. Testosteron sorgt dafür, dass er Lust hat. Wenn es nur mäßig vorhanden ist, lässt sein Penis dann auch öfters mal den Kopf hängen (obwohl er durchaus sexuelle Fantasien hat).

Auch Frauen haben Testosteron, aber bei ihnen führt ein Zuviel zu Bartwuchs und tiefer Stimme. So verraten sich Sportlerinnen, die auf Hormondoping zurückgreifen, oftmals selbst!

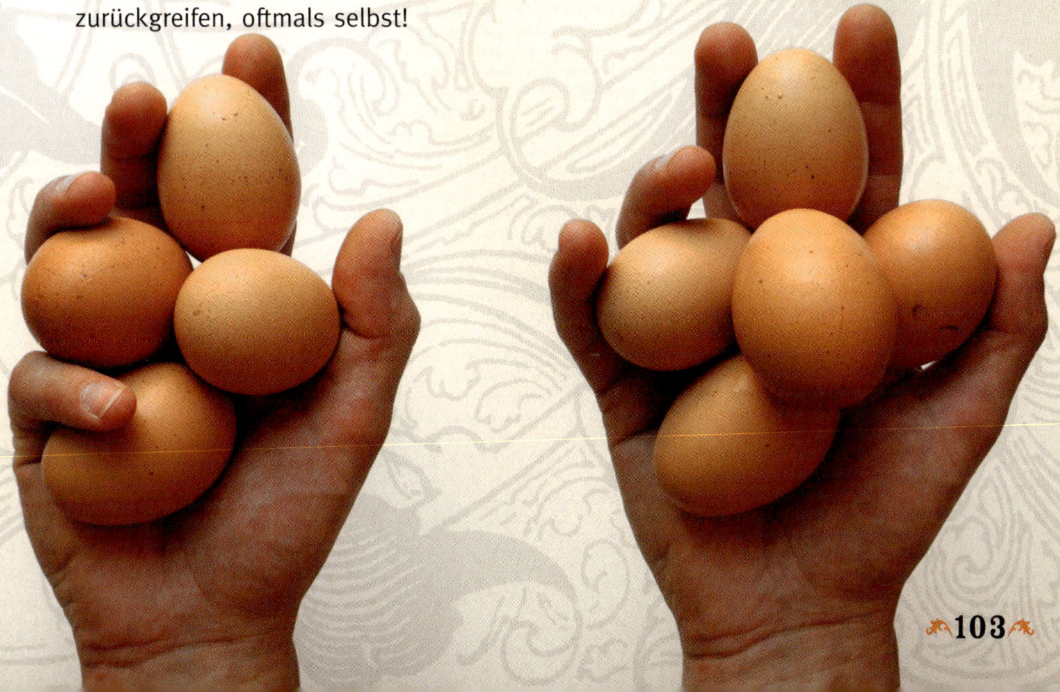

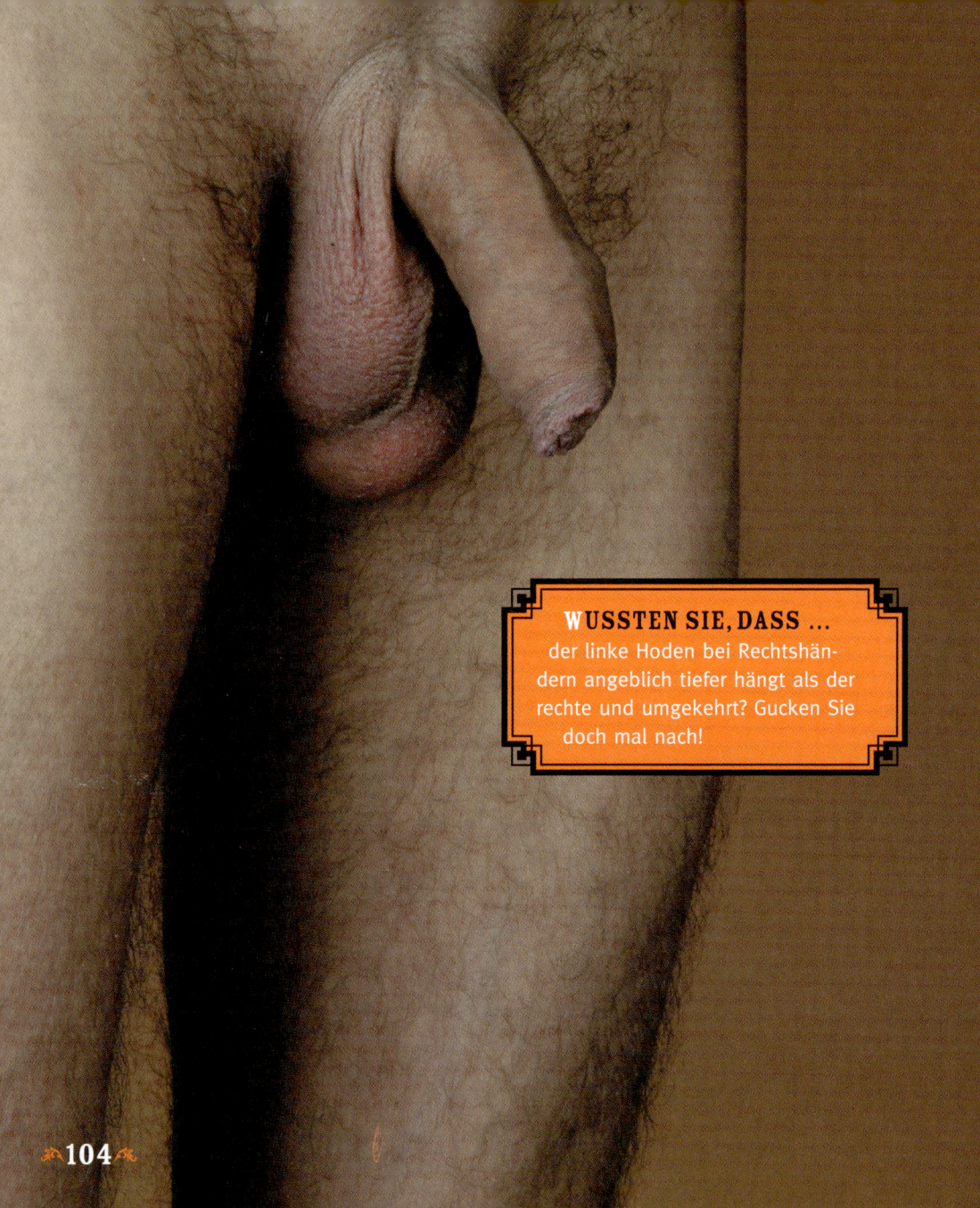

WUSSTEN SIE, DASS ...

der linke Hoden bei Rechtshän-
dern angeblich tiefer hängt als der
rechte und umgekehrt? Gucken Sie
doch mal nach!

WER IST DER GRÖSSTE?

Viele Männer machen sich Gedanken, wenn sie merken, dass ihre Hoden nicht gleich groß sind oder nicht auf gleicher Höhe hängen. Tatsächlich ist es aber eher selten, dass sie gleich groß sind und gleich hoch hängen. Aus Studien geht hervor, dass bei 85 % der Männer der linke Hoden etwas niedriger hängen und etwas dicker sein soll.

WUSSTEN SIE, DASS …

laut einer englischen Studie Männer mit großen Hoden 30 % öfter Sex haben und … auch öfter ihre Partnerinnen betrügen sollen? Biologen wenden jedoch ein, dass im Tierreich die Männchen mit den größten Eiern den kleinsten Verstand haben, weil ihre ganze Energie für den Unterhalt der Hoden draufgeht.

DER VERDREHTE HODEN

Ein normaler Hoden sitzt fest an der Basis des Hodensacks und kann sich auch bewegen, aber normalerweise kann er sich nicht drehen. Es kann jedoch (vor allem bei Teenagern) passieren, dass sich der Hoden um die eigene Achse dreht. So etwas nennt sich Torsion. Wenn das Ihrem Mann oder Freund passiert, dürfte es ihm sofort auffallen! Ein verdrehter Hoden verursacht nämlich heftige Schmerzen. Manchmal schwillt er auf, und Ihrem Liebsten kann übel und schwindlig werden. Sofortiges Handeln ist angesagt, sonst kann der Hoden durch die abgeschnürten Blutgefäße innerhalb weniger Stunden absterben. Gehen Sie also direkt ins Krankenhaus, denn nur ein schneller Eingriff kann seinen Hoden retten.

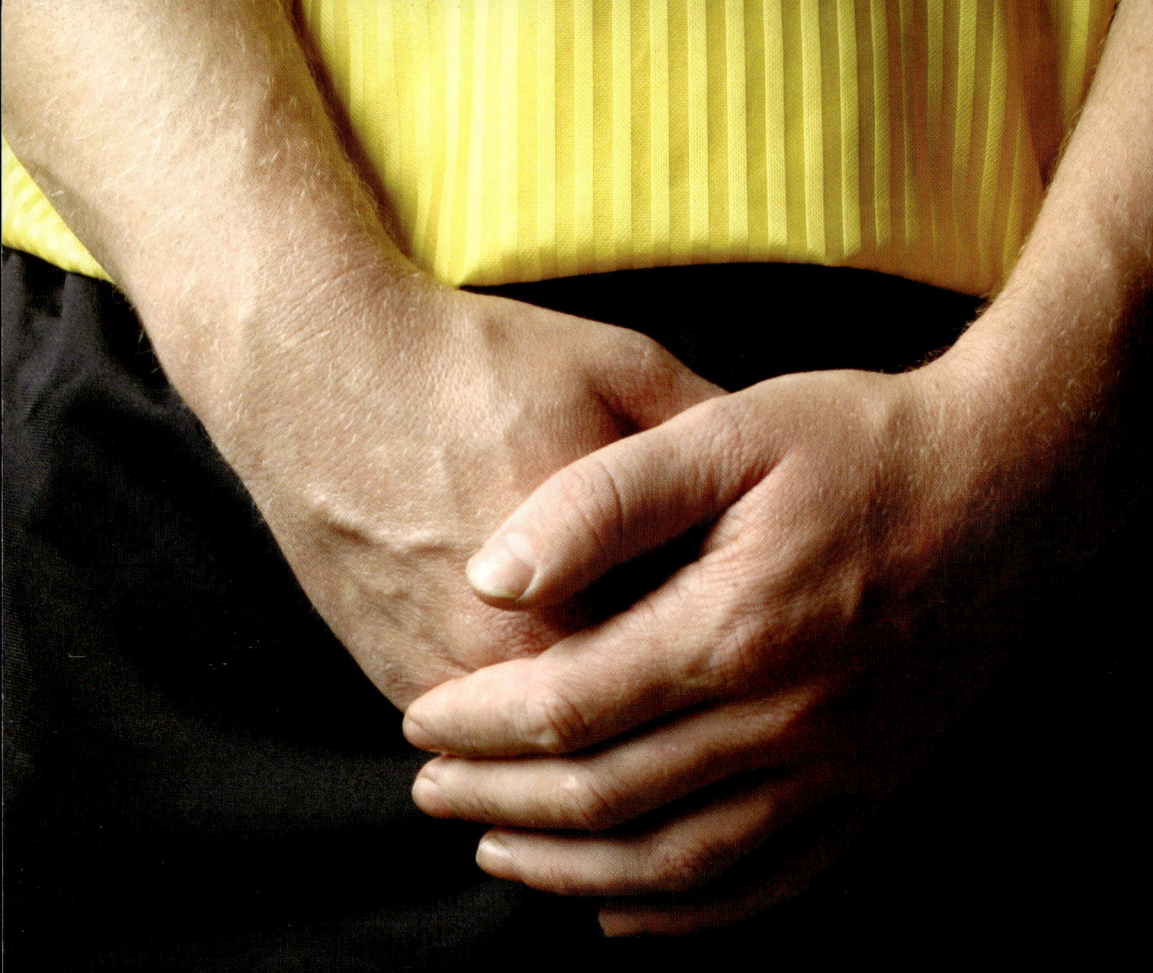

SCHUSSBEREIT

Wenn er kommt, geht das in den meisten Fällen mit einer Ejakulation einher. Seine Spermazellen werden in den Testikeln produziert und reifen wie ein guter Wein noch eine Weile in seinen Nebenhoden, bevor sie – vermischt mit Samenflüssigkeit – losstürmen. Den Orgasmus spürt er nicht nur in seinen Geschlechtsteilen, meistens hat er dabei ein angenehmes Gefühl im ganzen Körper. Anschließend können sein Penis und seine Hoden sehr empfindlich sein, also behandeln Sie sie behutsam.

WANDERNDE EIER

Neben dem nicht abgesenkten Hoden, der immer von einem Urologen behandelt werden muss, gibt es auch den Wanderhoden. Der hat sich zwar ins Skrotum abgesenkt, zieht sich aber ab und zu immer wieder in den Leistenkanal zurück, z.B. direkt nach dem Geschlechtsverkehr, bei extremer Kälte oder nach einem wohlgezielten Schlag. Ein unangenehmes Gefühl, aber nicht unbedingt behandlungsbedürftig.

KRAMPFADERN

Varizen oder Krampfadern auf den Hoden sind nicht ungefährlich. Vor allem in jungen Jahren kann es vorkommen, dass sich daraus Fruchtbarkeitsprobleme entwickeln. Auch erwachsene Männer können noch Krampfadern bekommen. Untersuchen Sie seinen Hodensack auf eventuelle wurmartige Schwellungen, während er sich vornüberbeugt.

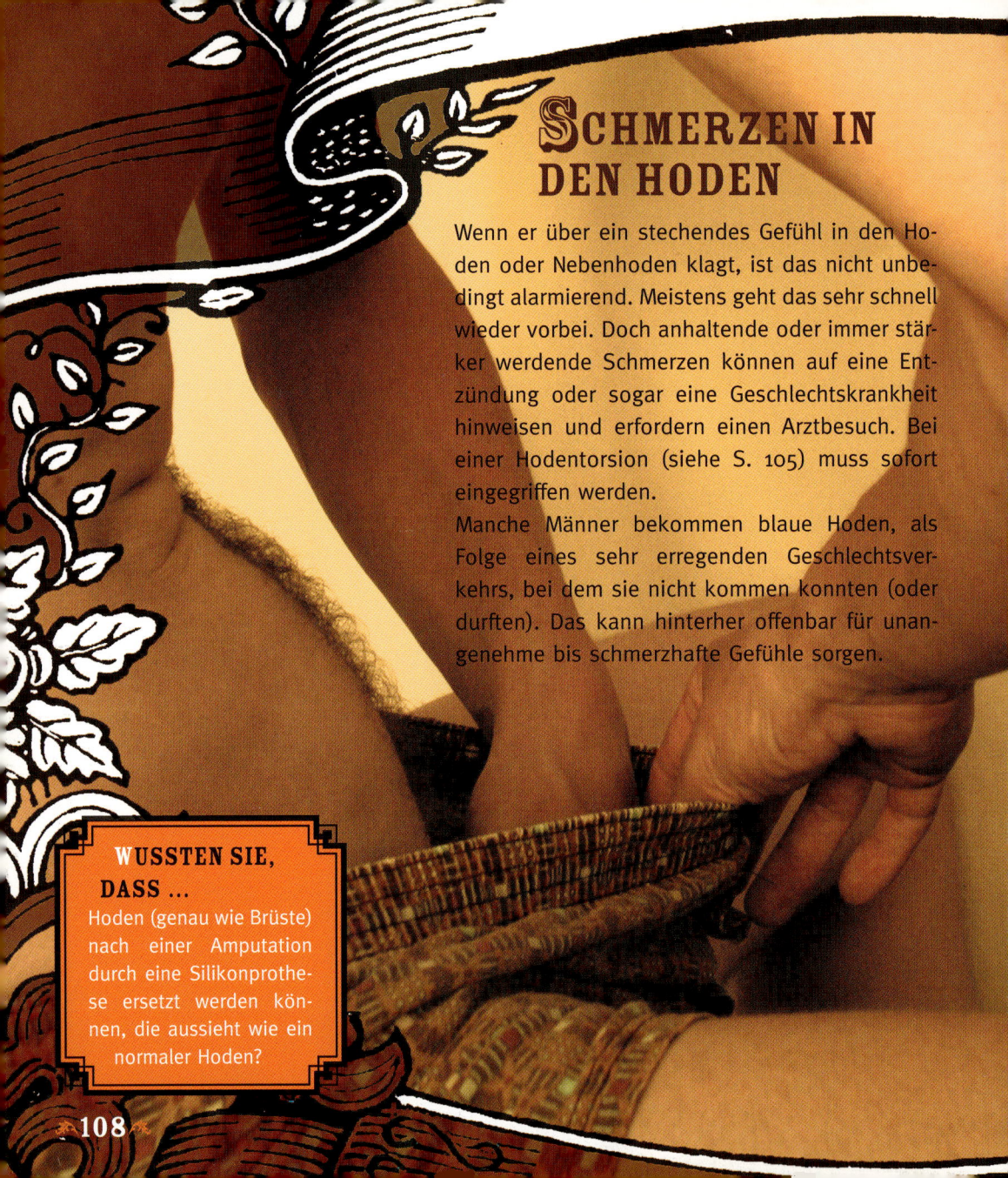

SCHMERZEN IN DEN HODEN

Wenn er über ein stechendes Gefühl in den Hoden oder Nebenhoden klagt, ist das nicht unbedingt alarmierend. Meistens geht das sehr schnell wieder vorbei. Doch anhaltende oder immer stärker werdende Schmerzen können auf eine Entzündung oder sogar eine Geschlechtskrankheit hinweisen und erfordern einen Arztbesuch. Bei einer Hodentorsion (siehe S. 105) muss sofort eingegriffen werden.

Manche Männer bekommen blaue Hoden, als Folge eines sehr erregenden Geschlechtsverkehrs, bei dem sie nicht kommen konnten (oder durften). Das kann hinterher offenbar für unangenehme bis schmerzhafte Gefühle sorgen.

WUSSTEN SIE, DASS ...

Hoden (genau wie Brüste) nach einer Amputation durch eine Silikonprothese ersetzt werden können, die aussieht wie ein normaler Hoden?

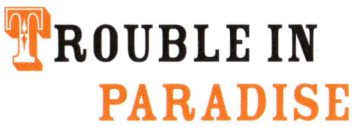

TROUBLE IN PARADISE

Hodenkrebs scheint in den letzten Jahren auf dem Vormarsch zu sein. Alarmierend ist dabei, dass er vor allem bei jungen Männern zwischen 15 und 35 auftritt. Genauso wie Frauen ihre Brüste regelmäßig untersuchen müssen, muss er auch bei seinen Hoden überprüfen, ob sich alles normal anfühlt. Ein gesunder Hoden fühlt sich durch die Haut ganz glatt an, ohne Unebenheiten oder Einkapselungen.

Es soll Hodenkrebs begünstigen, wenn einer oder beide Hoden sich nicht in den Hodensack abgesenkt haben. Der Hoden befindet sich dann nicht im Skrotum (außerhalb des Körpers), sondern in der Bauchhöhle, wo die Temperatur höher liegt. Das vergrößert angeblich die Wahrscheinlichkeit auf Krebs.

Auch Sie können einen Beitrag leisten, indem Sie auf folgende Dinge achten:

★ Er hat eine harte Stelle oder ein kleines, hartes Knötchen seitlich oder vorne am Hoden.
★ Seine Hoden fühlen sich härter an als normal.
★ Einer der Hoden hat sich vergrößert oder verkleinert.
★ Er klagt über ein dumpfes, schweres Gefühl in oder hinter dem Hodensack.
★ Er klagt über permanente, bohrende Schmerzen in Unterleib, Rücken oder Geschlechtsteilen.

> Vorsicht! Dies ist die gefährlichste Krankheit, die die Hoden befallen kann, und verursacht dabei am wenigsten Schmerzen und kaum Unbehagen. Auch wenn er keine Beschwerden hat, ist regelmäßige Untersuchung angezeigt!

Nehmen Sie sofort Kontakt zu einem Arzt auf. Es gibt gute Behandlungsmöglichkeiten, aber wie bei jedem Krebs können Sie viel Leid vermeiden, indem Sie den Arztbesuch nicht hinausschieben.

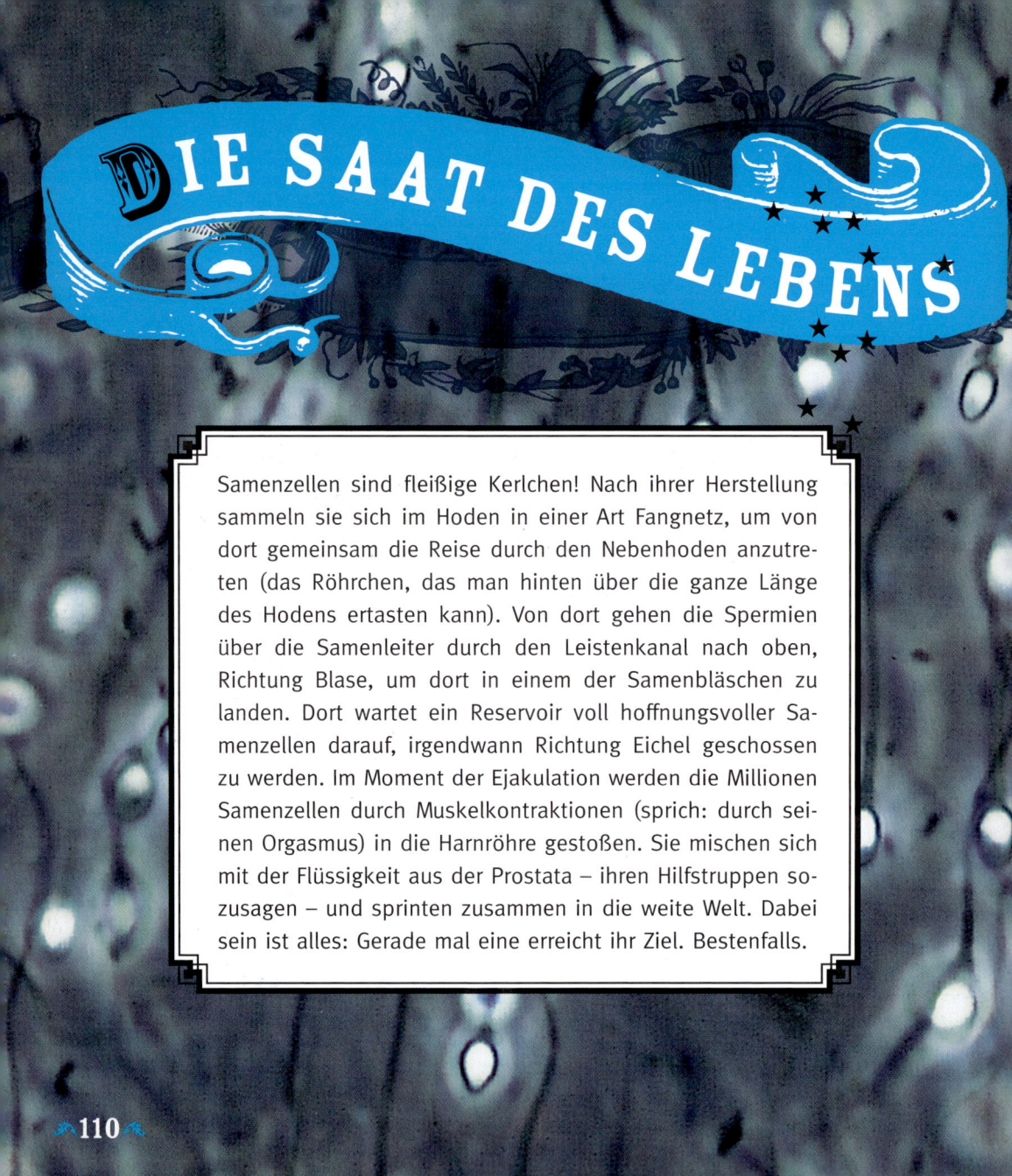

DIE SAAT DES LEBENS

Samenzellen sind fleißige Kerlchen! Nach ihrer Herstellung sammeln sie sich im Hoden in einer Art Fangnetz, um von dort gemeinsam die Reise durch den Nebenhoden anzutreten (das Röhrchen, das man hinten über die ganze Länge des Hodens ertasten kann). Von dort gehen die Spermien über die Samenleiter durch den Leistenkanal nach oben, Richtung Blase, um dort in einem der Samenbläschen zu landen. Dort wartet ein Reservoir voll hoffnungsvoller Samenzellen darauf, irgendwann Richtung Eichel geschossen zu werden. Im Moment der Ejakulation werden die Millionen Samenzellen durch Muskelkontraktionen (sprich: durch seinen Orgasmus) in die Harnröhre gestoßen. Sie mischen sich mit der Flüssigkeit aus der Prostata – ihren Hilfstruppen sozusagen – und sprinten zusammen in die weite Welt. Dabei sein ist alles: Gerade mal eine erreicht ihr Ziel. Bestenfalls.

TECHNISCHE DATEN

Durchschnittliche Spermienproduktion: 50.000 pro
Stunde / 72 Millionen pro Tag
Durchschnittliche Zahl der Samenzellen pro Ejakulation
bei einem gesunden Mann: 200 bis 500 Millionen
Durchschnittliche Zahl der Samenzellen pro Ejakulation
bei einem unfruchtbaren Mann: 50 Millionen
Zeit von der Bildung bis zur Reife: 84 Tage
Durchschnittliche Schwimmgeschwindigkeit: 20 cm
pro Stunde
Durchschnittliche Lebensdauer nach Erreichen der
Reife: ein Monat im Mann und zwei Tage in der Frau
Wichtigster Bestandteil: Fruktose
Kaloriengehalt: 5 kcal pro Teelöffel
Eiweißgehalt: 6 mg pro Teelöffel

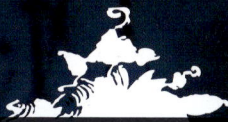

WUSSTEN SIE, DASS ...

die Cowper-Drüsen direkt neben den Schwellkörpern
sitzen? Wenn er eine Erektion bekommt, drücken die
Schwellkörper auf diese Drüsen und produzieren eine geringe Flüssigkeitsmenge, die zum einen die Harnröhre von
Urinresten säubert (und damit dafür sorgt, dass sein Sperma
nicht gleich in der Harnröhre abstirbt), zum anderen als Gleitmittel bei der Penetration dient.

JUNGE ODER MÄDCHEN?

Sein Sperma entscheidet über das Geschlecht des Kindes, das aus der befruchteten Eizelle entsteht. Es wird eifrig an Techniken gearbeitet (und auch dagegen protestiert), die Samenzellen nach Geschlecht zu sortieren, sodass Eltern wählen können, ob sie einen Jungen oder ein Mädchen wollen. Vor allem in Kulturen, in denen weibliche Säuglinge als „minderwertig" betrachtet werden, ist die Nachfrage nach so einer Geschlechtsbestimmung groß – aber auch bei Eltern, die nach fünf Söhnen gerne eine Tochter hätten. Ethikern graust es vor solchen unnötigen Manipulationen der Natur. Andererseits könnte man durch vorsortierte Spermazellen auch schwere Erbkrankheiten vermeiden, die nur durch Männer bzw. nur durch Frauen weitergegeben werden. Es geht also nicht nur um die bloße Wahl des Geschlechts – diese Diskussion ist viel komplizierter.

DIE SPERMIENQUALITÄT VERBESSERN

Dass die Qualität seines Spermas rasend schnell sinkt, ist kein Mythos. Männer müssen im 21. Jahrhundert so einiges an Fruchtbarkeit einbüßen. Wenn Sie ihm helfen wollen, die Menschheit zu retten, können Sie ihn dem Super-Sperma-Plan unterziehen:

★ Zwingen Sie ihn, den **BERUF** zu wechseln, wenn er den ganzen Tag sitzt oder in einer viel zu warmen Umgebung arbeiten muss: Bei LKW-Fahrern, Taxifahrern, Arbeitern an Hochöfen, Köchen und Pommesbudenbetreibern werden die Hoden ständig eingeklemmt bzw. haben es viel zu warm.
★ Vermeiden Sie warme Orte und fahren Sie im Urlaub lieber öfters **IN DEN HOHEN NORDEN**: Kühleres Wetter stimuliert die Spermienproduktion.
★ **DENKEN SIE GRÜN**! Nehmen Sie Rücksicht auf die Umwelt, indem Sie weniger zur Verschmutzung beitragen, suchen Sie sich ein Zuhause weit weg von Industrieanlagen und sorgen Sie für gesunde Ernährung.

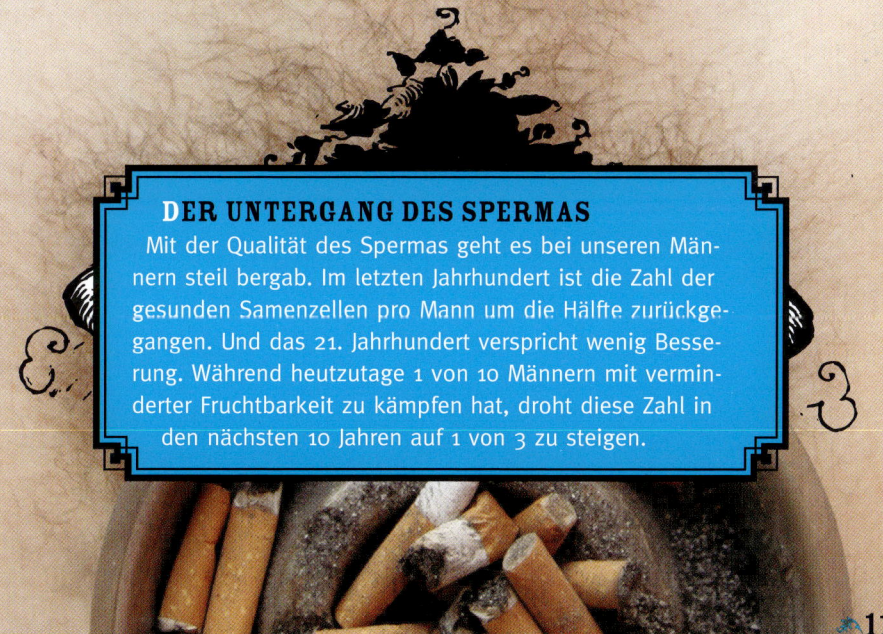

★ Zwingen Sie ihn, mit dem **RAUCHEN AUFZUHÖREN**: (Zigaretten, Zigarren, Pfeifen und Joints). Rauchen sorgt nicht nur für eine minderwertige Spermienqualität, es macht ihn auch noch doppelt so häufig impotent. Je öfter er sich eine ansteckt, umso seltener kriegt er zuverlässig einen hoch.

★ Treiben Sie zusammen **SPORT**: Sportliche Männer haben gesünderes Sperma und einen stärkeren Sextrieb.

★ **SCHLAFEN SIE REGELMÄSSIG MITEINANDER**, aber legen Sie ab und zu ein paar Tage Enthaltsamkeit ein, damit er wieder einen Vorrat anlegen kann. Und denken Sie daran, dass es gesünder ist, öfter miteinander zu schlafen als selten bis gar nicht.

★ Lassen Sie ihn **MASTURBIEREN**: Männer, die nicht masturbieren (dürfen), bekommen schneller Krankheiten an ihren besten Teilen.

DER UNTERGANG DES SPERMAS

Mit der Qualität des Spermas geht es bei unseren Männern steil bergab. Im letzten Jahrhundert ist die Zahl der gesunden Samenzellen pro Mann um die Hälfte zurückgegangen. Und das 21. Jahrhundert verspricht wenig Besserung. Während heutzutage 1 von 10 Männern mit verminderter Fruchtbarkeit zu kämpfen hat, droht diese Zahl in den nächsten 10 Jahren auf 1 von 3 zu steigen.

HEUTE ABEND NICHT, SCHATZ, ICH BIN ALLERGISCH!

Traurig, aber wahr: Manche Frauen sind allergisch auf Sperma und produzieren daher Antikörper, sodass eine Schwangerschaft meist ausbleibt. Da die Antikörper die Beweglichkeit der Spermien mindern, versuchen es betroffene Paare oft mit einer Insemination oder anderen Methoden künstlicher Befruchtung, um doch noch ein Kind zu bekommen.

Auch Männer können Antikörper gegen ihr eigenes Sperma entwickeln, meistens nach einer Vasektomie, einer Hodentorsion, Infektion oder anderen Verletzung. Frauen sind sich dieser Allergie meistens gar nicht bewusst – oder sie gehen fälschlicherweise davon aus, dass der Juckreiz nach dem Geschlechtsverkehr auf eine Allergie hinweist, während es sich meist einfach um eine Pilzinfektion handelt.

Ganz außergewöhnlich sind die Frauen, die auf die Samenflüssigkeit allergisch sind. Sie können nach dem Geschlechtsverkehr einen (manchmal lebensbedrohlichen) Schock erleiden und müssen grundsätzlich ein Kondom benutzen.

ALTES SPERMA

Die Samenbläschen enthalten nährende Substanzen, um die wartenden Spermatozoen lebendig und fit zu halten. Es werden jedoch permanent frische Samenzellen nachgeliefert und die alten freundlich, aber resolut über die Blase entfernt. Der Mann scheidet sie einfach beim Wasserlassen aus. Auch wenn ein Mann eine ganze Weile keine Ejakulation hatte, wird der Vorrat also immer mit frisch produzierten Samenzellen ergänzt. Natürlich ist es für die Fruchtbarkeit besser, wenn der Vorrat ab und zu komplett aufgebraucht und erneuert werden muss. (Alle drei Tage soll die optimale Zeitspanne sein.)

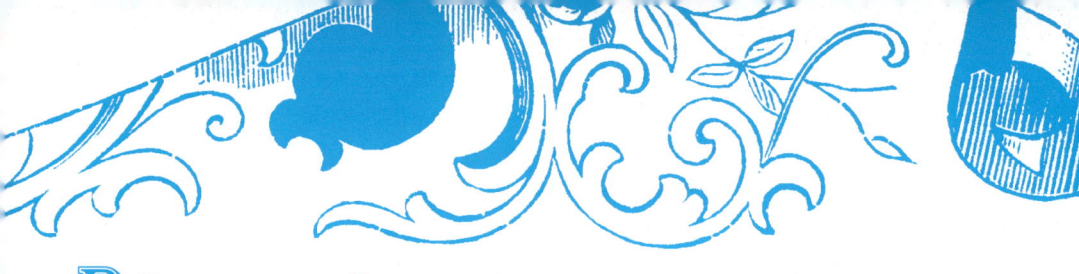

DÜNN GESÄT?

Manchmal glaubt er, dass sein Sperma das reinste Bombengeschwader von Samenzellen enthält, dabei besteht es zu 95 % aus Samenflüssigkeit und gerade mal 5 % Samenzellen. Die Prostata produziert diese Flüssigkeit, die nicht nur aus Wasser besteht, sondern auch Enzyme und Nährstoffe enthält, die für Sperma bzw. Befruchtung wichtig sind. Samenzellen brauchen nämlich Nahrung und Schutz, wenn sie das Rennen zur Eizelle antreten. In den Samenbläschen wird ein Extravorrat Samenflüssigkeit gespeichert, und wenn der Mann kommt, werden Prostata und Samenbläschen zusammengedrückt, sodass sich die Flüssigkeit mit den Spermien vermischt. Erst dieser Mix ergibt echtes Sperma.

Die Prostata ist also dafür zuständig, diese Flüssigkeit zu produzieren, sie mit den Samenzellen zu vermischen und seine Ejakulation anzuregen.

PROSTATAPROBLEME

Meistens beginnen die Probleme schon bei den Männern ab 40. Wenn bei der Ejakulation nicht die ganze Samenflüssigkeit ausgestoßen wird, können Entzündungen oder sogar chronische Prostatitis die Folge sein, durch die sich auch Narben bilden können.

Eine vergrößerte Prostata ist an und für sich noch kein Drama, wenn er noch immer eine Erektion bekommen kann. Und eine Entfernung der Prostata ist auch keine Katastrophe. Ein Mann kann auch ohne Samenflüssigkeit noch einen Orgasmus haben.

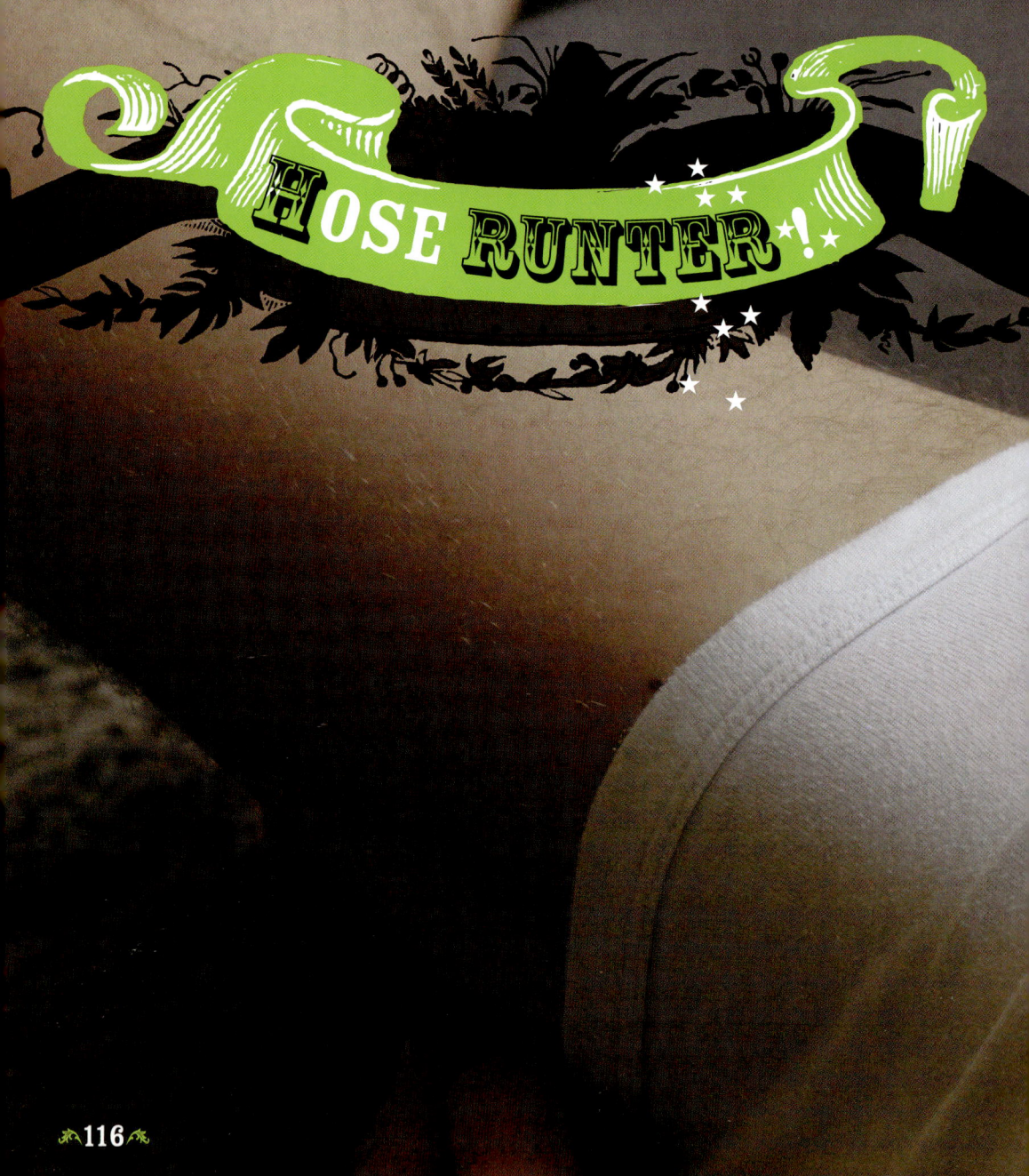

HOSE RUNTER!

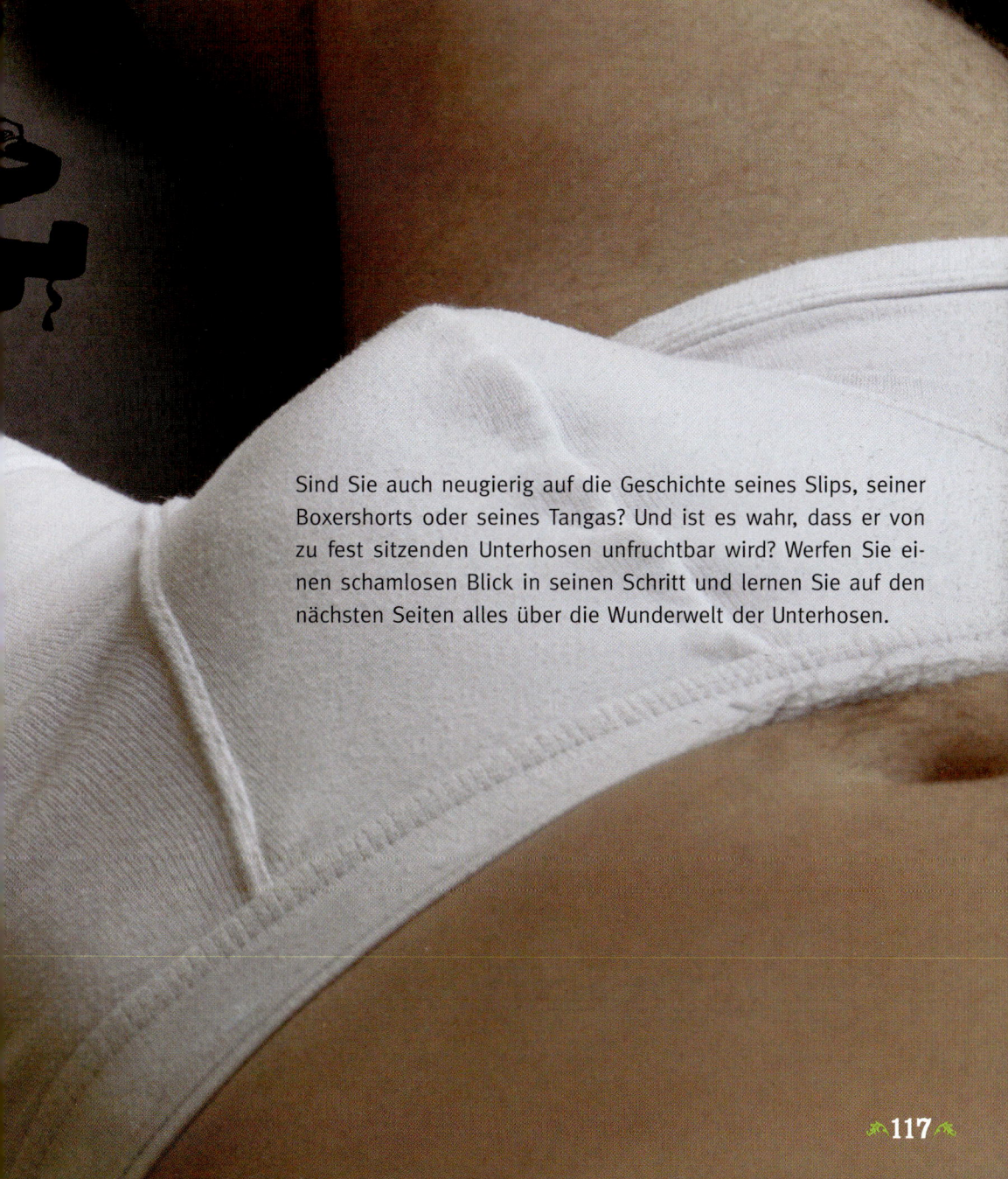

Sind Sie auch neugierig auf die Geschichte seines Slips, seiner Boxershorts oder seines Tangas? Und ist es wahr, dass er von zu fest sitzenden Unterhosen unfruchtbar wird? Werfen Sie einen schamlosen Blick in seinen Schritt und lernen Sie auf den nächsten Seiten alles über die Wunderwelt der Unterhosen.

FRÜHER WAR ALLES BESSER

Warum tragen Männer schon seit Jahrhunderten Unterwäsche? Da der Mann seine edlen und empfindlichen Teile außen am Körper trägt, war das auch die erste Körperstelle, die er vor Kälte, Insekten, Verletzungen und Krankheiten schützen wollte.

Der Lendenschurz ist wahrscheinlich die älteste Form von Unterwäsche.

Im Mittelalter trugen die Männer eine große, lose sitzende Unterhose, die sie um die Taille und an den Waden festknöpften und -banden. Ab der Renaissance wurden die Unterhosen enger und waren im Schritt offen. Da die Wämser gleichzeitig immer kürzer wurden, bestand die Gefahr, dass man freien Blick auf seinen Penis bekam. Also wurde die Schamkapsel eingeführt, eine Art Klappe oder Beutel, der vorne an seiner Hose befestigt wurde, um die Blöße zu bedecken (wie auf dieser Abbildung eines Gemäldes von Karl IV.).

Zur Zeit der industriellen Revolution trugen die Männer eine Art Bodysuit, der von Handgelenk bis Fußknöchel alles bedeckte. Neben einer Klappe an der Vorderseite gab es auch hinten eine, für das kleine bzw. große Geschäft.

In den 30er-Jahren des 20. Jahrhunderts wurden lange Unterhosen durch Boxershorts und kurze Hosen ersetzt, mit der Neuerung des elastischen Gummizugs in der Taille.

Heute findet man Unterhosen in allen Formen, Farben, Mustern und Materialien. Mit einem hohen oder tiefen Bund, engen oder losen Hosenbeinen, in Neonrosa oder mit Kaninchenmotiven ... Und da Herrenunterwäsche *big business* ist, werden immer öfter Sportler oder Schauspieler angeworben, um in ihrer ganzen Pracht die neuesten Trends vorzuführen.

WUSSTEN SIE, DASS ...

es in manchen amerikanischen Gefängnissen Pflicht ist, Unterwäsche in auffallenden Farben zu tragen? Manche Gefangenen ziehen bei der Flucht nämlich ihre Häftlingskleidung aus, fallen jedoch durch den unverkennbar grellen Slip auf. Na, wahrscheinlich würden sie genauso verhaftet werden, wenn sie nackt türmen würden.

FREIHEIT FÜR DIE EIER!

Going commando bedeutet, dass er keine Unterwäsche trägt. So sollen Soldaten im Einsatz oft die Unterwäsche weglassen, weil ihre besten Teile so besser belüftet werden und sie sich nicht immer um frische Wäsche kümmern müssen. Auch Radrennfahrer ziehen es vor, keine Unterwäsche unter ihrem Rennanzug zu tragen. Doch auch im ganz normalen Leben gibt es Menschen, die lieber keinen Slip unter den Kleidern anziehen. Bei Männern nennt man das meistens *freeballing*, während Frauen *freebuffing* betreiben, wenn sie ihren Slip weglassen. Der Trend zeigt, dass Unterwäsche in unserer superhygienischen Zeit nicht mehr zur Krankheitsabwehr nötig ist. Außerdem finden manche es sehr erregend, ohne Slip durch die Welt zu gehen und ihren Partner mit einer Kleidungsschicht weniger zu überraschen. Bei einem Quickie hat man jedenfalls schon mal ein Problem weniger.

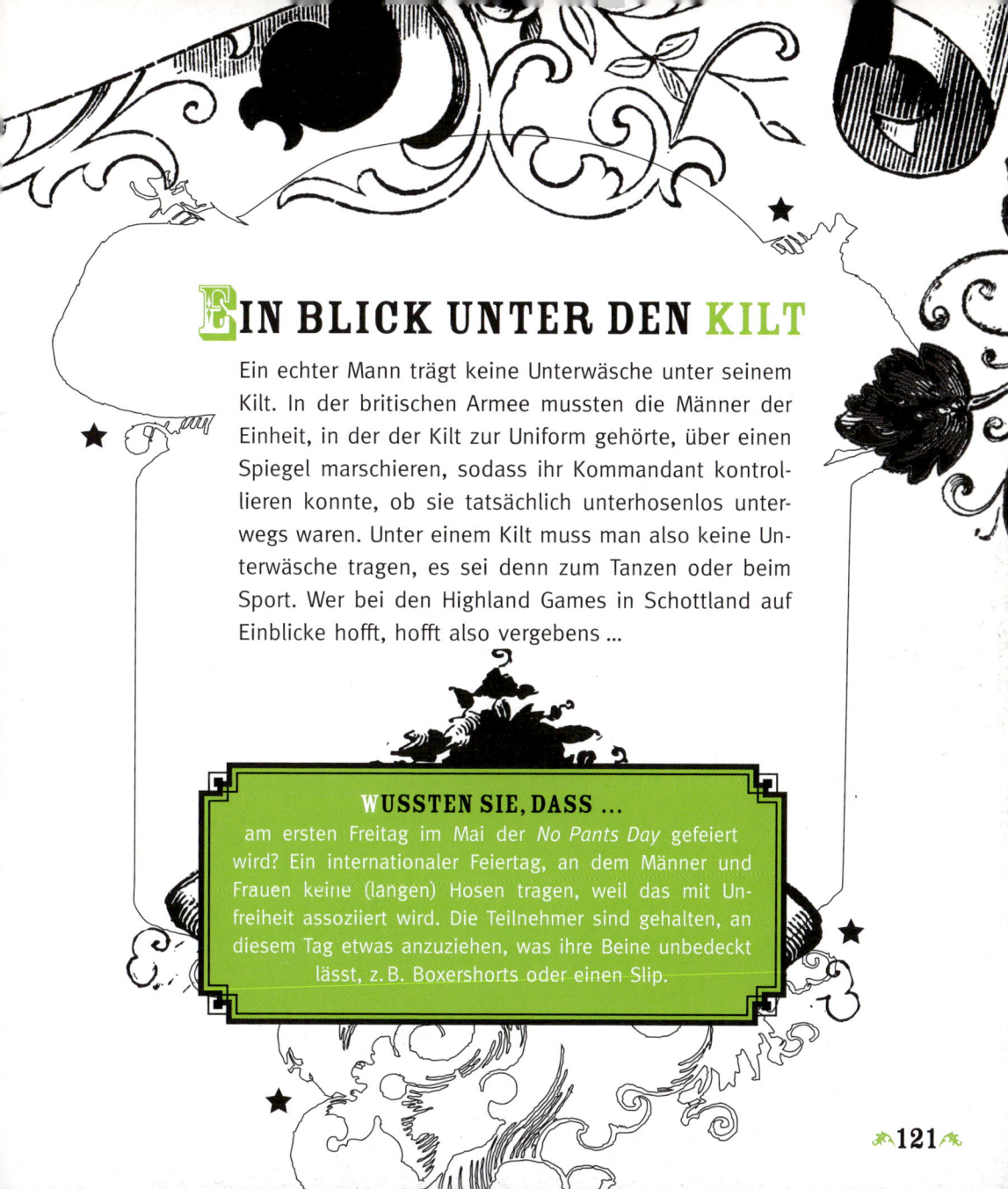

EIN BLICK UNTER DEN KILT

Ein echter Mann trägt keine Unterwäsche unter seinem Kilt. In der britischen Armee mussten die Männer der Einheit, in der der Kilt zur Uniform gehörte, über einen Spiegel marschieren, sodass ihr Kommandant kontrollieren konnte, ob sie tatsächlich unterhosenlos unterwegs waren. Unter einem Kilt muss man also keine Unterwäsche tragen, es sei denn zum Tanzen oder beim Sport. Wer bei den Highland Games in Schottland auf Einblicke hofft, hofft also vergebens …

WUSSTEN SIE, DASS …

am ersten Freitag im Mai der *No Pants Day* gefeiert wird? Ein internationaler Feiertag, an dem Männer und Frauen keine (langen) Hosen tragen, weil das mit Unfreiheit assoziiert wird. Die Teilnehmer sind gehalten, an diesem Tag etwas anzuziehen, was ihre Beine unbedeckt lässt, z. B. Boxershorts oder einen Slip.

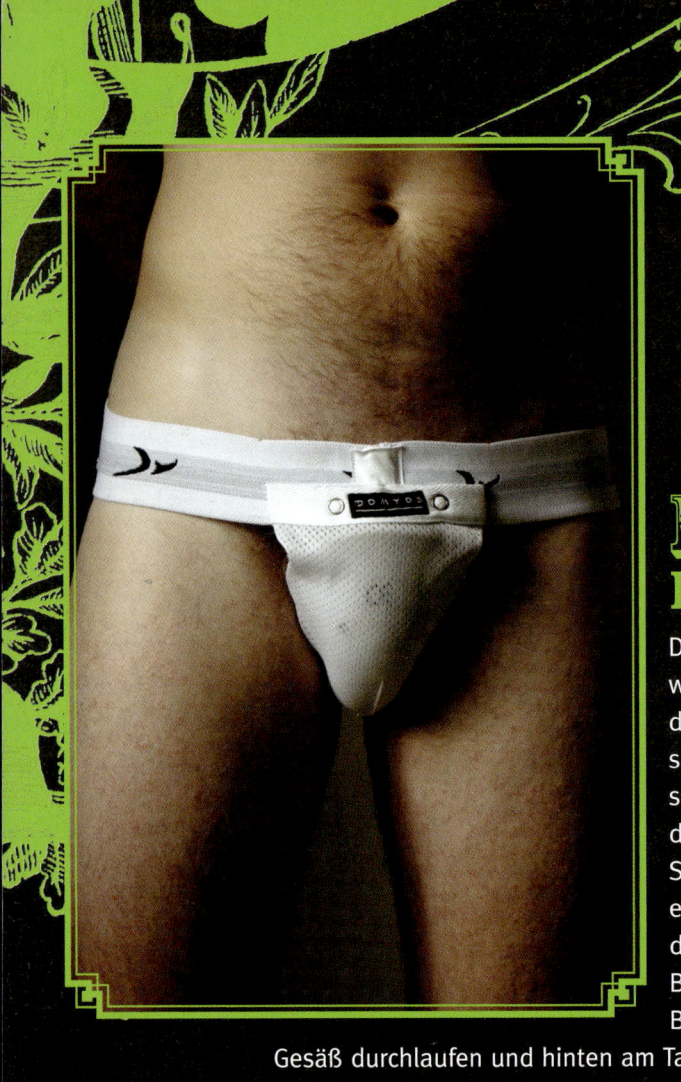

HELM-
PFLICHT

Das Suspensorium *(jockstrap)* ist sowohl eine Art Unterwäsche als auch der Einsatz, der die männlichen Geschlechtsteile beim Sport schützen soll. Manche tragen diese stützenden Slips jeden Tag.

So ein Suspensorium besteht aus einem breiten, elastischen Band um die Taille, mit einem Beutel und zwei Bändern, die von der Basis dieses Beutels nach hinten unter seinem Gesäß durchlaufen und hinten am Taillenband befestigt werden. In dem Beutel steckt manchmal noch eine Tasche, in die der Tiefschutz, eine weiche oder harte Schale gesteckt wird (je nach Sportart), um die Testikel vor Verletzungen zu schützen.

Es gibt auch Penisschützer ohne Beutel, wobei die Schale direkt am Tail-

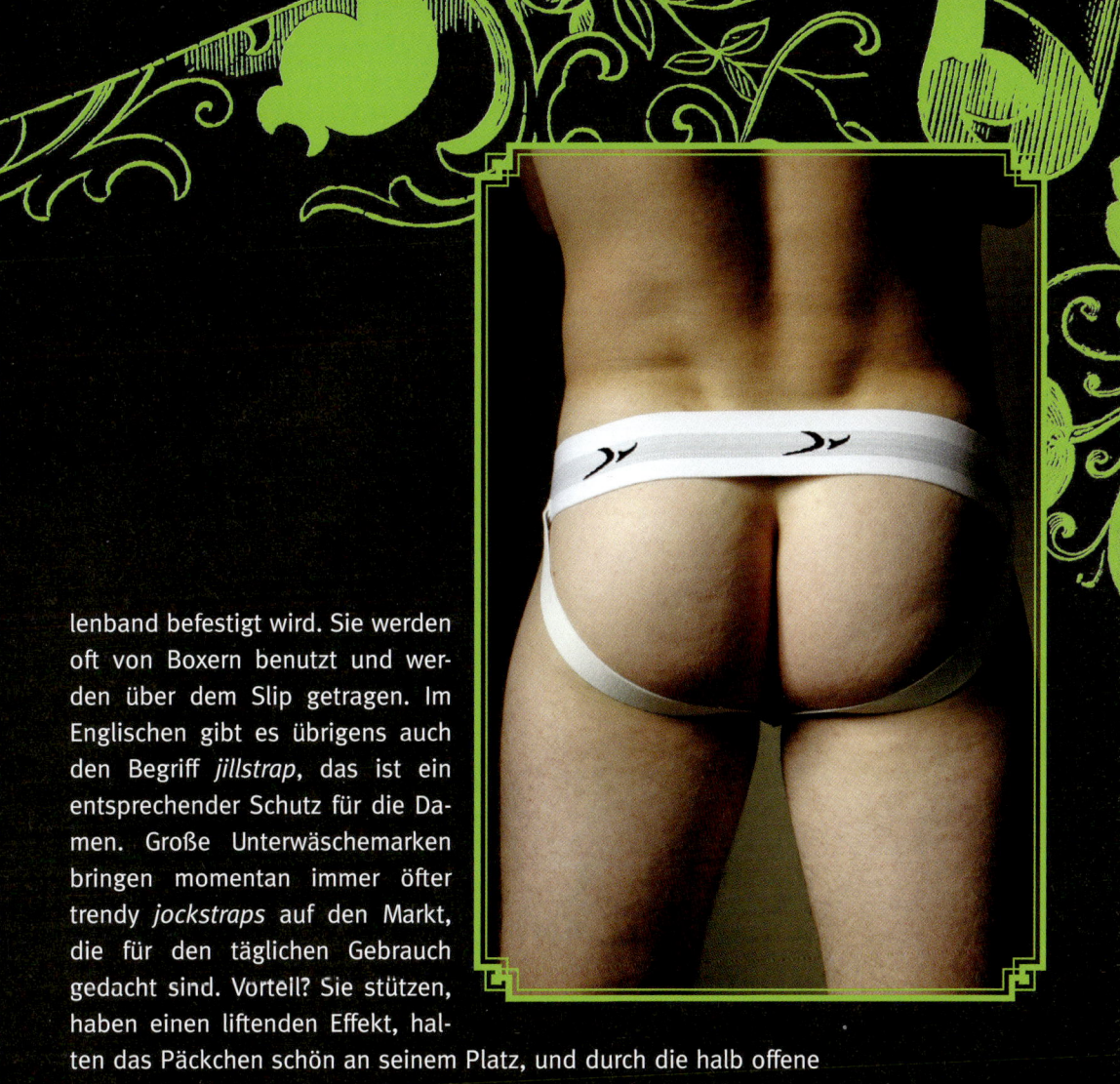

lenband befestigt wird. Sie werden oft von Boxern benutzt und werden über dem Slip getragen. Im Englischen gibt es übrigens auch den Begriff *jillstrap*, das ist ein entsprechender Schutz für die Damen. Große Unterwäschemarken bringen momentan immer öfter trendy *jockstraps* auf den Markt, die für den täglichen Gebrauch gedacht sind. Vorteil? Sie stützen, haben einen liftenden Effekt, halten das Päckchen schön an seinem Platz, und durch die halb offene Hinterseite sind sie obendrein auch noch ein bisschen kühler.

Männer, die es gern sexy haben, haben die Wahl zwischen *jockstraps* aus Leder, Samt, Seide und durchsichtigen Materialien ...

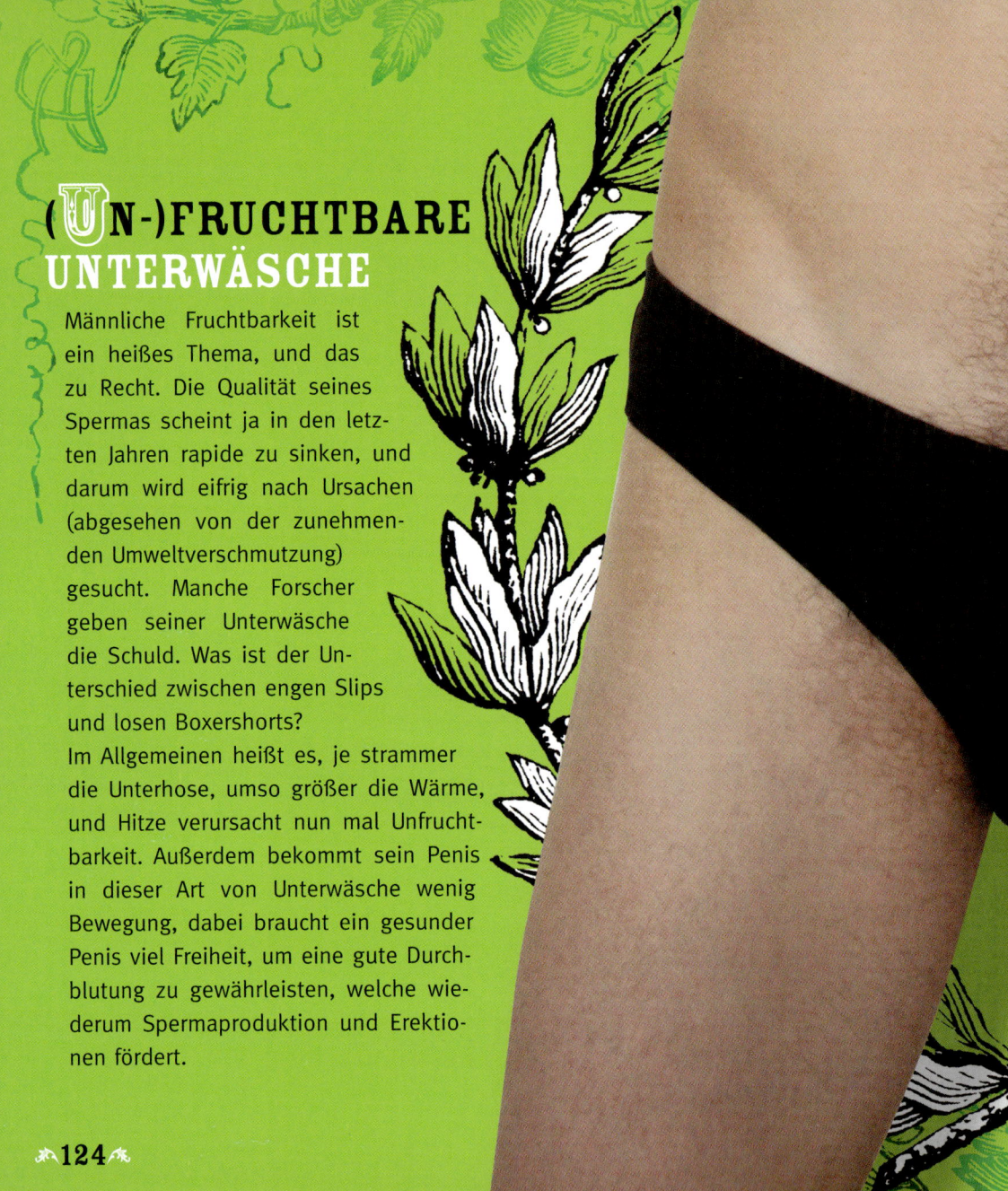

(UN-)FRUCHTBARE
UNTERWÄSCHE

Männliche Fruchtbarkeit ist ein heißes Thema, und das zu Recht. Die Qualität seines Spermas scheint ja in den letzten Jahren rapide zu sinken, und darum wird eifrig nach Ursachen (abgesehen von der zunehmenden Umweltverschmutzung) gesucht. Manche Forscher geben seiner Unterwäsche die Schuld. Was ist der Unterschied zwischen engen Slips und losen Boxershorts?

Im Allgemeinen heißt es, je strammer die Unterhose, umso größer die Wärme, und Hitze verursacht nun mal Unfruchtbarkeit. Außerdem bekommt sein Penis in dieser Art von Unterwäsche wenig Bewegung, dabei braucht ein gesunder Penis viel Freiheit, um eine gute Durchblutung zu gewährleisten, welche wiederum Spermaproduktion und Erektionen fördert.

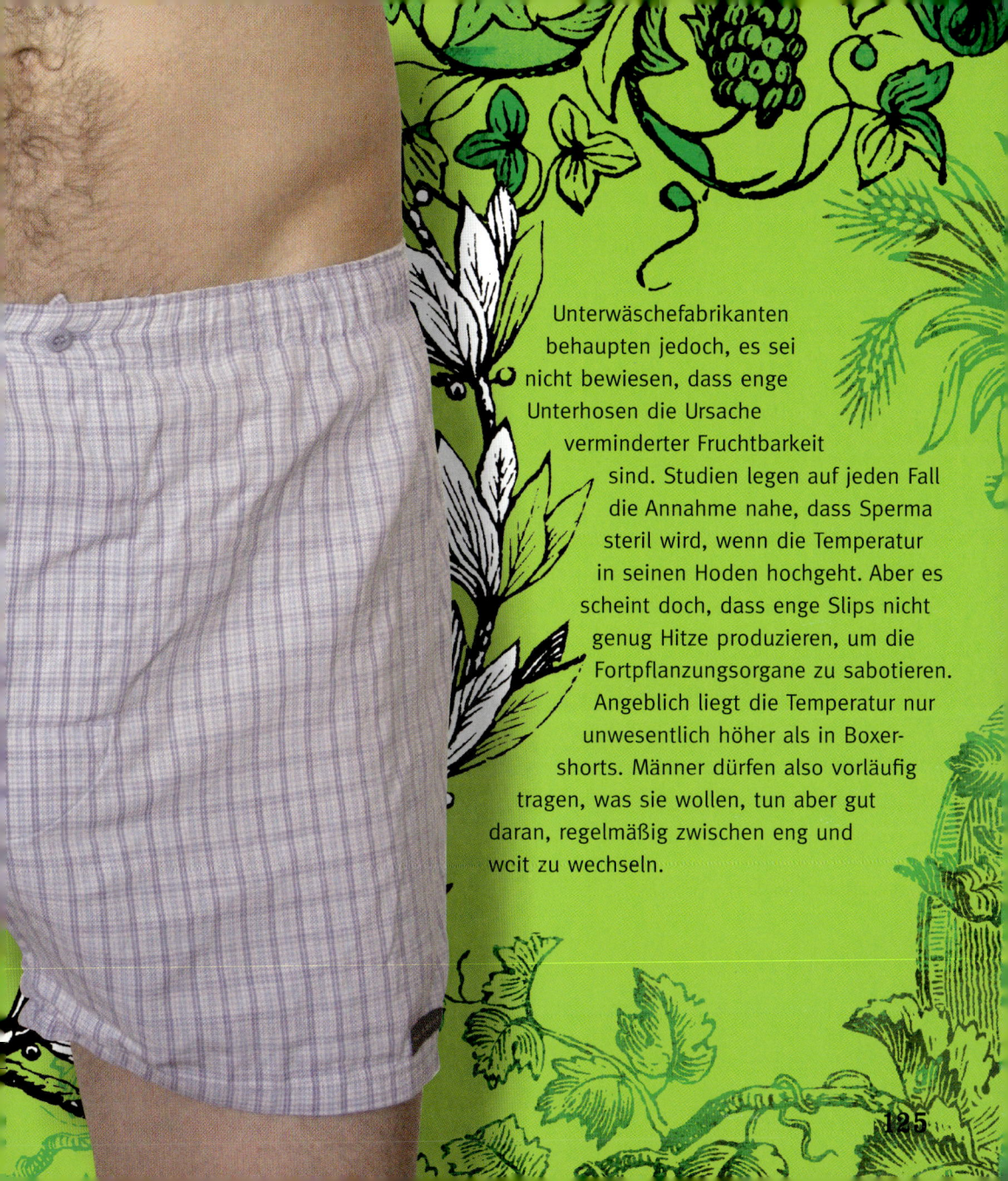

Unterwäschefabrikanten behaupten jedoch, es sei nicht bewiesen, dass enge Unterhosen die Ursache verminderter Fruchtbarkeit sind. Studien legen auf jeden Fall die Annahme nahe, dass Sperma steril wird, wenn die Temperatur in seinen Hoden hochgeht. Aber es scheint doch, dass enge Slips nicht genug Hitze produzieren, um die Fortpflanzungsorgane zu sabotieren. Angeblich liegt die Temperatur nur unwesentlich höher als in Boxer-shorts. Männer dürfen also vorläufig tragen, was sie wollen, tun aber gut daran, regelmäßig zwischen eng und weit zu wechseln.

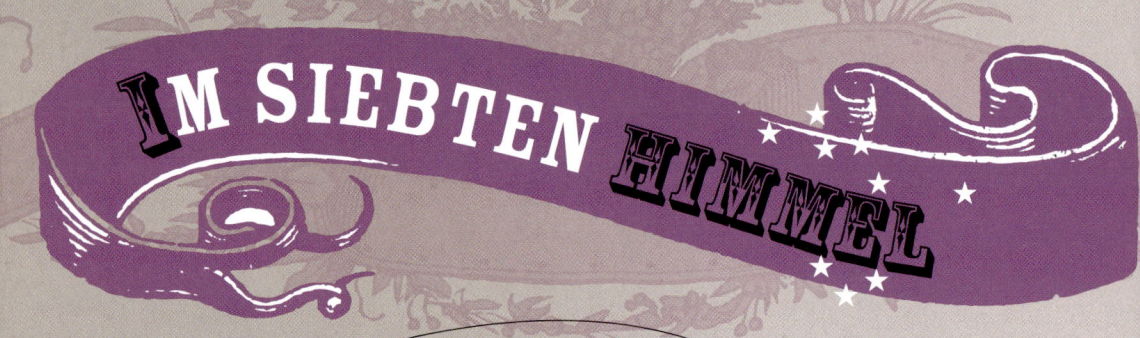

IM SIEBTEN HIMMEL

Es gibt wenig, was Frauen mehr fasziniert als ein Mann, der seinen Orgasmus hat. Was denkt er in dem Moment? Denkt er an Sie, an Pamela Anderson oder ein ganzes Regiment Funkenmariechen? Könnten Sie sich währenddessen die Nägel lackieren, ohne dass er es merkt? Schreit er, weil es wehtut? Und was fühlt er direkt nach dem Orgasmus? Kurz und gut: ein sprudelndes Kapitel über seinen kleinen Tod.

Durchschnittliche Anzahl der Erektionen in einem Männerleben:
7200
Durchschnittliche Anzahl der Ejakulationen durch Masturbation:
2000
Multipliziert mit 200 Millionen Samenzellen pro Ejakulation:
1.440.000.000.000 (lies: 1,44 Billionen) in seinem ganzen Leben.
Und so eine waren Sie auch mal.

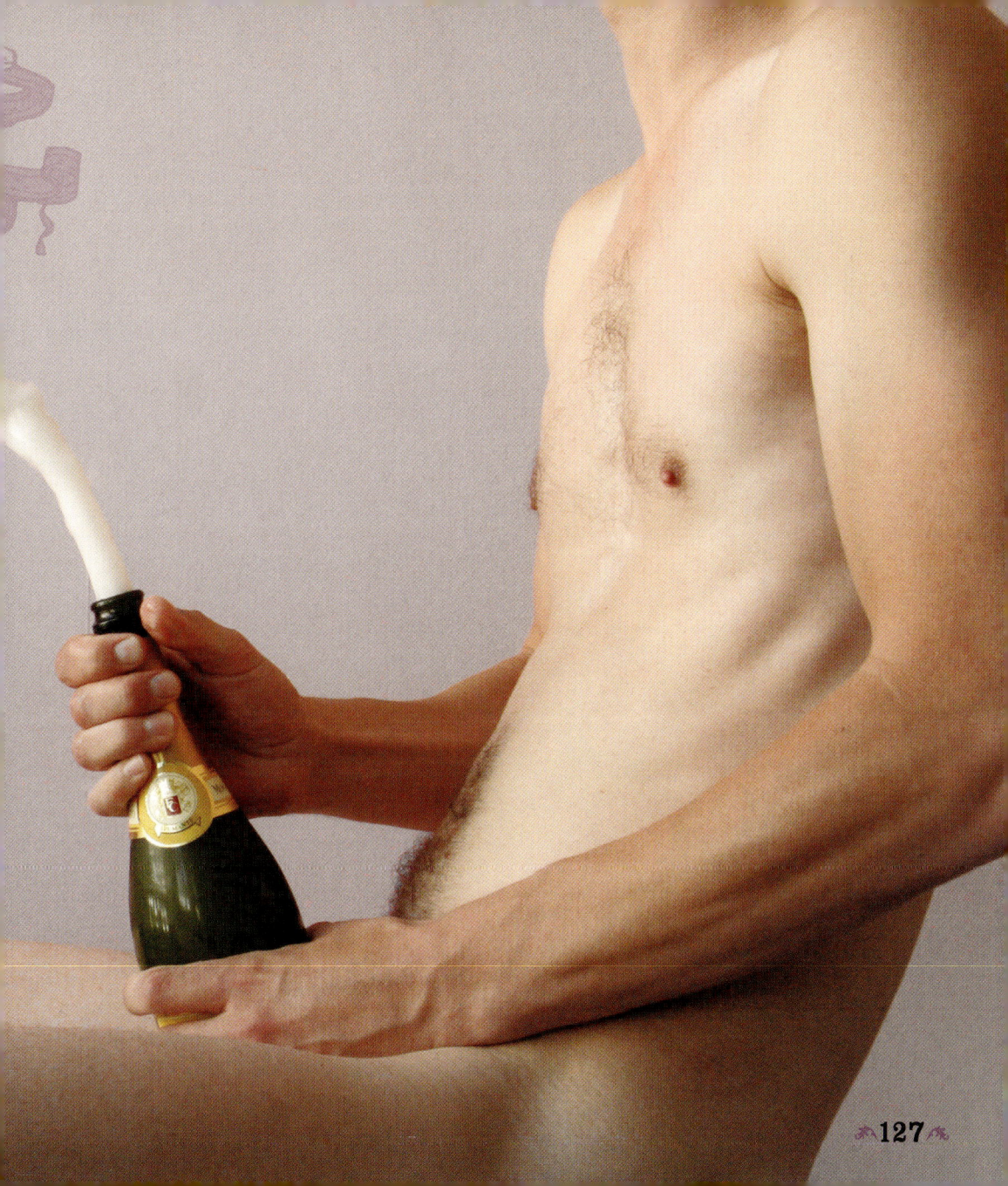

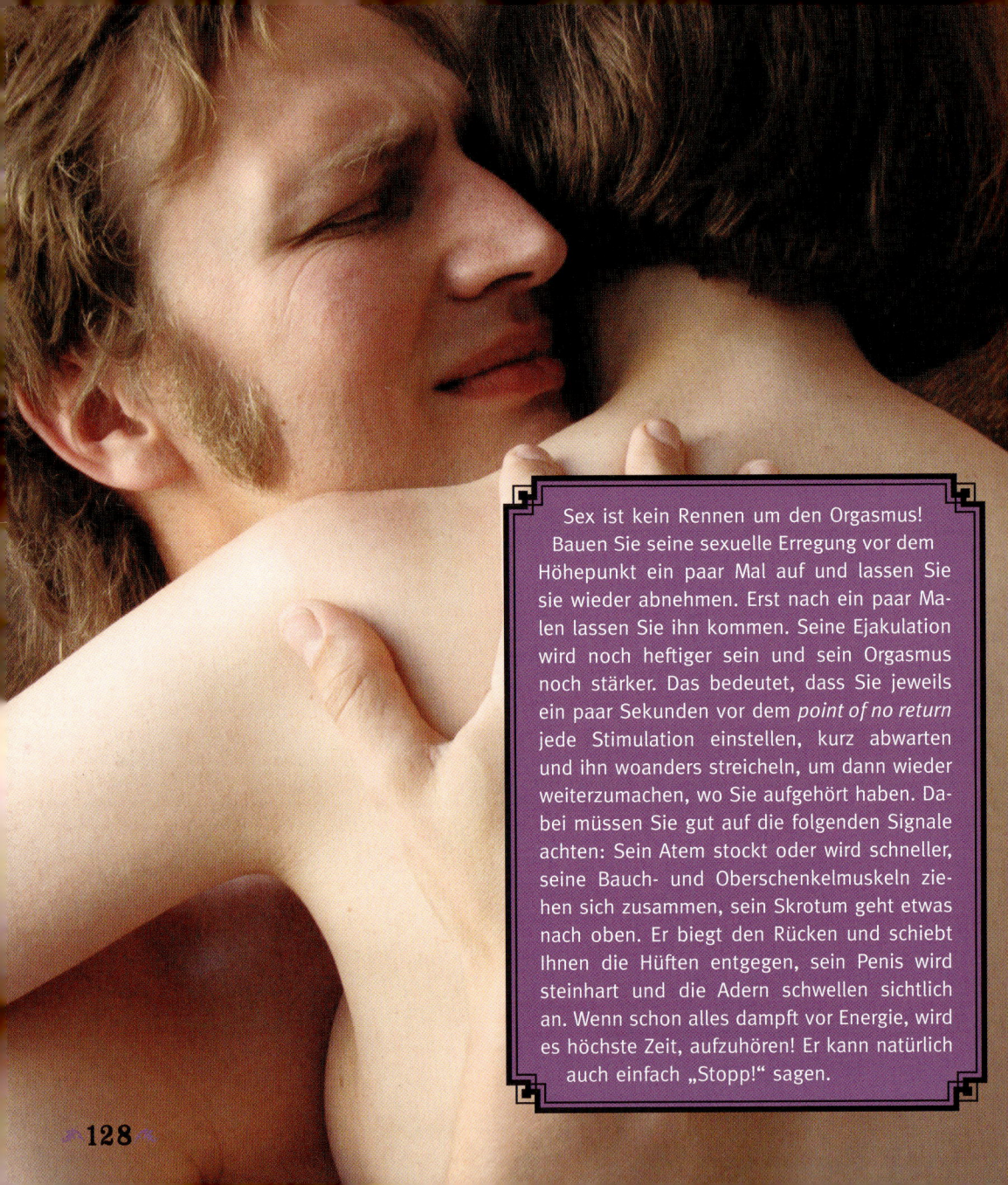

Sex ist kein Rennen um den Orgasmus! Bauen Sie seine sexuelle Erregung vor dem Höhepunkt ein paar Mal auf und lassen Sie sie wieder abnehmen. Erst nach ein paar Malen lassen Sie ihn kommen. Seine Ejakulation wird noch heftiger sein und sein Orgasmus noch stärker. Das bedeutet, dass Sie jeweils ein paar Sekunden vor dem *point of no return* jede Stimulation einstellen, kurz abwarten und ihn woanders streicheln, um dann wieder weiterzumachen, wo Sie aufgehört haben. Dabei müssen Sie gut auf die folgenden Signale achten: Sein Atem stockt oder wird schneller, seine Bauch- und Oberschenkelmuskeln ziehen sich zusammen, sein Skrotum geht etwas nach oben. Er biegt den Rücken und schiebt Ihnen die Hüften entgegen, sein Penis wird steinhart und die Adern schwellen sichtlich an. Wenn schon alles dampft vor Energie, wird es höchste Zeit, aufzuhören! Er kann natürlich auch einfach „Stopp!" sagen.

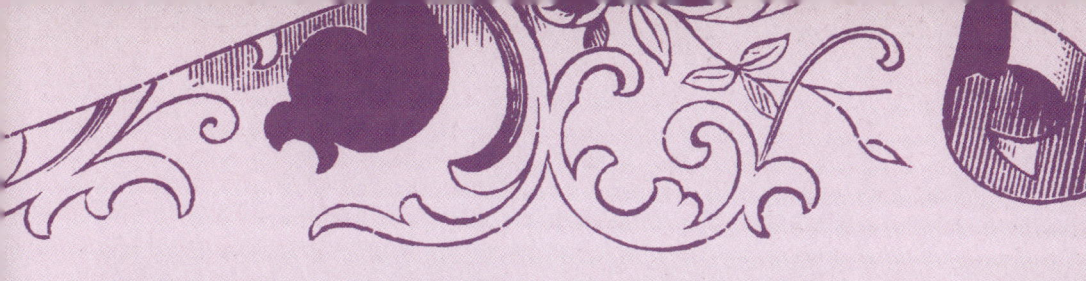

BIST DU SCHON GEKOMMEN?

Wenn Sie einen Orgasmus haben, ist das ja nicht immer dasselbe Kaliber. Er kann variieren von heftig und explosiv bis zu einem leichten Beben oder einer langen, trägen Welle. Auch bei ihm fühlt es sich jedes Mal anders an. Manchmal wie ein Raketenabschuss, und manchmal einfach nur wie ein herzhaftes Niesen.

Meistens haben die Männer einen Samenerguss, wenn sie kommen. Dann tritt aus dem Penis eine weißlich gelbe Flüssigkeit aus, das Sperma, in dem sich unter anderem Samenzellen befinden. Aber das ist nicht unbedingt erforderlich.

Manche Männer ejakulieren zwar, fühlen aber nur wenig von ihrem Orgasmus. Andere sind z. B. durch eine Prostataoperation nicht mehr zu einer Ejakulation imstande, bekommen aber durchaus einen Orgasmus.

AUCH MÄNNER TÄUSCHEN IHN MAL VOR

Dachten Sie, dass Ihre Täuschungsmanöver konkurrenzlos sind? Leider greifen nicht nur wir Frauen zu diesen Tricks. Männer können das genauso gut. Da Sie eine Ejakulation oft nicht mal fühlen, kann er durch die entsprechenden Laute und Mimik und einen etwas schnelleren Rhythmus den perfekten Orgasmus vortäuschen. Wenn Sie selbst schön feucht sind, fällt das Fehlen der Flüssigkeit kaum auf, und die Frauen sehen ja auch nicht jedes Mal nach, was da wieder aus ihnen rausläuft. Wenn er ein Kondom benutzt, ist das Ganze sowieso ein Kinderspiel. Und so behumsen wir uns gegenseitig immer weiter. Und bringen uns damit um ein gutes Sexleben. Wer zuletzt lacht …

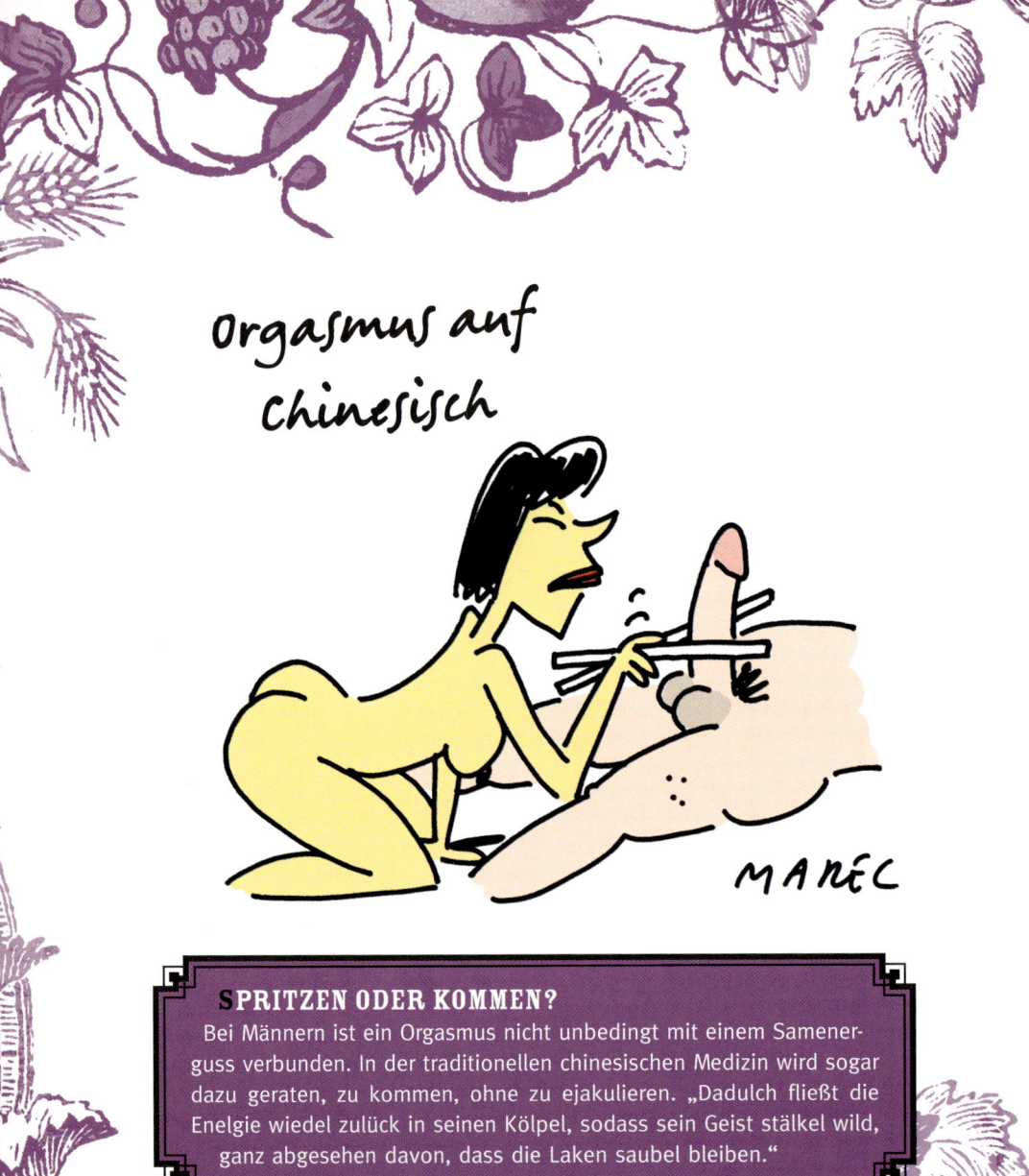

orgasmus auf chinesisch

MAREC

SPRITZEN ODER KOMMEN?

Bei Männern ist ein Orgasmus nicht unbedingt mit einem Samener-guss verbunden. In der traditionellen chinesischen Medizin wird sogar dazu geraten, zu kommen, ohne zu ejakulieren. „Dadulch fließt die Enelgie wiedel zulück in seinen Kölpel, sodass sein Geist stälkel wild, ganz abgesehen davon, dass die Laken saubel bleiben."

KOMMEN? NEIN, DANKE

„ICH KOMME UND FÜHL NIX!"

Manche Männer haben zwar einen Samenerguss, fühlen aber keinen Orgasmus. Nur am herausspritzenden Sperma und dem Erschlaffen des Penis merkt er, dass er gekommen ist. Diese Störung soll angeblich darauf zurückzuführen sein, dass die „Orgasmusstoffe", die in seinem Gehirn bei der Ejakulation freigesetzt werden, nicht ausreichend produziert werden oder ganz fehlen.

„ICH KOMME UND WERD KRANK!"

Männer, die am seltenen *Post-orgasmic Illness Syndrome* leiden, spüren nach der Ejakulation plötzlich ein seltsames Wärmegefühl sowie diverse grippeartige Symptome wie Müdigkeit, Gliederschmerzen, Schmerzen in Augen und Kehle, einen schweren Kopf und sogar Ausschlag. Außerdem leiden sie an Konzentrationsstörungen und Reizbarkeit. Diese Beschwerden erreichen ihren Höhepunkt am zweiten Tag nach dem Samenerguss und verschwinden erst nach einer Woche.

Das lässt sich eventuell damit erklären, dass diese Männer allergisch auf die Stoffe reagieren, die bei der Ejakulation in ihrem Körper freigesetzt werden. Dass dieser arme Mann auf die Dauer Sex und Samenergüsse vermeiden muss, ist logisch.

„ICH KOMME IN MEINE BLASE!"

Manche Männer leiden an retrograder Ejakulation, d.h. dass ihr Sperma beim Erguss nicht durch den Penis nach außen kommt, sondern in ihrer Blase landet, weil der innere Verschlussmuskel der Harnröhre gestört ist (z.B. nach einer Operation, bei der die Prostata abgehobelt wurde). Dadurch produziert er wenig bis kein Sperma, und sein Urin sieht leicht trübe aus. Diese Erscheinung hat aber keinen Einfluss auf seinen Orgasmus. Darum wird sie auch als *plaisir sec* (= trockenes Vergnügen) bezeichnet. Mit bestimmten Medikamenten lässt sich dem Zustand abhelfen.

EIN KLEINER SPRITZER

Wenn die Männer älter werden, wird ihr Ejakulat immer weniger. Die Spermamenge nimmt also ab, aber dieses Phänomen an sich muss niemand beunruhigen. Die Prostata produziert im Laufe der Jahre nur immer weniger Samenflüssigkeit, und das ist eben der Hauptbestandteil seines Spermas.

Außerdem büßt seine Ejakulation an Spritzigkeit ein, weil die Muskeln rund um die Prostata und die Harnblase etwas schwächer werden.

Manche Männer bekommen auch ein Problem mit dem Mechanismus, der dafür sorgt, dass Sperma nicht in die Blase fließt.

Eine Vergrößerung der Prostata oder eine Verengung des Harnleiters ist in diesem Fall dafür verantwortlich, dass das Sperma nicht mehr so gut ausgestoßen werden kann oder dünner wird.

Leider ist auch sein Penis nicht gegen Wehwehchen und Verschleiß gefeit, doch das muss Ihr Vergnügen im Bett nicht mindern (siehe S. 115).

FEUCHTE TRÄUME

Ab dem 12., 13. Lebensjahr werden die Jungs schlicht und einfach mit enormen Testosteronmengen bombardiert. Wobei „schlicht und einfach" nicht ganz der richtige Ausdruck ist. In der Nacht oder auch während ihrer Tagträume scheint sich ihr Penis in einen Vulkan zu verwandeln, der unweigerlich ausbricht. Diese feuchten Träume werden manchmal mit Bettnässen verwechselt, sind aber viel schöner. Früher, als man noch meinte, es sei schädlich für Gehirn und Penis, sein Sperma so zu verschleudern, war das der Zeitpunkt, an dem man anfing, den armen Halbwüchsigen auf allerlei Wegen (psychisch wie physisch) deutlich zu machen, dass sie ihre feuchten Träume im Zaum halten müssen. (Siehe auch S. 178–179)

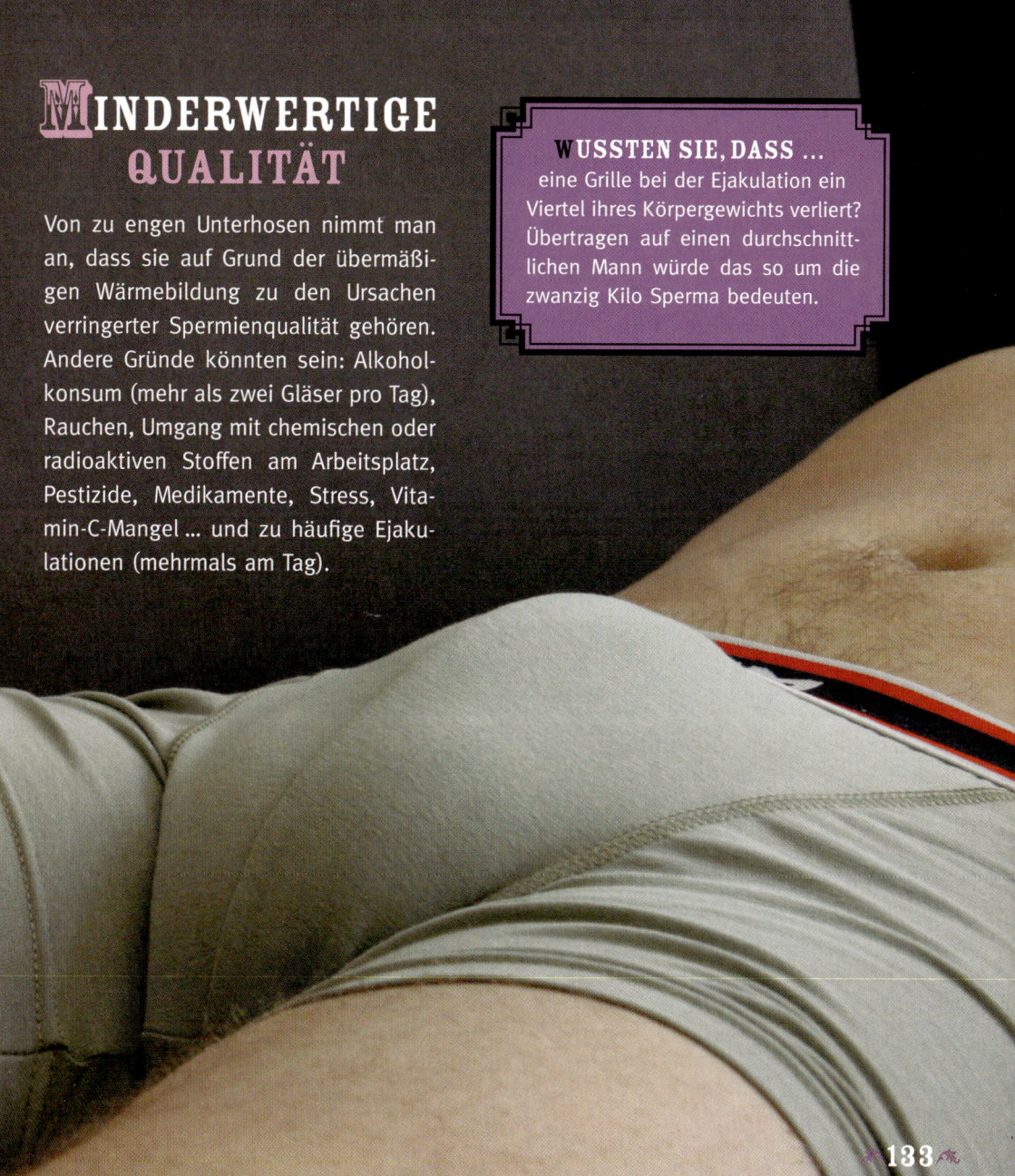

MINDERWERTIGE
QUALITÄT

Von zu engen Unterhosen nimmt man an, dass sie auf Grund der übermäßigen Wärmebildung zu den Ursachen verringerter Spermienqualität gehören. Andere Gründe könnten sein: Alkoholkonsum (mehr als zwei Gläser pro Tag), Rauchen, Umgang mit chemischen oder radioaktiven Stoffen am Arbeitsplatz, Pestizide, Medikamente, Stress, Vitamin-C-Mangel … und zu häufige Ejakulationen (mehrmals am Tag).

> ### WUSSTEN SIE, DASS …
> eine Grille bei der Ejakulation ein Viertel ihres Körpergewichts verliert? Übertragen auf einen durchschnittlichen Mann würde das so um die zwanzig Kilo Sperma bedeuten.

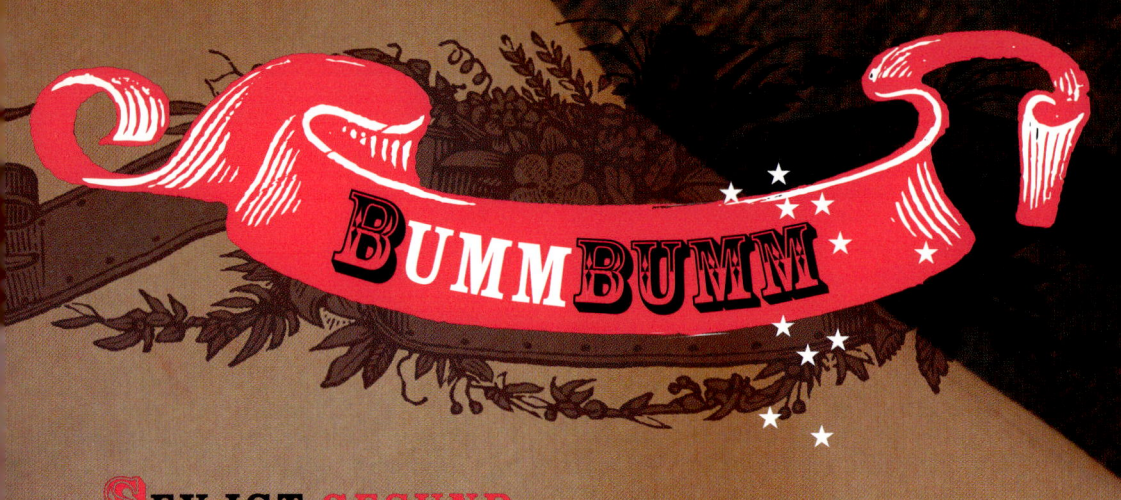

SEX IST GESUND

Ein Penis, der nie benutzt wird und langsam einstaubt, ist kein gesunder Penis. Auch für Geschlechtsorgane gilt: Je öfter man sie gebraucht, umso besser funktionieren sie. Darin sind sich die Urologen inzwischen wohl einig. Erektionen füllen seinen Penis jedes Mal mit sauerstoffreichem Blut, und das ist sehr wichtig für das Gewebe in den Blutgefäßen. Ohne dieses Blut überlebt das Gewebe nicht sehr lang, und wenn es geschädigt wird, sind die Erektionen bald Vergangenheit.

Geschlechtsverkehr ist also Pflichtprogramm, wenn der Speer immer schön spitz bleiben soll. Auch Masturbation ist definitiv empfehlenswert. Ideal für Männer, die gerade keine Sexpartnerin haben, aber auch mal so als Häppchen zwischendurch (sozusagen, um mal nachzusehen, ob alles noch funktioniert) oder – zusammen mit Ihnen – als Hauptgang. Aus Studien geht hervor, dass Männer die Wahrscheinlichkeit von Prostatakrebs wesentlich verringern, wenn sie regelmäßig ejakulieren.

Spärlicher Gebrauch hat auch zur Folge, dass die elastischen Wände der Schwellkörper schrumpfen. Gott sei Dank ist das eine vorübergehende Erscheinung, die sich gibt, wenn sein Penis wieder regelmäßig Erektionen hat.

Im Gegensatz zu früheren Annahmen – dass man nämlich von zu viel Sex oder Selbstbefriedigung krank, gebrechlich und schwach in den Knochen würde – sieht es eher so aus, als wäre es eine gute Methode, um gesund alt zu werden.

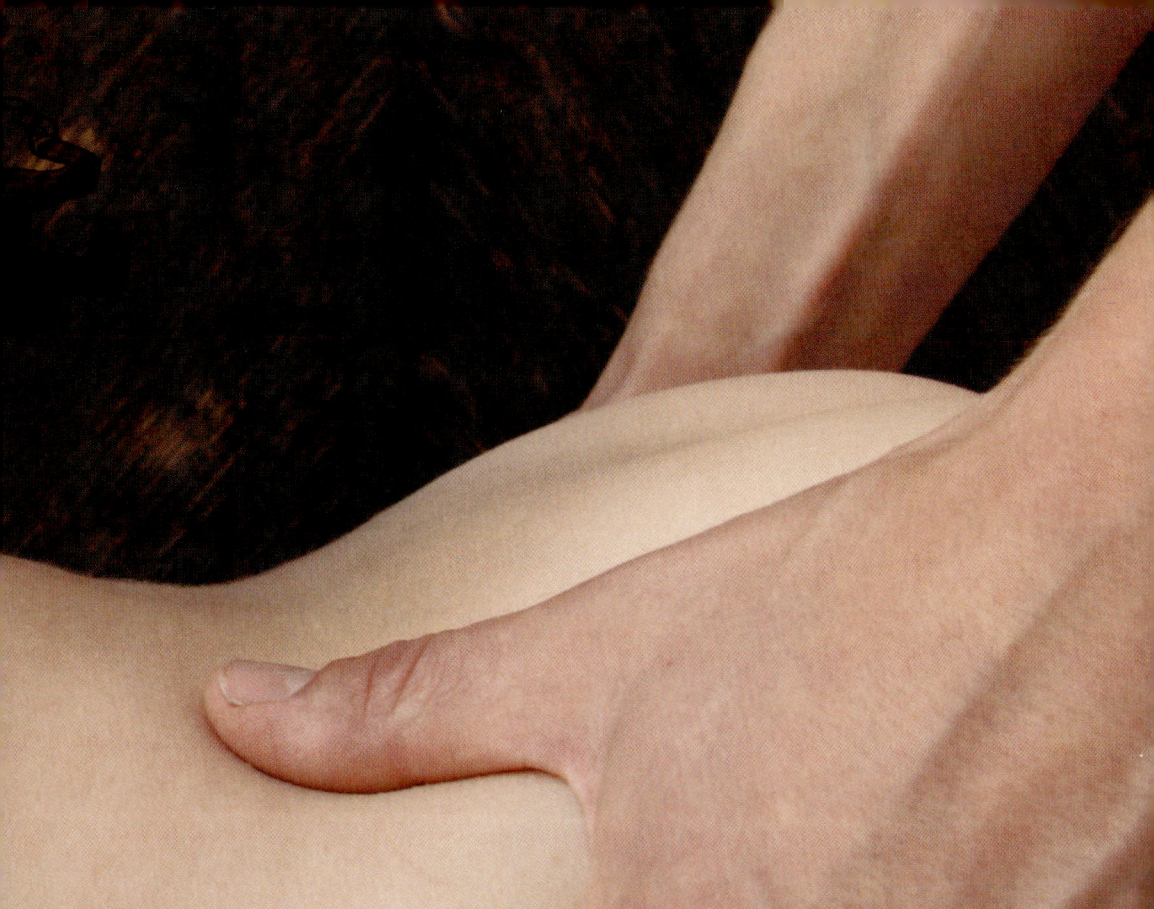

SEX IST EINE ENTDECKUNGSREISE

Die schlechtesten Liebhaber sind die, die davon überzeugt sind, gute Liebhaber zu sein! Das gilt für Männer ebenso wie für Frauen. Ein guter Partner weiß, dass jeder anders ist, und macht aus dem Sex eine große Entdeckungsreise, bei der er erforscht, was dem anderen Genuss bereitet. Behandeln Sie seinen Penis also nicht wie einen geladenen Revolver, der jeden Moment den tödlichen Schuss abgeben kann, sondern experimentieren Sie! Liebevoll. Ein Pimmel ist kein böses Tier – der beißt nicht.

WHAT'S ON A (WO)MAN'S MIND?

Wir wissen, dass er viel öfter an Sex denkt als wir. Nach der Umfrage der Zeitschrift *Humo* denken 4 von 10 Männern alle 7 Minuten an Sex. Wir Frauen wissen das nur zu gut, wie diese Studie zeigt. Aber fast alle anderen Männer denken doch nur zweimal täglich an Sex, während wir Frauen davon ausgehen, dass bei 1 von 10 Männern die Gedanken noch seltener zum Sex wandern. Weit gefehlt, nur 0,5 von 10 Männern denken so wenig an Sex. (Und was soll das überhaupt sein, ein „halber Mann"? So einer ist mir im richtigen Leben noch nicht über den Weg gelaufen.)

Können die Männer gut einschätzen, wie oft wir an Sex denken? Leider, leider unterschätzen sie uns ganz offensichtlich. 7 von 10 Frauen denken mindestens zweimal am Tag an Sex, während er davon ausgeht, dass nicht mal die Hälfte von uns so *sex minded* sein kann. Er liegt schon eher richtig, wenn er schätzt, dass die Zahl der Frauen, die alle 7 Minuten an Sex denken, eher niedrig liegt (verglichen mit den Männern): 1 von 10 (also viermal weniger). Aber er täuscht sich prompt wieder, wenn er unterstellt, dass 4 von 10 Frauen seltener als zweimal am Tag an Sex denken – das tut laut Umfrage nur 1 von 10 Frauen. Noch krasser: Er glaubt, dass 1 von 10 Frauen nie an Sex denkt, obwohl das gerade mal bei 0,1 von 10 der Fall ist. (Und einer Zehntelfrau bin ich wirklich auch noch nie begegnet.)

ZU DRITT? NEIN, DANKE

Bei der Umfrage der Frauenzeitschrift *Morealso* stellte sich heraus, dass sich 80 % der britischen Männer von Sex mit zwei Frauen nichts versprechen. Darüber zu fantasieren ist offenbar auch bei den Männern etwas ganz anderes, als es wirklich zu wollen! Genauso wie unsere Gruppensexfantasien, meine Damen! Bei der Umfrage kamen noch mehr bemerkenswerte Zahlen ans Licht. So fände es ein Drittel aller britischen Männer in Ordnung, gegen Bezahlung Sex mit einem Mann zu haben. Aber dann wollen sie dabei mindestens 1500 Euro verdienen. Drei von vier Männern schwören, dass sie ihren besten Freund niemals mit seiner Frau betrügen würden. Und wenn sie sich zwischen einem Leben ohne Penis und einem Leben ohne Arm entscheiden müssten, entscheiden sie sich ganz eindeutig für Letzteres.

KEIN AUTOPILOT

Wenn Sie glauben, dass sein Penis einen An- und Aus-Knopf hat, der fast immer auf „An" steht, haben Sie es nicht so ganz kapiert. Er tanzt zwar oft genug nach seiner Pfeife, aber im Endeffekt ist es meistens doch sein Kopf (oder sein zentrales Nervensystem), der entscheidet, ob er aktiv wird oder nicht.

Wäre sein Penis eine allzeit startbereite Rakete, würde das auch bedeuten, dass er …

FRAUEN WOLLEN ORALSEX!
Männer auch.

Am meisten genieße ich	F	M
- Koitus (also Penetration)	46 %	49 %
- Oralsex (selbst verwöhnt werden)	44 %	37 %
- Stimulation mit der Hand	6 %	10 %
- Analsex	4 %	5 %

(Quelle: Humo-Umfrage)

Nach der Penisumfrage der Zeitschrift *Humo* ist der Koitus (also die Penetration) unser aller Lieblingsvariante: Die Hälfte aller Männer und Frauen genießen ihn am meisten. Doch Oralsex muss dem in nichts nachstehen – vor allem die Damen wollen geleckt werden! Gegenseitige Masturbation ist hingegen nur mäßig beliebt, und Analsex eine marginale Praxis.

★ Sie nicht küssen, streicheln oder mit Ihnen kuscheln könnte, ohne sich mit einem Steifen an Sie zu drücken. Und geben Sie's doch zu: Der morgendliche Abschiedskuss, bevor man zur Arbeit geht, endet doch nicht jedes Mal auf dem Küchentisch, oder?

★ niemals unter hormonalen und emotionalen Schwankungen leiden dürfte, an Stress oder Sorgen, die einfach großen Einfluss auf sein Lustempfinden haben. Sie haben ja auch mal „Kopfweh" oder brauchen einen Tag Auszeit.

★ keinen Sex mehr mit Ihnen haben kann, wenn er krank, behindert oder alt geworden ist. Der Mythos, dass ein Mann nur mit Soforterektion Sex haben könnte, ist dafür verantwortlich, dass viele Männer und Frauen glauben, sie würden kein Liebesleben mehr haben, wenn er nicht prompt immer den Superständer hat.

★ bei jedem Blick auf ein Paar Brüste oder einen Hintern sofort einen Steifen kriegt. Er reagiert aber nicht auf alles und jeden aus seiner Libido heraus, schließlich ist er auch ein zivilisierter Mensch. Und Sie wissen doch, dass er auch Lustgefühle haben kann, ohne dass er sofort einen Ständer bekommt, oder? Sonst könnten Sie ja auch nie mit ihm in einen Dessousladen oder ins Kino gehen.

STOSSKRAFT

Männer prahlen oft mit ihrer Stoßkraft. Als Ideal gilt wohl lang, hart, tief, und das Ganze am besten stundenlang. Dabei eignet sich gar nicht jede Stellung für diesen „Hengststil". Bringen Sie ihm doch den Unterschied zwischen tief, nicht so tief, lang und kurz bei, und Ihr Sexleben wird wieder ein wenig spannender.

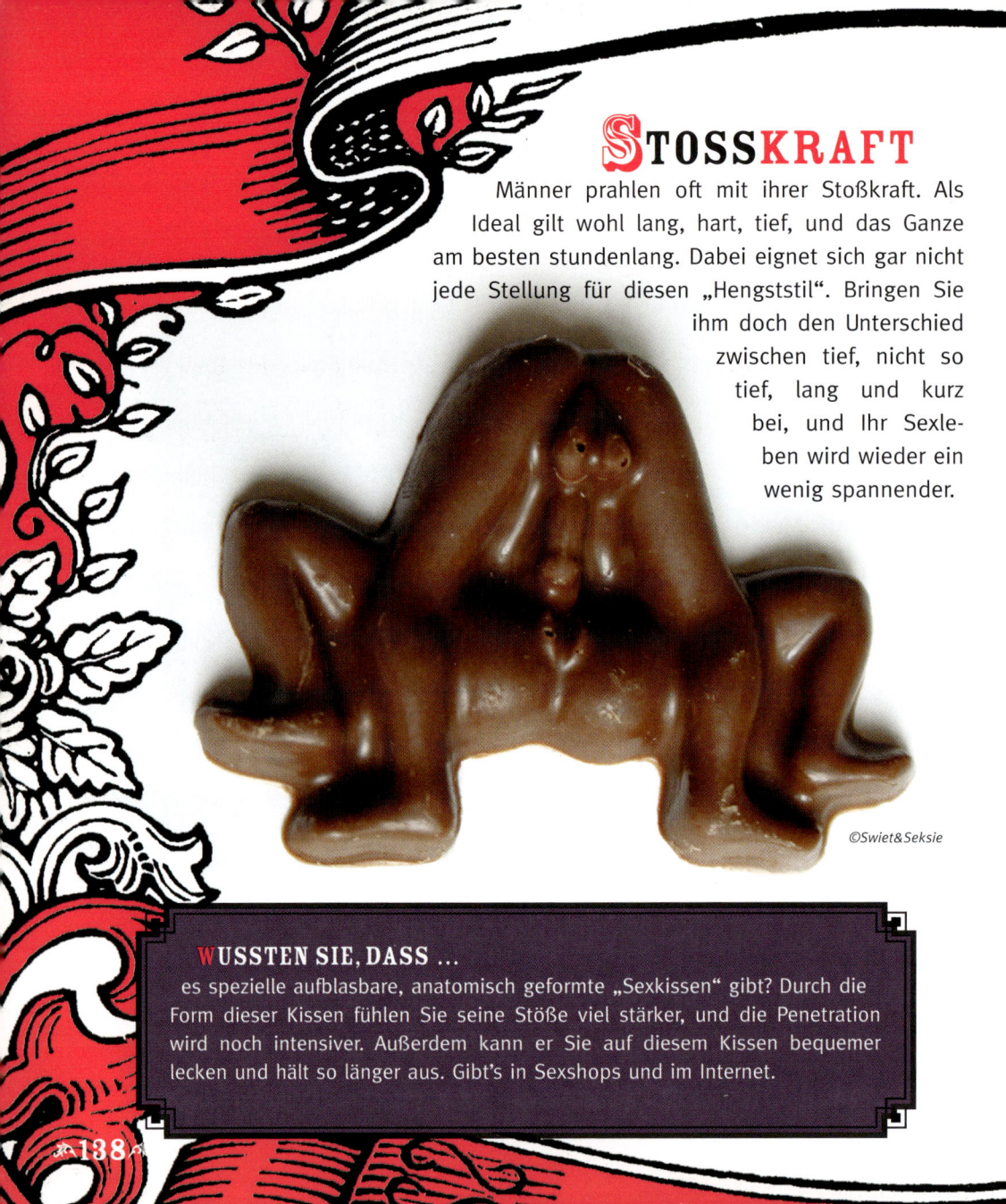

©Swiet&Seksie

WUSSTEN SIE, DASS ...

es spezielle aufblasbare, anatomisch geformte „Sexkissen" gibt? Durch die Form dieser Kissen fühlen Sie seine Stöße viel stärker, und die Penetration wird noch intensiver. Außerdem kann er Sie auf diesem Kissen bequemer lecken und hält so länger aus. Gibt's in Sexshops und im Internet.

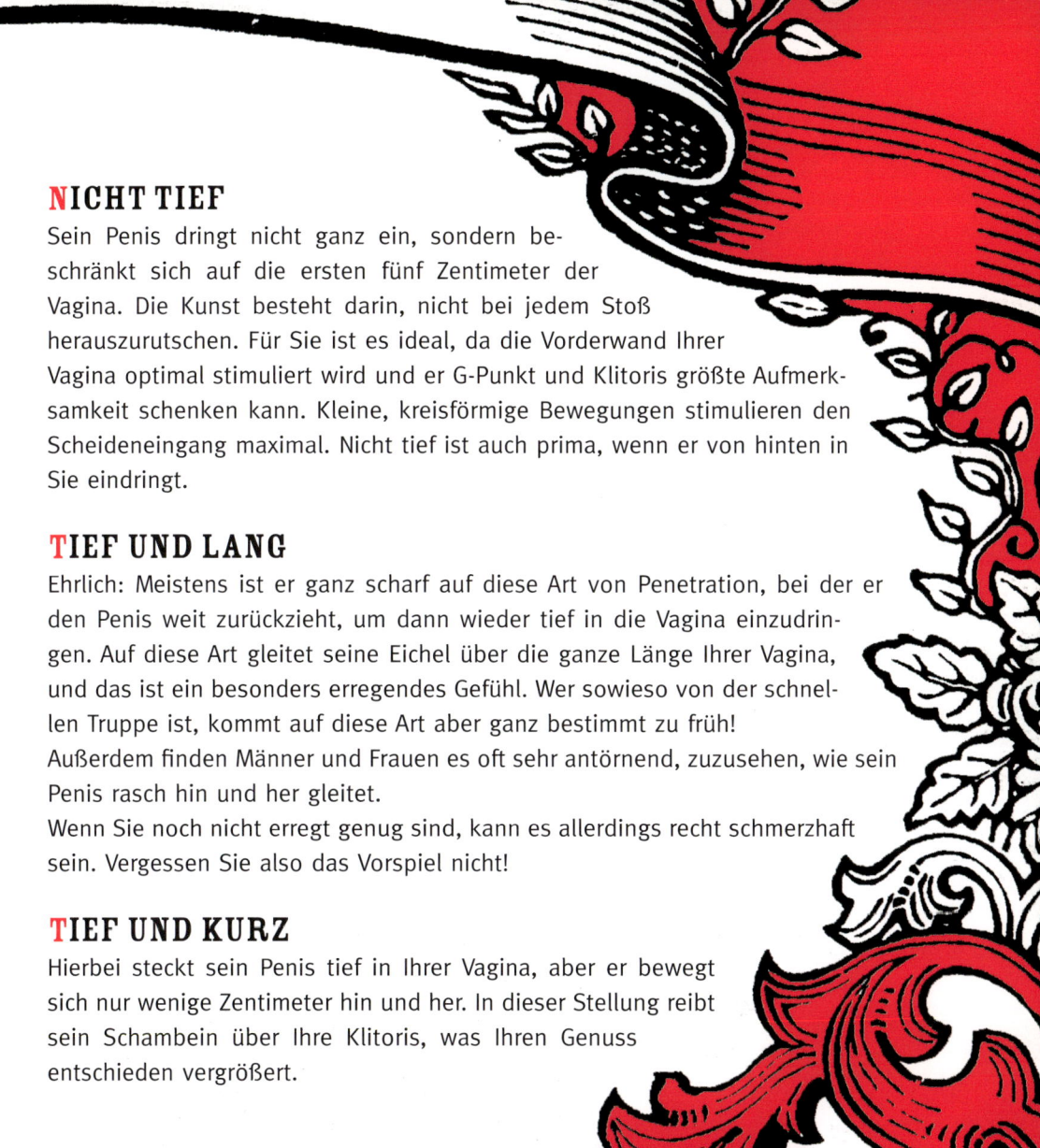

NICHT TIEF

Sein Penis dringt nicht ganz ein, sondern be-
schränkt sich auf die ersten fünf Zentimeter der
Vagina. Die Kunst besteht darin, nicht bei jedem Stoß
herauszurutschen. Für Sie ist es ideal, da die Vorderwand Ihrer
Vagina optimal stimuliert wird und er G-Punkt und Klitoris größte Aufmerk-
samkeit schenken kann. Kleine, kreisförmige Bewegungen stimulieren den
Scheideneingang maximal. Nicht tief ist auch prima, wenn er von hinten in
Sie eindringt.

TIEF UND LANG

Ehrlich: Meistens ist er ganz scharf auf diese Art von Penetration, bei der er
den Penis weit zurückzieht, um dann wieder tief in die Vagina einzudrin-
gen. Auf diese Art gleitet seine Eichel über die ganze Länge Ihrer Vagina,
und das ist ein besonders erregendes Gefühl. Wer sowieso von der schnellen Truppe ist, kommt auf diese Art aber ganz bestimmt zu früh!
Außerdem finden Männer und Frauen es oft sehr antörnend, zuzusehen, wie sein
Penis rasch hin und her gleitet.
Wenn Sie noch nicht erregt genug sind, kann es allerdings recht schmerzhaft
sein. Vergessen Sie also das Vorspiel nicht!

TIEF UND KURZ

Hierbei steckt sein Penis tief in Ihrer Vagina, aber er bewegt
sich nur wenige Zentimeter hin und her. In dieser Stellung reibt
sein Schambein über Ihre Klitoris, was Ihren Genuss
entschieden vergrößert.

EURO-QUICKIE

Schön, um sich schon mal in Stimmung zu poppen, bevor Sie Ihr nächstes Urlaubsziel ansteuern, oder interessant, wenn der Platz knapp ist: Liebe auf Russisch, Italienisch oder Französisch ist sicher einen Versuch wert.

FANZÖSISCH

Französisch bedeutet, dass Sie einander oral befriedigen, vorzugsweise gleichzeitig. Bei der 69 blasen Sie ihm einen, während er Sie leckt, und zwar so, dass er auf oder unter Ihnen liegt.

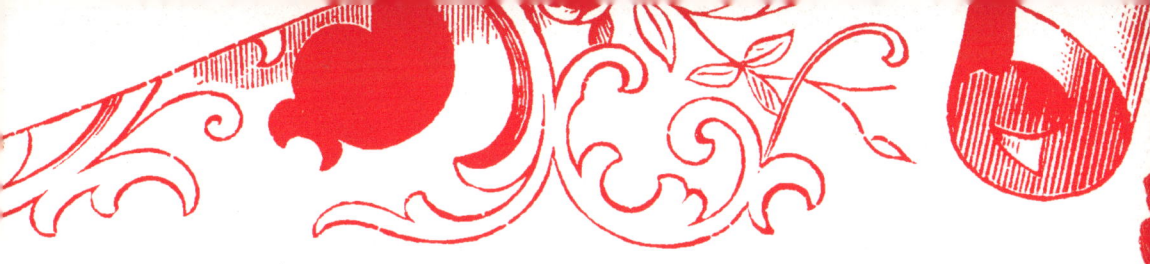

RUSSISCH

Die Russen sind scharf auf Brüste und schieben daher auch gern ihren Penis dazwischen. Am leichtesten geht es, wenn Sie auf dem Rücken liegen und er sich über Sie lehnt oder auf Ihnen sitzt. Während Sie Ihre Brüste zusammendrücken,

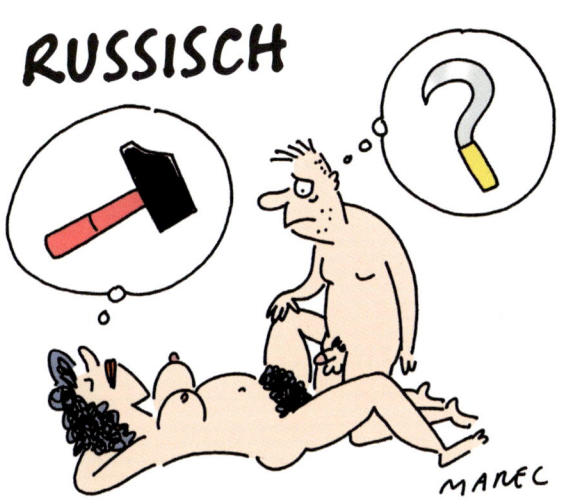

macht er gleitende Bewegungen dazwischen. Gleitmittel erleichtert die Sache.

Tipp: Wenn er beweglich genug ist, kann er nach jeder Gleitbewegung seinen Penis gegen Ihre Lippen oder in Ihren Mund schieben. Sehr erregend, weil er auf die Art das Gefühl hat, einen Blowjob zu bekommen, während er Sie fickt.

FLORENTINISCH

Ideal für Männer, die die Erektion nicht so lange halten können oder nur schwer in die Gänge kommen. Sie halten seinen Penis bei der Penetration fest, sodass Ihre Finger wie ein Cockring (siehe S. 185) wirken. Dazu ziehen Sie seine Haut am Schaft nach unten und halten sie dort fest.

Wenn Sie die Haut sehr fest halten, kommt er schneller und intensiver. Sehr spannend, aber nicht zu empfehlen, wenn der Mann in Ihrem Bett sowieso gern zu früh kommt.

ENGLISCH

Steht meistens für SM, weil man den Engländern unterstellt, dass sie eine ordentliche Tracht Prügel oder ein paar mit der Peitsche zu schätzen wissen. Das geht zurück auf die englischen Internate, in denen die Lehrer den Schülern munter auf Hintern und Finger klopften. Wenn Sie also ein bisschen *Spanking* im Bett mögen, bewahren Sie vor allem die *stiff upper lip*!

SCHWEDISCH

Diese Stellung soll in der Sauna erfunden worden sein, weil man es auf diese Art tun kann, ohne sich allzu viel zu bewegen. Und das ist nur praktisch in dieser Hitze! Er liegt dazu auf dem Rücken, während Sie sich seitlich auf ihn setzen. Eher was für Balancierkünstler.

GRIECHISCH

Analsex schien im antiken Griechenland äußerst beliebt zu sein. Dem Vernehmen nach tat man es mit den Knaben zum Vergnügen und mit der Frau, um sie nicht zu schwängern. Wie Sie aus Ihrem Mann einen Sorbas machen können, lesen Sie auf S. 148 im Kapitel über Analsex.

ITALIENISCH

Eine kluge Art, Jungfrau zu bleiben oder zumindest nicht schwanger zu werden. Sie klemmen seinen Penis unter die Achsel und kontrollieren Druck bzw. Entspannung ganz nach Belieben. Am einfachsten ist es, wenn Sie auf der Seite liegen und den Rücken gegen seinen Bauch schmiegen. Für die meisten Männer scheint sich das sehr erregend anzufühlen. Ein bisschen Gleitmittel kann helfen. Und denken Sie daran, Ihre Achseln vorher nicht zu großzügig mit alkoholhaltigem Deo zu besprühen.

FÜNF ATEMBERAUBENDE GEISHA-TRICKS

In *The Japanese Art of Sex. How to Tease, Seduce & Pleasure the Samurai in Your Bedroom* studierte Jina Bacarr die Art, wie die Geishas die Männer auf die Knie zwingen. Oder formulieren wir es anders: Sie ging vor ihm in die Knie und er bettelte regelmäßig um mehr. Sex auf Japanisch? Ihr Schlafzimmerkrieger wird nicht mehr wissen, wo oben und unten ist.

KORKENZIEHER

Wenn Sie ihm einen blasen, probieren Sie doch einmal diese Korkenziehermethode aus. Während Sie Ihre Lippen wie Blütenblätter um seinen Penis schließen, bewegen Sie den Kopf von rechts nach links, wobei Ihre Zunge eine Art Korkenzieherbewegung vollführt. Vergessen Sie nicht, seinem Frenulum besondere Aufmerksamkeit zu widmen, bevor Sie zu seiner Eichel weitergehen.

PENISLIED

Summen Sie ihm was vor! Erzeugen Sie tiefe Töne ganz hinten in der Kehle, während Sie seine Eichel im Mund haben. Diese Vibration ist herrlich stimulierend, wenn Sie währenddessen mit der Hand Penisschaft und Hoden verwöhnen.

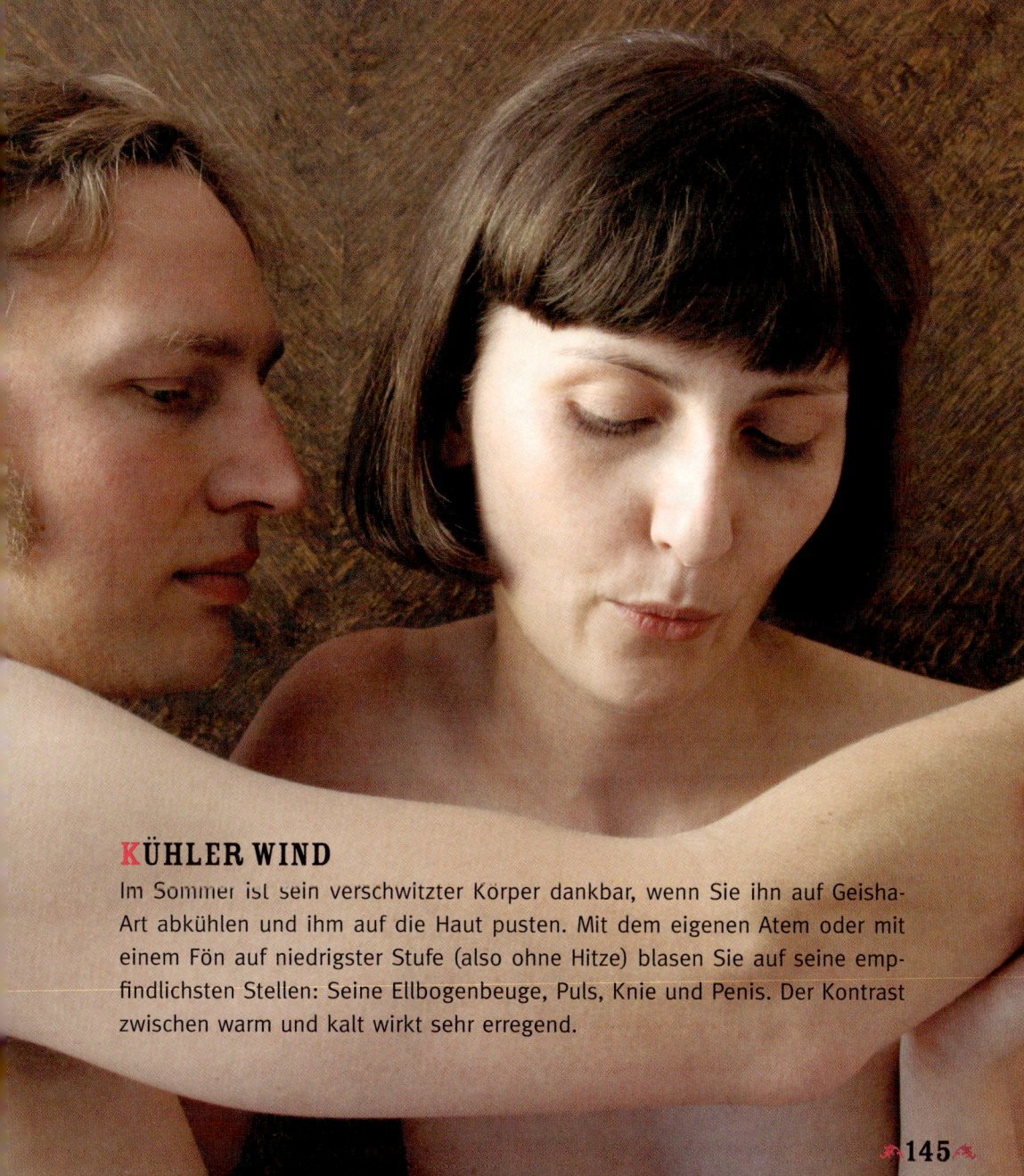

KÜHLER WIND

Im Sommer ist sein verschwitzter Körper dankbar, wenn Sie ihn auf Geisha-Art abkühlen und ihm auf die Haut pusten. Mit dem eigenen Atem oder mit einem Fön auf niedrigster Stufe (also ohne Hitze) blasen Sie auf seine empfindlichsten Stellen: Seine Ellbogenbeuge, Puls, Knie und Penis. Der Kontrast zwischen warm und kalt wirkt sehr erregend.

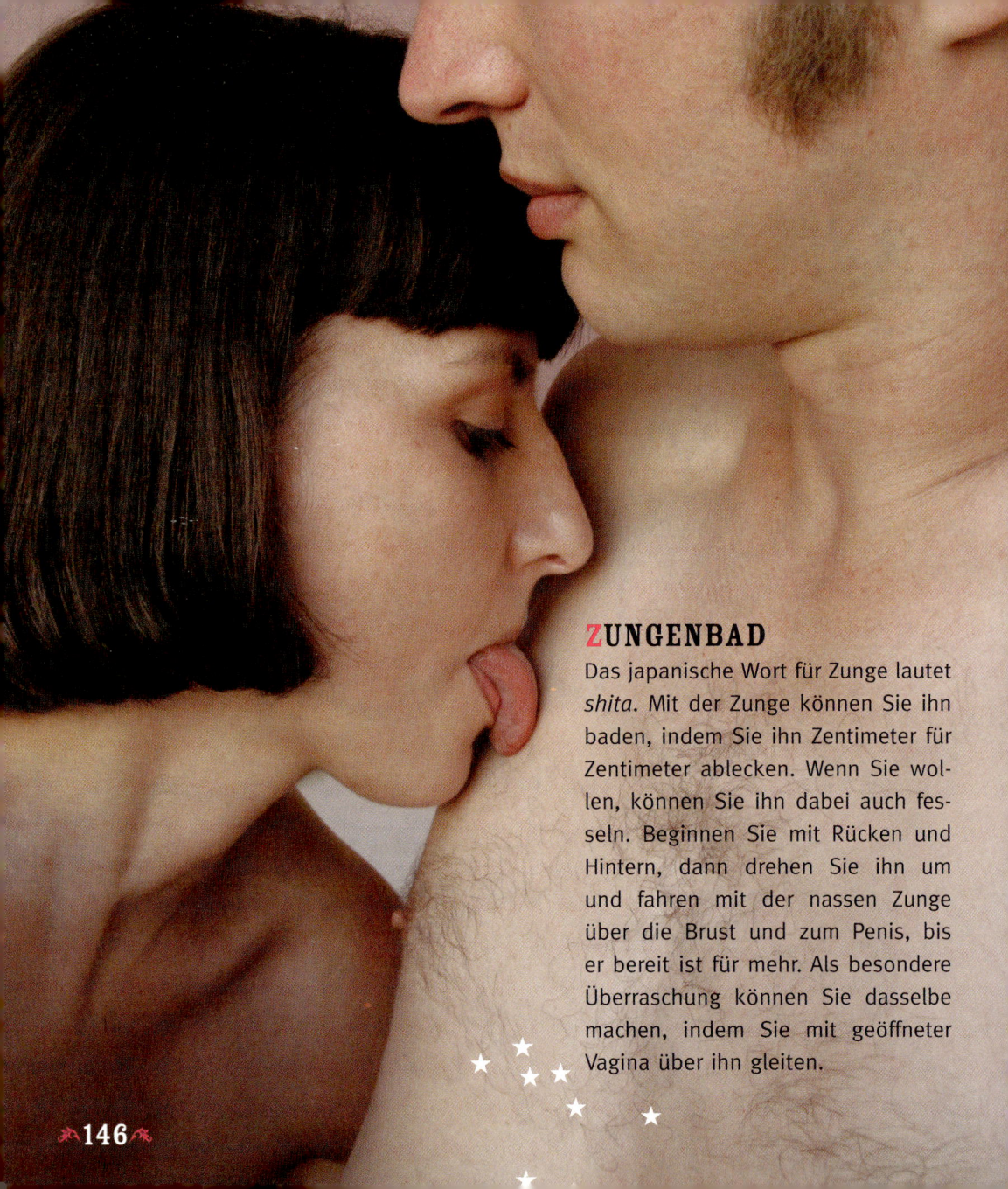

ZUNGENBAD

Das japanische Wort für Zunge lautet *shita*. Mit der Zunge können Sie ihn baden, indem Sie ihn Zentimeter für Zentimeter ablecken. Wenn Sie wollen, können Sie ihn dabei auch fesseln. Beginnen Sie mit Rücken und Hintern, dann drehen Sie ihn um und fahren mit der nassen Zunge über die Brust und zum Penis, bis er bereit ist für mehr. Als besondere Überraschung können Sie dasselbe machen, indem Sie mit geöffneter Vagina über ihn gleiten.

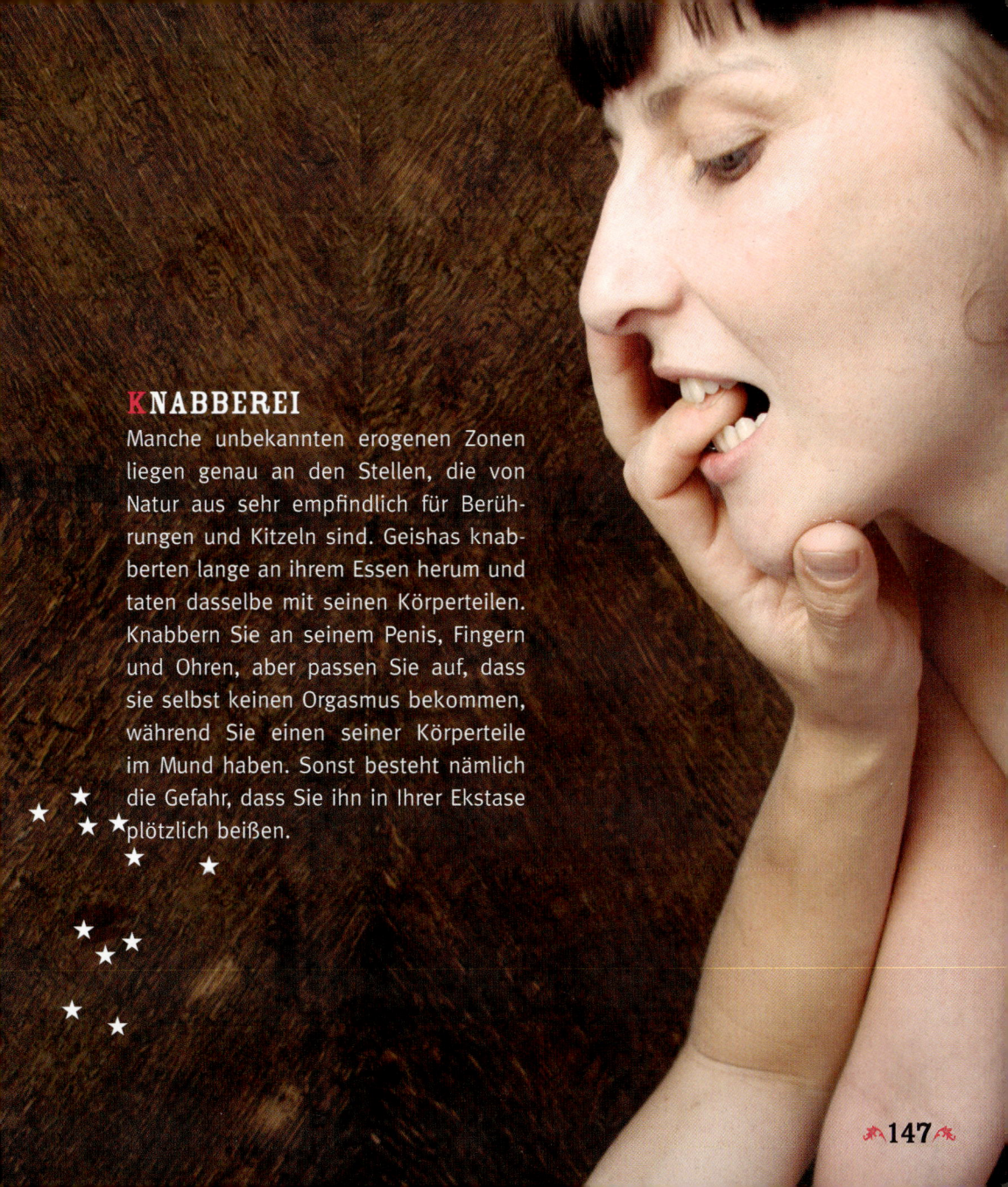

KNABBEREI

Manche unbekannten erogenen Zonen liegen genau an den Stellen, die von Natur aus sehr empfindlich für Berührungen und Kitzeln sind. Geishas knabberten lange an ihrem Essen herum und taten dasselbe mit seinen Körperteilen. Knabbern Sie an seinem Penis, Fingern und Ohren, aber passen Sie auf, dass sie selbst keinen Orgasmus bekommen, während Sie einen seiner Körperteile im Mund haben. Sonst besteht nämlich die Gefahr, dass Sie ihn in Ihrer Ekstase plötzlich beißen.

ANAL TOTAL

Analsex ist vielleicht nicht das letzte Tabu, aber viele Frauen (und auch Männer) haben doch so ihre Bedenken oder machen sich alle möglichen Gedanken: Tut es weh? Ist Ihr oder sein Loch nicht zu klein für so was? Wie groß ist die Gefahr, dass Sie sich Verletzungen oder Infektionen zuziehen? Bekommen Sie einen schlafferen Schließmuskel, wenn Sie es oft machen? Ist er ein verkappter Schwuler, wenn er so gern mal anal will? Ist Ihre Vagina vielleicht zu weit und will er anal, weil es dort enger ist? Wo hat er die Idee überhaupt her? Ist das nicht absolut unappetitlich?

Es ist wichtig, dass Sie zuerst eine Antwort auf all Ihre Fragen bekommen, bevor Sie sich daranmachen. Lassen Sie sich nichts aufdrängen, aber wenn Sie selbst neugierig drauf sind, dann lassen Sie sich nicht einreden, dass es „unnatürlich" ist. Solange beide Partner Lust darauf haben und Sie sich gut informieren, können Sie selbst entscheiden, ob Sie Analsex haben wollen oder nicht.

CHECKLISTE

★ Der Schließmuskel an Ihrem Anus ist enger als die Muskeln in der Vagina, kann sich aber ausreichend dehnen, um auch einen Penis zu umfassen. Aber ein großer Penis und/oder kleiner Anus können oft Probleme bereiten. Dann ist die anale Penetration so schmerzhaft, dass man sie abbrechen muss.

★ Wenn Sie anatomisch gut zusammenpassen, wird der Schließmuskel beim Analsex nicht ausgeleiert (er nimmt hinterher grundsätzlich wieder seinen ursprünglichen Zustand an), und Sie bekommen auch keine Hämorrhoiden oder Stuhlgangprobleme.

★ Wechseln Sie nach analem Kontakt nie zum vaginalen Verkehr, denn die Bakterien aus Ihrem Enddarm können Scheidenentzündungen verursachen! Umgekehrt geht in Ordnung.

★ Achten Sie auf perfekte Hygiene: sauberer Penis, sauberer Anus und leerer Enddarm.

★ Benutzen Sie ein gutes Gleitmittel, Speichel oder Vaginalsekret, um die Sache reibungslos zu gestalten.

★ Analsex zwischen Männern und Frauen gab es schon immer, das hat sicher nichts damit zu tun, dass er ein verkappter Schwuler wäre. In manchen Kulturen wird Analsex auch als Methode betrachtet, das Jungfernhäutchen intakt zu halten bzw. Schwangerschaften zu verhüten. Der penetrierte Anus kann sich tatsächlich viel enger anfühlen, aber das bedeutet nicht, dass Sie ihn vaginal nicht mehr befriedigen könnten. Neugierig und experimentierfreudig, wie sie sind, wollen viele Männer einfach mal ausprobieren, was sie mal gehört haben. Es liegt bei Ihnen, zu entscheiden, ob das Experiment die Mühe wert ist.

DURCH DIE HINTERTÜR

Viele Männer finden es großartig, beim Geschlechtsverkehr, beim Masturbieren oder Blasen anal stimuliert zu werden, weil sich sein Orgasmus noch viel toller anfühlt, wenn seine Prostata durch analen Kontakt extra stimuliert wird (siehe S. 26). Zu diesem Zweck berühren und massieren Sie seine Prostata durch die Darmwand, was meist besonders erregend für ihn ist.

Sie können ihn auf verschiedene Art anal stimulieren:

★ **MIT DEM FINGER**: Sie benutzen den Finger, wobei Sie aufpassen müssen, ihm nicht wehzutun und nicht zu grob vorzugehen. Kurze Nägel sind zu empfehlen, und mit Gleitmittel flutscht alles leichter.

★ **MIT EINEM SEXTOY**: Eine Gummihülse, die Sie sich über den Zeigefinger stülpen können, ein *anal plug* oder Analdildo können sehr hilfreich sein. Analdildos sind kleiner als normale Dildos, haben aber ein etwas dickeres Ende oder spezielle Noppen. Auch hier ist es wichtig, dass Sie vorsichtig vorgehen. Wenn es wehtut, sollten Sie entweder aufhören oder Gleitmittel benutzen.

★ **MIT DEM UMSCHNALL-DILDO / STRAP-ON**: Manche Frauen möchten es auch mal ausprobieren, wie es sich anfühlt, ihren Mann zu penetrieren. Vielleicht träumen Sie davon, ihn zu dominieren, oder vielleicht will er ja auch mal wissen, wie es sich anfühlt, penetriert zu werden.

★ **RIMMING**: Sie können ihn beim Geschlechtsverkehr auch anal küssen oder lecken. Drücken Sie die Zunge einfach gegen seinen Anus. Dazu ist es aber aus hygienischen Gründen nötig, dass er seinen Anus vorher gut gewaschen hat und auch auf der Toilette war.

SICHER UND VORSICHTIG

Sein Anus ist nicht so weich und feucht wie Ihre Vagina. Er ist enger und hat eine empfindliche Schleimhaut, die auch schneller verletzt wird. Auf diese Art gibt es viel schneller Risse oder Wunden, und das kann zu Entzündungen und anderen schmerzhaften Beschwerden führen. Es ist wichtig, dass er seinen Schließmuskel – der ja von Natur aus dafür sorgt, dass alles drinnen bleibt – entspannen lernt, deshalb dürfen Sie auch nicht mit vollem Karacho durch seine Schließmuskeln durchstochern.

WUSSTEN SIE, DASS ...

der *anal plug* oder Analdildo ein breiteres Ende hat, damit er nicht plötzlich ganz in den Darm rutschen kann? Regelmäßig landen Männer mit „festsitzendem" Analspielzeug beim Arzt oder im Krankenhaus. Ziemlich schmerzhaft, wenn das dann auch noch eines mit Batteriebetrieb ist, das man nicht mehr abstellen kann.

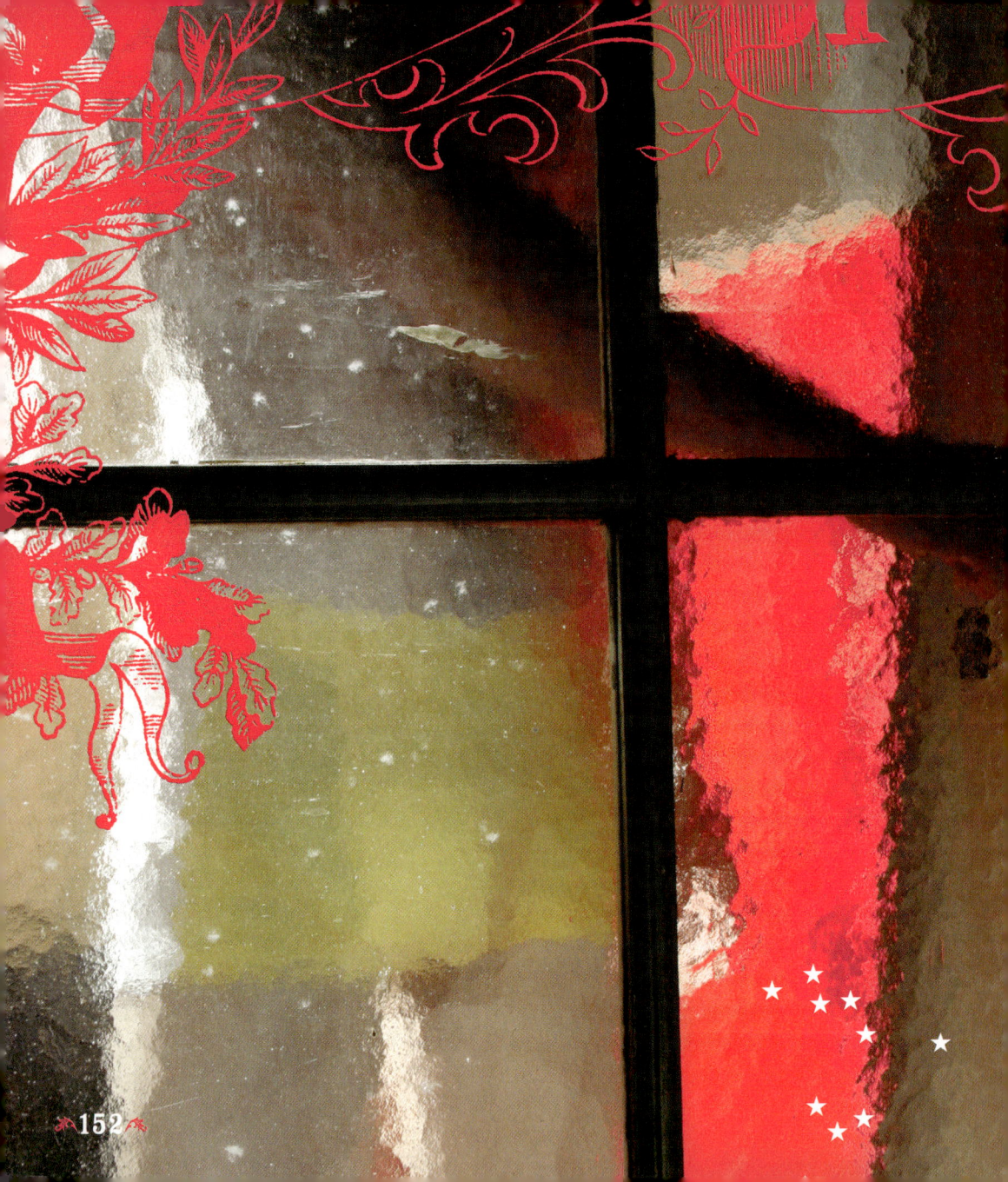

HEUTE ABEND NICHT, SCHATZ!

Echte Männer haben immer Lust. Sprudelnde Orgasmen inklusive. Oder doch nicht? Was, wenn er selten bis nie Sex haben will?

Die Sexualtherapeutin und Sachbuchautorin Hannie van Rijsingen sieht in ihrer Praxis immer mehr Männer. Meistens kommen sie, weil ihre Frau sie vor die Wahl gestellt hat: Entweder du unternimmst was – oder ich bin weg.

Es handelt sich um Männer, die wenig oder gar keine Lust auf Sex haben, oder Männer, die obsessiv Internetpornos konsumieren oder Dauergast in Bordellen sind.

Ein Mann, der keine Lust hat, findet es oft schwierig, mit seiner Frau sexuell und emotional intim zu sein. Dem können ganz verschiedene Ursachen zugrunde liegen, die Sie nur mit professioneller Hilfe aufdecken können.

Folgendes könnte infrage kommen:

1★ Krankheit oder Medikamentengebrauch

2★ Bedürfnis nach anderer oder neuartiger Stimulation

3★ emotionale Probleme oder Blockaden (wenn er mit bestimmten Vorstellungen von Sex aufgewachsen ist, Opfer von sexuellem Missbrauch geworden ist, eine gestörte Beziehung zu seiner Mutter hat etc.)

4★ Beziehungsprobleme

WAS KÖNNEN SIE UNTERNEHMEN?

Bei ernsthaften Problemen sollten Sie sich am besten professionelle Hilfe suchen. Frauen haben oft den Vorteil, dass sie ihre Gefühle und Probleme leichter äußern können, während Männer ihren Frust jahrelang in sich hineinfressen. Deswegen geht es ihnen meist schon viel schlechter, bevor sie Hilfe suchen. Die Ursachen für die Unlust können manchmal so komplex sein, dass sich keine glatte Lösung finden lässt.

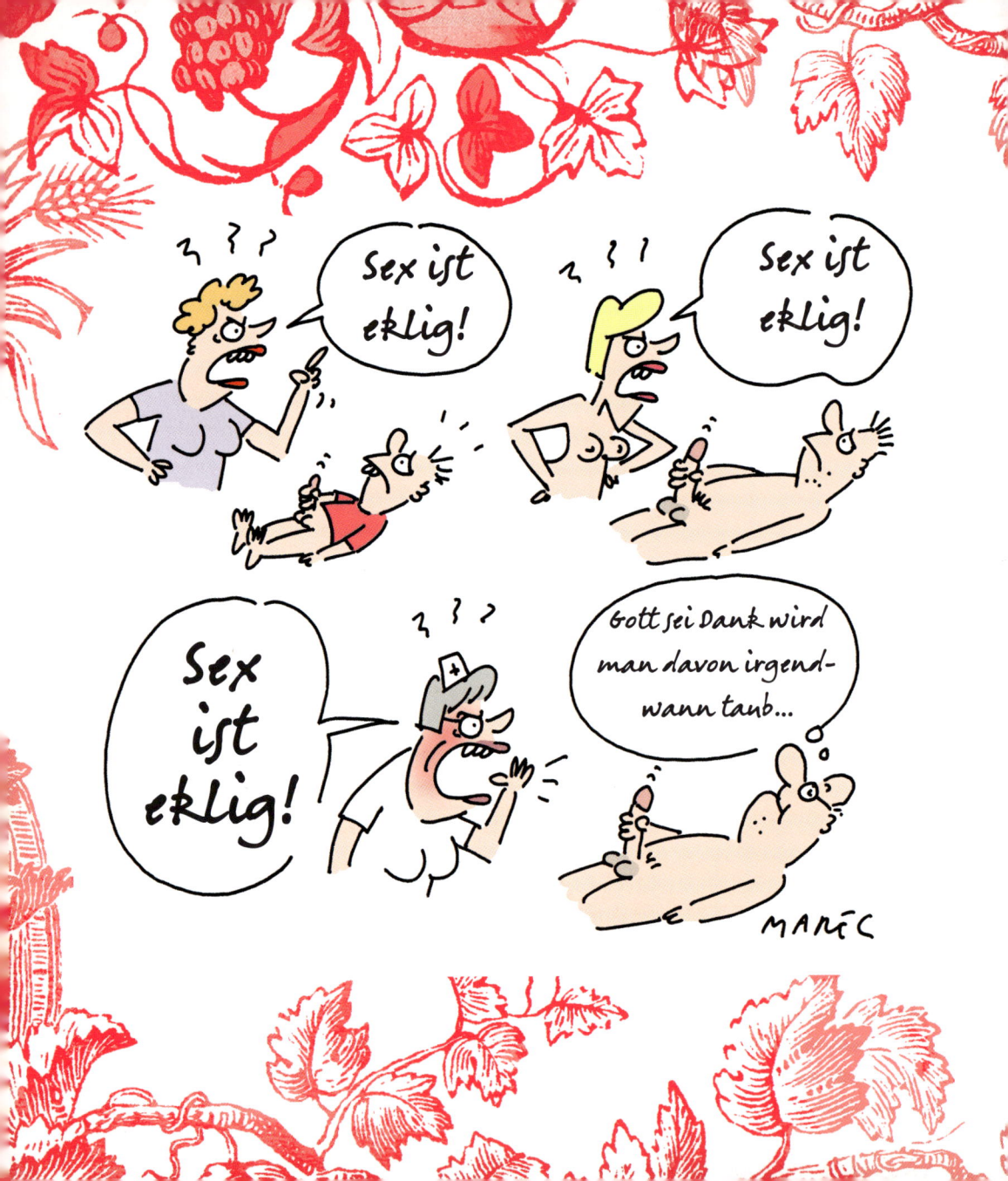

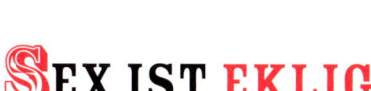

SEX IST EKLIG

Auch Männer wachsen mit bestimmten Vorstellungen von Sex auf. Vielleicht läuft er mit der Einstellung herum, dass alle Frauen Schlampen sind, denen man nicht über den Weg trauen kann, oder er betrachtet sie als eine Art Muttergottes und würde sie am liebsten auf einen Sockel stellen. Vielleicht wurde er als Kind beim Onanieren ertappt, sodass er sich heute nicht immer und überall sicher fühlt. Oder er ist überzeugt, dass Sex nur im Schlafzimmer stattfinden sollte. Viele Männer haben auch Schuldgefühle wegen bestimmter Fantasien, die sie mit Ihnen nicht teilen können (oder sich einfach nicht zu teilen trauen).

Männer, die Opfer sexuellen Missbrauchs wurden, fühlen sich oft sehr isoliert, weil bei ihnen die fixe Idee, dass sie es vielleicht sogar schön fanden oder es provoziert haben, viel stärker ausgeprägt ist als bei Frauen. Sozialarbeiter richten ihr Augenmerk oft mehr auf die weiblichen Inzest- und Vergewaltigungsopfer, sodass Jungen und Männer nicht so leicht Gelegenheit haben, von ihren Erfahrungen zu erzählen und Hilfe zu bekommen.

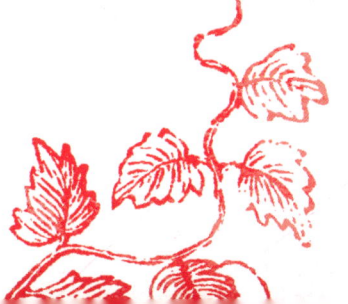

STREIK!

Manchmal kann Ihre Beziehung so gestört sein, dass er in „Sexstreik" geht. Dann wird Sex oder eben kein Sex ein Druckmittel. Sie sollten sich also lieber auf das Verbessern oder Beenden Ihrer Beziehung konzentrieren. Zu viele Paare machen in solchen Fällen ihr Schlafzimmer zum Kriegsschauplatz. Und ein Baby zu kriegen, um die Beziehung zu retten, ist ganz bestimmt keine Lösung!

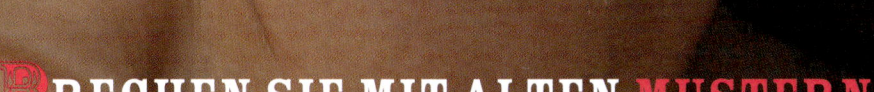

BRECHEN SIE MIT ALTEN MUSTERN

Frauen, deren Männer nie Lust haben, die aber ansonsten ganz zufrieden mit ihrer Beziehung sind, kommen im Bett natürlich zu kurz – sie selbst hätten nämlich durchaus noch Lust. Auch mit Berührungen, Streicheln und Kuscheln ist es oft nicht mehr weit her, weil er Angst hat, dass sie sich mehr davon erwartet. Dann fühlen Sie sich irgendwann (sexuell) nicht mehr anziehend, obwohl er Sie durchaus noch für eine schöne und sinnliche Frau hält. Das ist ganz normal. Es ist wichtig, dass Sie sich nicht selbst die Schuld daran geben. Sie sind kein Sexmonster, nur weil Sie gern mit Ihrem Mann schlafen würden.

Es ist den Versuch wert, zusammen mit Ihrem Partner das gewohnte Sexmuster zu durchbrechen (Vorspiel – Penetration – Nachspiel), sodass der Orgasmus nicht mehr so im Mittelpunkt steht. Darauf sind nämlich viele Männer und Frauen zu sehr fixiert. Sex gibt es in vielen Spielarten. Ein Mann, der keine Lust hat, kann Sie z. B. auch mit Fingern oder dem Mund befriedigen. Wichtig ist, dass Sie sich weiterhin die Mühe machen, darüber zu reden, und sich nicht schämen, Ihr Bedürfnis nach Intimität zu äußern.

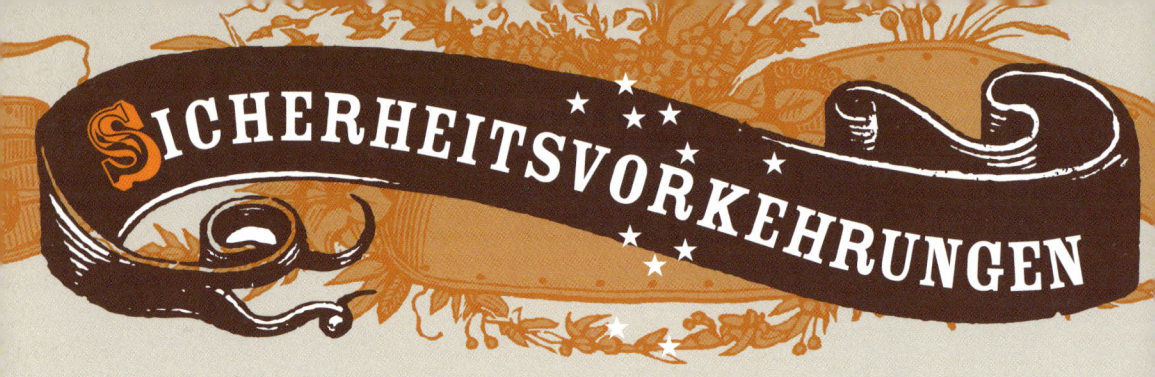

COITUS INTERRUPTUS

Der Coitus interruptus mag ja bei Ihren (Groß-)Eltern eine beliebte Verhütungsmethode gewesen sein, aber sie ist sehr unzuverlässig, und die Wahrscheinlichkeit eines Unfalls ist groß.

Bei dieser Methode zieht er sich kurz vor der Ejakulation aus der Frau zurück. Dazu ist einiges an Selbstbeherrschung nötig, und die ist nicht unbedingt gegeben, wenn man sehr erregt ist. Es kann leicht passieren, dass er sich einfach zu spät zurückzieht. Außerdem enthält die Flüssigkeit, die der Penis schon vorher absondert (der „Sehnsuchts- oder Lusttropfen") oft schon genug Sperma, um ein Baby zu machen (und Sie brauchen ja nur ein einziges Spermium!). Es ist auch riskant, außen auf die Vagina zu ejakulieren, denn die Spermien können gut genug schwimmen, um von dort ins Körperinnere zu gelangen.

WUSSTEN SIE, DASS …

eine Samenzelle wochenlang im Körper einer Frau überleben kann? Aber nur in den ersten Tagen kann sie tatsächlich eine Eizelle befruchten. An der Luft ist Sperma jedoch nach wenigen Minuten dem Tode geweiht.

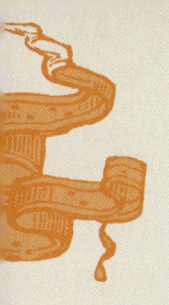

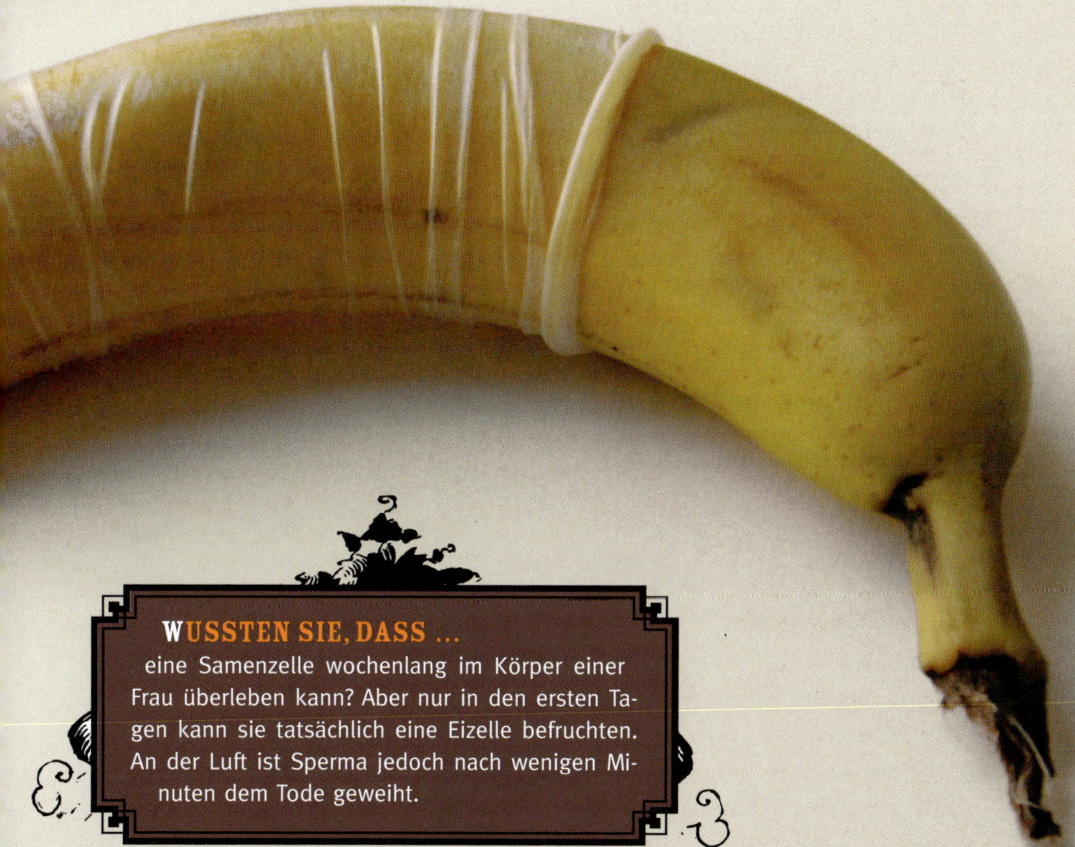

KONDOME FÜR ANFÄNGER

Ein Kondom ist eine dünne Gummihülle, die man vor dem Geschlechtsverkehr über den Penis zieht. In diesem Gummi landet dann sein Sperma. Da es nicht in Ihre Vagina gelangt, können Sie auch nicht schwanger werden und sind gegen sexuell übertragbare Krankheiten wie HIV geschützt.

Die meisten Kondome sind aus Latex (einem dünnen Gummi). Personen mit einer Latexallergie können Präservative benutzen, die aus Polyurethan oder Schafsdarm gemacht sind – sehr dünn, aber um einiges teurer.

Ein Kondom kann nur einmal benutzt werden.

PRO

★ Sie müssen nicht jeden Tag eine Pille schlucken oder die ganze Zeit mit einem Hormonring oder einem Implantat herumlaufen. Ein Präservativ benutzt man nur dann, wenn man auch Sex hat.

★ Ein Kondom hat keine Nebenwirkungen, wie sie bei hormonellen Verhütungsmitteln zuweilen auftreten können.

★ Ihr Partner ist für die Verhütung verantwortlich.

★ Sie sind beim Geschlechtsverkehr gegen sexuell übertragbare Krankheiten wie HIV geschützt, solange Sie bestimmte Regeln beachten.

★ Wenn Sie mehrere Sexualpartner haben, bietet nur ein Präservativ ausreichenden Schutz.

★ Kondome sind rezeptfrei in der Apotheke und anderen Geschäften erhältlich.

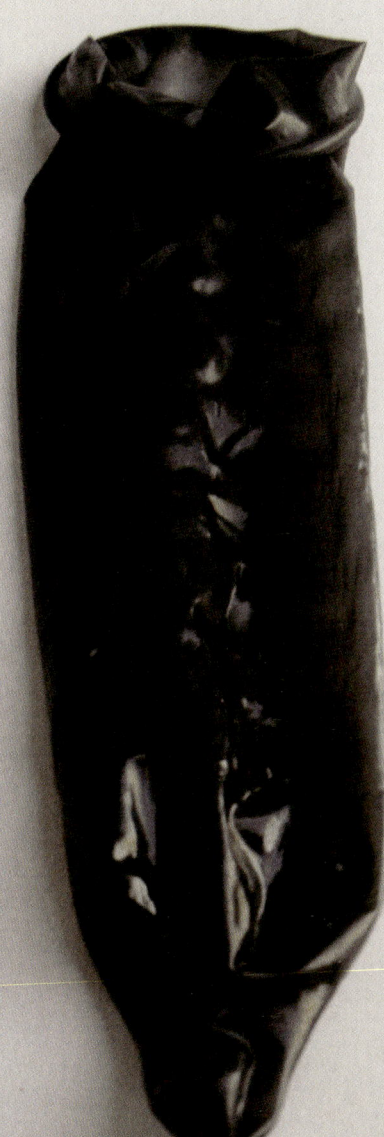

WUSSTEN SIE, DASS ...

ein Kondom ungefähr einen Monat in einem Portemonnaie überlebt, bevor es durch die ständige Reibung zu verschleißen beginnt – und so bei Benutzung leicht reißen kann? Kluge Jungs und Mädchen bewahren ihre Kondome daher an einem anderen Ort auf. Werfen Sie auch immer einen Blick auf das Haltbarkeitsdatum auf der Verpackung.

CONTRA

★ Es ist einige Übung nötig, um ein Kondom richtig anzulegen.

★ Ein Präservativ kann reißen oder herunterrutschen, wenn man es ungeschickt anstellt oder zu wilden Sex hat. Wenn Sie oft die Stellung wechseln oder durchs ganze Zimmer turnen, müssen Sie aufpassen, dass Sie das Kondom nicht irgendwo unterwegs verlieren.

★ Männer (aber auch Frauen) finden manchmal, dass sie mit einem Kondom weniger empfinden.

★ Sie müssen es im Fall der Fälle zur Hand haben.

WIE SICHER IST SICHER?

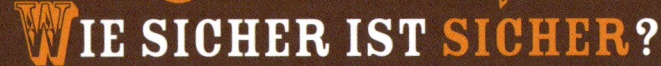

Kondome von vertrauenswürdigen Marken werden endlos getestet, bevor sie auf den Markt dürfen. Jeder noch so kleine Fehler wird gnadenlos aufgespürt, sodass nur solche Präservative an seinem besten Stück landen, die auch alle Sicherheitstest bestanden haben. *The survival of the fittest* gilt hier zweihundertprozentig.

1★ ELEKTRISCHE PRÜFUNG AUF UNDICHTE STELLEN: Jedes Kondom wird über einen Metallstab gestreift und dann mithilfe elektrischer Impulse auf Löcher oder dünne Stellen geprüft. Minderwertiges Latex verrät sich sofort, und damit ist das kurze Leben so eines Gummis auch schon wieder vorbei.

2★ VERMESSUNGSTEST: Probeexemplare werden auf ihre Abmessungen, Dicke, Durchmesser und Gewicht geprüft.

3★ AUFBLASTEST: Aus jeder Ladung Kondome werden ein paar Exemplare herausgepickt, die mit Luft gefüllt werden wie ein Ballon. Wenn ein Testkondom zu schnell platzt, wird die ganze Ladung entsorgt.

4★ LECKAGETEST: Andere Exemplare wiederum werden mit Wasser gefüllt, um undichte Stellen zu finden. Danach werden sie über Löschpapier gerollt, um festzustellen, ob sich feuchte Flecken zeigen. Wenn das der Fall ist, wird auch diese Ladung komplett entsorgt.

5★ ALTERUNGSTEST: Manche Kondome lässt man durch hohe Temperaturen künstlich altern. Auf diese Weise kann der Hersteller feststellen, ob die Präservative wirklich fünf Jahre lang halten, wenn sie erst einmal im Laden gelandet sind.

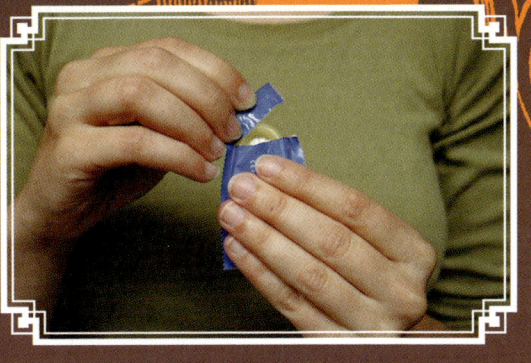

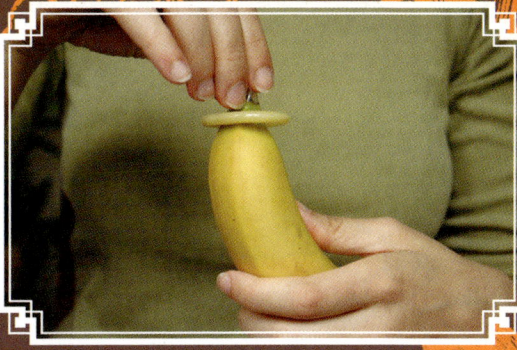

So WIRD ES ANGELEGT
(FÜR SIE UND IHN)

★ Kluge und sinnliche Mädels können ein Kondom auch selbst anlegen. Wenn es sein muss, üben sie vorher an einer Banane. Sie machen aus dem Kondommoment ein erotisches Zwischenspiel, statt ihren Partner einsam fummelnd auf der Bettkante sitzen zu lassen.

★ Ziehen Sie das Kondom vorsichtig aus der Verpackung (aufgepasst bei langen Fingernägeln!).

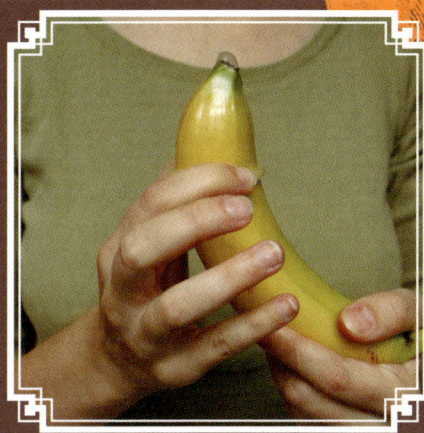

★ Überprüfen Sie, nach welcher Seite sich das Kondom abrollt, indem Sie es versuchsweise ein Stückchen nach unten rollen.

★ Schieben Sie das Kondom über den schlaffen Penis. Das hat den Vorteil, dass es später keine lästige Unterbrechung geben wird. Drücken Sie die Spitze des Präservativs zwischen Daumen und Zeigefinger zusammen, damit sie frei bleibt – schließlich soll sie später das Sperma auffangen können. Dann rollen Sie das Kondom bis zur Peniswurzel hinunter.

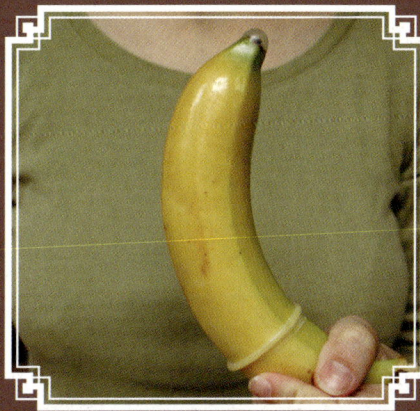

★ Oder schieben Sie das Kondom wie beschrieben über den steifen Penis. Vergessen Sie nicht, dass auch im Sehnsuchtstropfen schon Samenzellen enthalten sind.

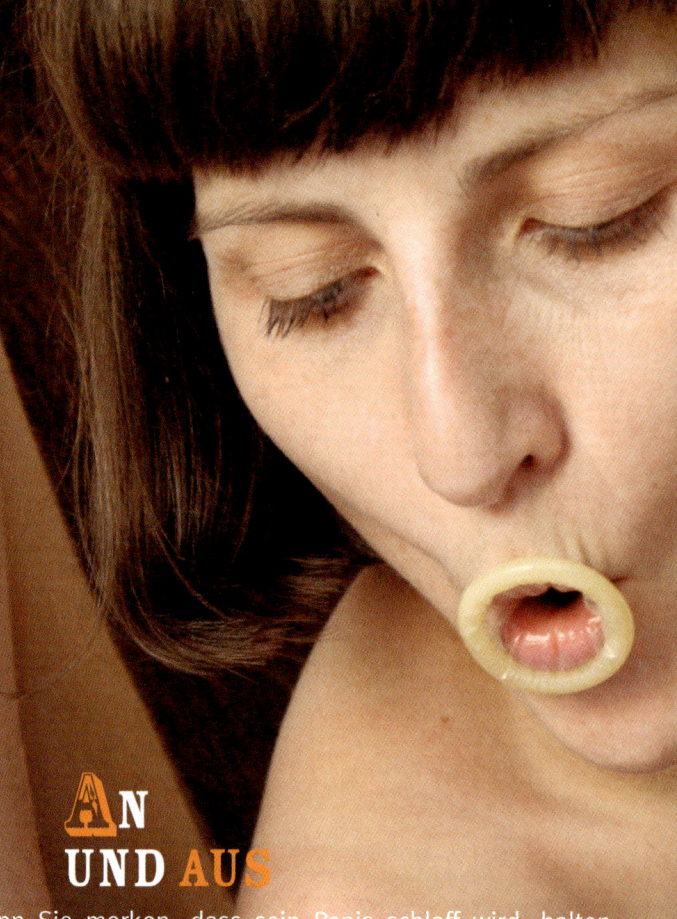

MIT DEM MUND

Prostituierte mit schwierigen Kunden sind sehr geschickt darin, ein Kondom mit dem Mund anzulegen. Vielleicht findet Ihr Partner es ja auch sehr aufregend, wenn er Ihren Mund (mitsamt Gummi) über seinen Penis gleiten fühlt?

Und so geht's: Legen Sie sich das nicht abgerollte Kondom vor die Zähne in den Mund. Die Spitze drücken Sie mit der Zunge an den Gaumen. Dann können Sie den Präser mit einer einzigen raschen Bewegung über seinen Penis abrollen.

AN UND AUS

Wenn Sie merken, dass sein Penis schlaff wird, halten Sie das Kondom an der Peniswurzel gut fest, während er seinen Penis zurückzieht. Ein zu rascher Rückzug kann zur Folge haben, dass der Inhalt doch noch in Ihrer Vagina landet, und das ist schließlich nicht der Zweck der Übung. Er kann das Präservativ entweder noch eine Weile dranlassen oder abnehmen und wegwerfen. Aber lieber nicht in die Toilette!

SORTEN UND GESCHMACKSRICHTUNGEN

Kondom ist nicht gleich Kondom – sehen Sie sich mal folgende Auswahl an:

★ mit Gleitmittel (mit oder ohne Spermizid) ★ ohne Gleitmittel ★ mit Spermareservoir (einer Extra-Ausbuchtung an der Spitze, in der das Sperma aufgefangen wird) ★ ohne Spermareservoir ★ vorgeformt (sitzt etwas enger an der Eichel und hat immer ein Spermareservoir) ★ nicht vorgeformt ★ hauchdünn ★ dick ★ extra-small ★ extra ★ large ★ extra-large ★ farbig ★ transparent ★ extra stark für Analsex ★ aus Latex ★ aus Polyurethan oder Schafsdarm ★ mit Geschmack: Erdbeer, Banane, Schoko oder Minze (für frischen Atem?) ★ in diversen Formen (Spaßkondome, bei denen Sie sich allerdings vorher von ihrer Verlässlichkeit überzeugen sollten): Bärchen, Frösche, Entchen ... ★ gerippt ★ genoppt ★ leistungsfördernd (hier ist innen eine Substanz aufgetragen worden, die die Empfindlichkeit des Penis leicht vermindert, sodass es länger dauert, bevor er kommt).

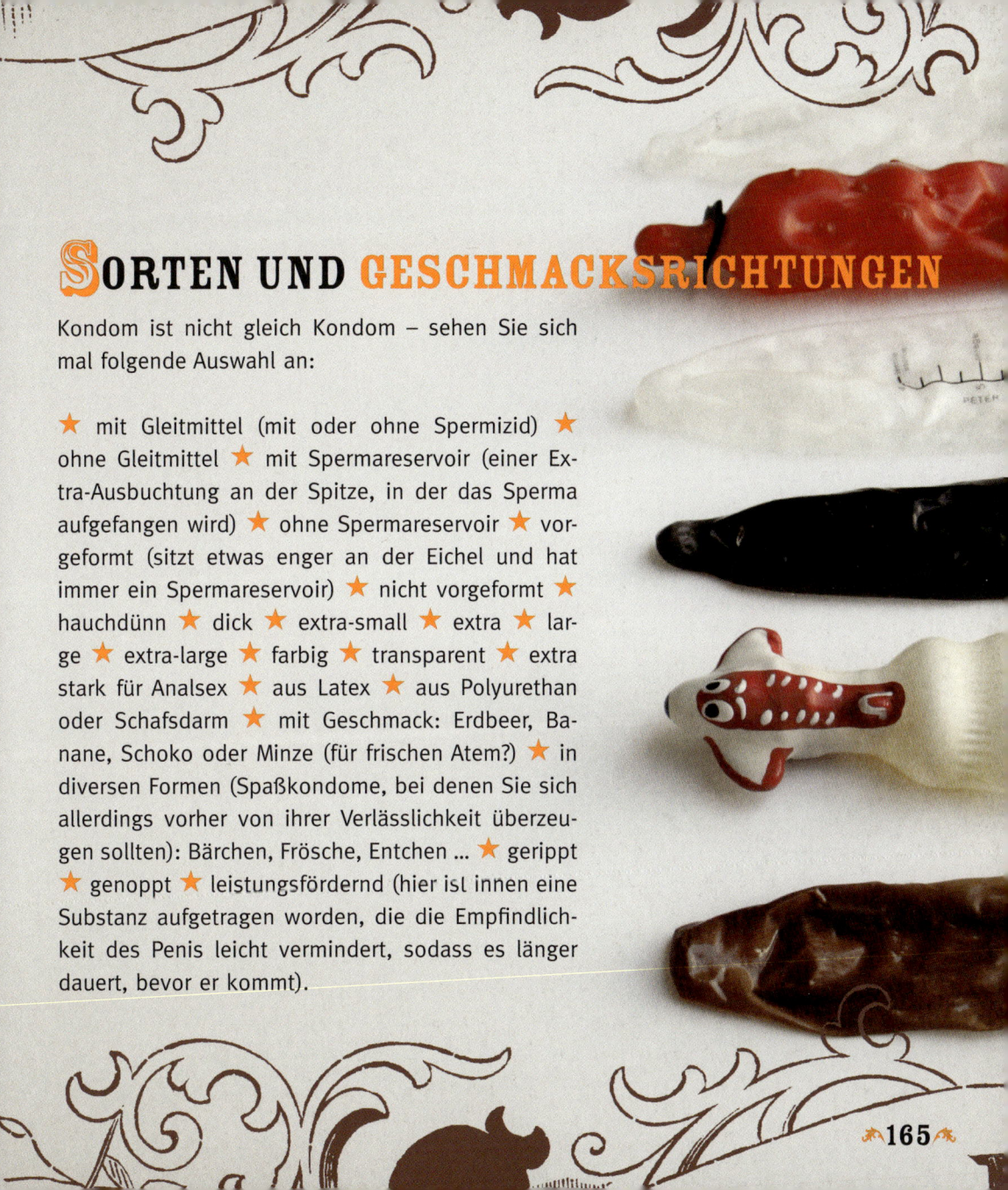

DICK ODER DÜNN?

Wenn Sie auf der Suche nach einem guten Kondom sind, müssen Sie eher die Dicke seines Penis berücksichtigen als seine Länge.

SPERMIENTÖTER

Manche Gleitmittel und Kondome enthalten ein Spermizid. Dadurch wird sein Sperma weniger aktiv, und Sie sind eher auf der sicheren Seite, auch wenn es eine Panne mit dem Kondom gibt.

SICHER GLEITEN

Benutzen Sie bei Latexkondomen niemals Produkte auf Ölbasis. Salatöl gehört in den Salat, nicht ins Bett. Babyöl und Vaseline sind ebenfalls tabu. Und wussten Sie, dass Vaginalcremes das Latex auch angreifen können? Bei Studien zu einem Vaginalzäpfchen (Gynodaktarin) stellte sich heraus, dass das Gummi des Kondoms stark angegriffen wird und deswegen höchstwahrscheinlich nicht mehr zuverlässig schützt.

Gleichzeitiger Gebrauch von bestimmten vaginalen Medikamenten und Kondomen ist daher nicht empfehlenswert. Im Allgemeinen steht diese Warnung aber auch im Beipackzettel.

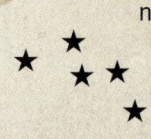

PETER METER

4 — teenie weenie

5 — average

6 — STUD

7 — HERO

FARM ANIMAL

8 —

WENN SIE ES MACHEN, DANN MACHEN SIE ES AUCH RICHTIG!

Es reicht nicht, ein Verhütungsmittel zu benutzen, um eine Schwangerschaft zu verhindern. Aus einer belgischen Untersuchung ging hervor, dass 6 von 10 Frauen, die eine unerwünschte Schwangerschaft abtreiben ließen, sehr wohl verhütet hatten. Nur eine Minderheit hatte keine Maßnahmen ergriffen. Von den Frauen, bei denen das Verhütungsmittel versagte, nahm die Hälfte die Pille und ein Viertel hatte Kondome benutzt. Sollen wir hieraus schließen, dass Pille und Kondom nichts taugen? Ganz sicher nicht. Fast immer hatten die Anwender einen Fehler gemacht. Wenn Sie also ein Verhütungsmittel benutzen, dann tun Sie es richtig! Um nicht schwanger zu werden, müssen sie es **korrekt** und **konsequent** benutzen! Lesen Sie den Beipackzettel aufmerksam durch und halten Sie sich an die Angaben des Herstellers. Dann geht auch selten etwas schief, seien Sie ganz beruhigt.

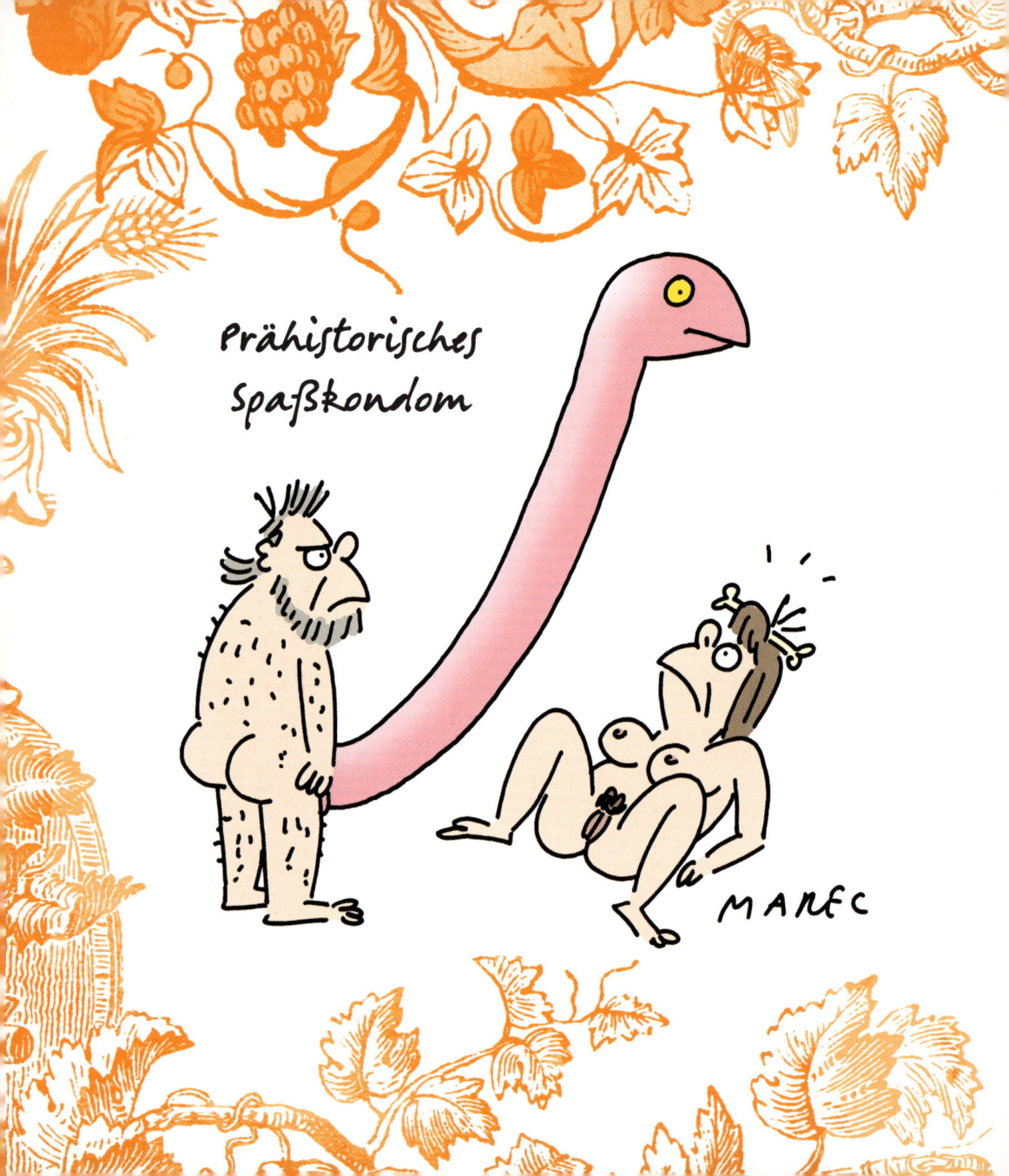

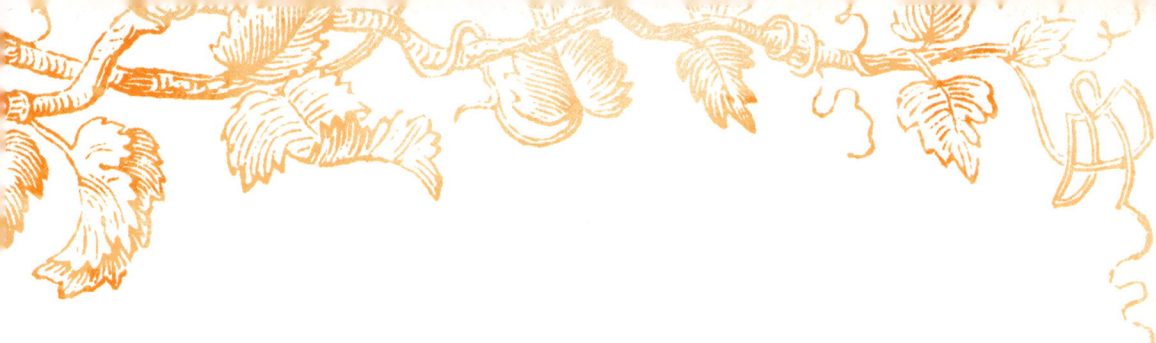

ES WAR EINMAL ... EIN KONDOM

Das Kondom ist schon Tausende von Jahren alt. Logisch: Geschlechtsverkehr bedeutet immer auch unerwünschte Schwangerschaften oder andere Dinge, gegen die sich so ein Penis schützen will: Ungeziefer, Verletzungen, Infektionen oder auch böse Geister.

Ob diese Kondome *avant la lettre* schon bewusst als Verhütungsmittel eingesetzt wurden und wie weit verbreitet sie waren, ist allerdings nicht bekannt. Im alten Ägypten benutzte man ein Leinensäckchen. Die Römer hielten es mit Präservativen, die sie aus Ziegenblasen herstellten.

Als Kolumbus die Neue Welt entdeckte, brachte er nicht nur Gewürze, Gold und Kaffee mit zurück nach Europa, sondern importierte auch eine ganz neue Krankheit: die Syphilis. Der italienische Arzt Gabriello Fallopius dachte sich, dass eine Barriere zwischen Penis und Vagina eine Ansteckung verhindern könnte. Er erfand ein Leinensäckchen, das in Kräutersaft getränkt wurde. Damit war der Vorläufer des modernen Kondoms geboren.

Später ging man zu Fischblasen und Schafsdarm über. Inzwischen gab es auch in Japan Kondome, die aus dünnem Leder, Schildkrötenhaut oder Horn gefertigt waren. Die ältesten Exemplare dieser Machart stammen von 1827.

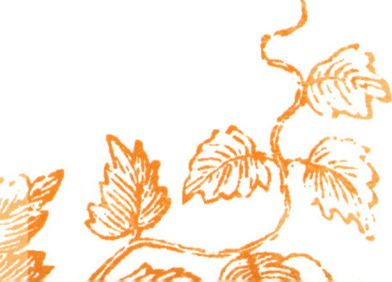

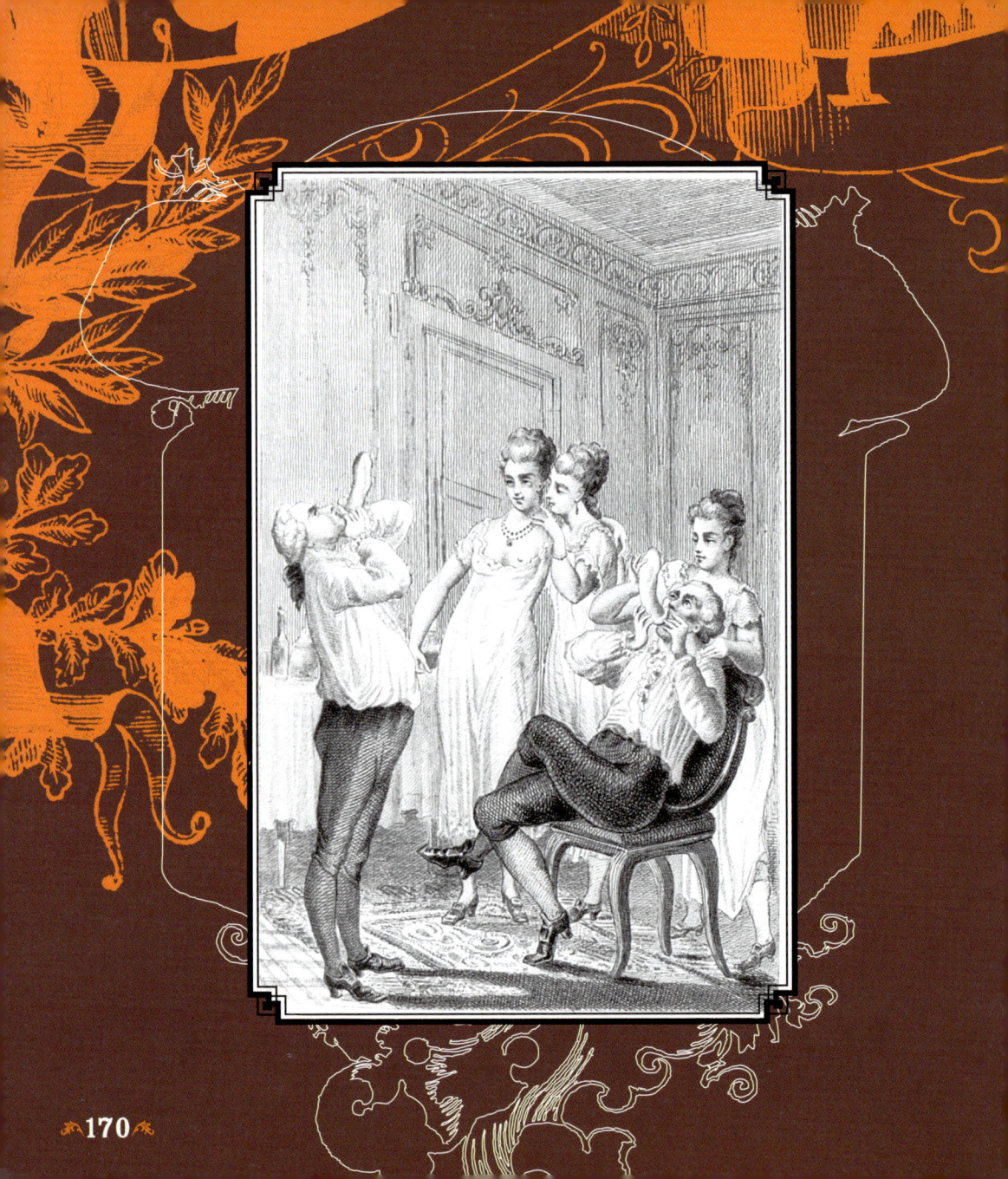

KONDOMGESCHÄFTE

1750 öffneten die ersten Kondomgeschäfte ihre Pforten. Der Handel lag größtenteils in Frauenhand.

CASANOVAS LÖCHERTEST

Casanova (1725–1789), der größte Lover aller Zeiten, machte es nie ohne Kondom. Er unterwarf jedes Präservativ einem „Löchertest", indem er es zu einem Ballon aufblies. Auf der Radierung auf S. 170 ist zu sehen, wie Casanova und ein anderer Mann in einem Bordell den Löchertest durchführen.

19. JAHRHUNDERT: GUMMISPASS

Gummi stellte sich als das optimale Material heraus. Zunächst waren die Kondome noch sehr dick. Es gab ein Modell, das nur die Eichel bedeckte. Die Präservative wurden oft mehrfach benutzt. Es gab sogar spezielle Kondomständer, auf denen man die Präservative trocknen lassen konnte. Meistens wurden sie danach in einer Dose mit Talkumpuder aufbewahrt.

20. JAHRHUNDERT: VIELFALT

In den 30er-Jahren kamen Kondome aus Latex auf den Markt. Sie waren dünner und hielten länger als die aus Gummi. Seitdem sind sie in immer mehr Sorten und Formen erhältlich.

STERIL, ABER VIRIL

Oft überlassen die Männer das Thema Verhütung lieber den Frauen, und das umso mehr, wenn es um endgültige Lösungen geht. Dabei ist eine Sterilisation beim Mann im Handumdrehen erledigt, während sie bei Frauen schon komplizierter aussieht.

Der wichtigste Grund, warum Männer solche Angst vor einer Sterilisation haben, ist natürlich die Sorge, impotent zu werden. Einmal danebengeschnitten, denkt er, und schon haben sein Penis und sein Leben keinen Sinn mehr. Doch so etwas passiert so gut wie nie. Eine Sterilisation verändert nichts – aber auch wirklich überhaupt nichts! – an seiner Erektion oder seiner Libido, seinem Orgasmus und nicht mal an seiner Ejakulation (es ist vielleicht ein klitzekleines bisschen weniger). Wenn seine Lust auf Sex trotzdem abnimmt (oder zunimmt, das passiert auch leicht) oder der Orgasmus sich anders anfühlt, hat das rein psychologische Gründe.

VERSTECK-SPIELCHEN

Vorsicht! Ein paar verschlagene Samenzellen halten sich auch noch nach der Sterilisation in den Samenbläschen und Samenleitern (oberhalb der durchtrennten Stelle). Selbst wenn der Arzt das Ganze mit einem spermientötenden Mittel gespült hat, ist der Mann erst nach drei Wochen wirklich zeugungsunfähig. Ohne diese Spülung kann es sogar sechs bis zehn Wochen dauern, bevor Sie ganz auf der sicheren Seite sind.

VASEKTOMIE: SO WIRD EIN MANN STERILISIERT

★ Die Operation dauert ungefähr zwanzig Minuten. In beiden Hoden wird ein Schnitt gemacht, durch den die Samenleiter nach außen geholt werden. Anschließend werden sie durchtrennt, oder es wird eventuell ein Stück entfernt. Danach werden die beiden Enden durch Absengen oder auf andere Weise verschlossen.

★ Ein sterilisierter Mann kann ganz normal zum Orgasmus kommen, aber sein Sperma enthält keine Samenzellen mehr, weil ihr Weg von den Hoden zum Penis unterbrochen ist. Sie können sich das wie eine Art Straßensperre vorstellen. Die Samenzellen werden dann einfach abgebaut und vom Körper resorbiert.

★ An seinem Sperma merkt man auch nichts, denn das besteht ja zum größten Teil aus Samenflüssigkeit, in der früher auch immer nur ein paar Samenzellen schwammen. Steril oder nicht, im Bett bleibt er der Tiger, der er war.

★ Der wichtigste Grund von Impotenz nach einer Vasektomie ist ein psychischer: Manche Männer waren vielleicht einfach noch nicht bereit dafür. Doch die körperlichen Strukturen, die die Erektion garantieren, werden durch eine (professionell ausgeführte) Vasektomie auf keinen Fall beschädigt.

★ Obwohl das nicht unbedingt Sinn der Sache ist, kann eine Sterilisation beim Mann manchmal rückgängig gemacht werden. Dazu werden die zwei „losen" Enden des Samenleiters wieder aneinandergenäht. Der Erfolg dieser Operation ist aber nicht immer garantiert.

GUT VERKORKT

Für Männer, die bereit sind, ihre Pflichten bei der Verhütung zu übernehmen, aber trotzdem Angst vor dem definitiven Schnitt haben, könnte es demnächst eine Alternative namens IVD (Intra Vas Device) geben.

Dabei werden unter lokaler Betäubung jeweils zwei kleine Silikonstöpsel in beide Samenleiter eingesetzt. Diese „Korken" verhindern, dass das in den Testikeln gebildete Sperma seinen Weg fortsetzen kann. Da in jedem Samenleiter zwei Pfropfen sitzen, werden Spermien, die es ausnahmsweise doch noch an der ersten Barriere vorbeigeschafft haben, endgültig an der zweiten aufgehalten. Vorteil dieser Operationsmethode ist, dass seine Samenleiter unbeschädigt bleiben, dass man den Eingriff jederzeit wieder rückgängig machen kann, wenn er doch noch einen Kinderwunsch haben sollte, und dass er auch billiger sein soll als eine Vasektomie. Inzwischen wird mit Flüssigkeiten experimentiert, die sich in den Samenleitern verhärten und dadurch denselben Verkorkungseffekt erzielen.

Wenn IVD alle Tests besteht, könnte das eine reguläre Verhütungsmethode werden.

MÄNNER OHNE EIER

Männer brauchen das Wort „Kastration" nur zu hören, um spontan in sich zusammenzuschrumpfen. Nichts kommt ihnen grauenvoller vor als ein Leben ohne ihre geliebten Hoden. Bei der Kastration werden die Hoden eines Mannes, eines Jungen oder eines männlichen Tieres entfernt, mit allen Konsequenzen. Bei einer Kastration aus medizinischen Gründen wurde früher der ganze Hoden entfernt, heute wird nur noch der Teil entfernt, der das männliche Hormon produziert, also alles, was sich in der Haut befindet, die den Hoden umschließt. Auch die spermienproduzierenden Zellen sind damit entfernt.

POPULÄRE BÜRSCHCHEN

Kastraten oder Eunuchen haben in der Geschichte eine große Rolle gespielt, weil sie sich meistens an einem königlichen oder kaiserlichen Hof aufhielten. Da man sie als „ungefährlich" betrachtete, konnten sie oft auf diskrete Art ziemlich viel Macht ausüben und fungierten als Kammerdiener des Fürsten, Hohepriester, Haremswächter, Diplomaten oder Sänger. Der Fürst hielt sie für sehr loyal, weil sie selbst ja keine Nachkommen haben konnten und folglich die Begründung einer eigenen Dynastie oder ein Staatsstreich für sie kein Thema war. Auch im homosexuellen Milieu waren sie als Prostituierte sehr beliebt.

FARINELLI & CO.

Wenn die Kastration vor den ersten Anzeichen der Pubertät vorgenommen wird, kommt es gar nicht erst zur Bildung von Geschlechtshormonen, sodass die Jungen ihre helle Knabenstimme behalten (da der Stimmbruch ausbleibt). Männer, die kurz nach der Pubertät kastriert werden, würden also nicht plötzlich singen wie Farinelli. Aber auch die Kastration vor der Pubertät bietet keine Erfolgsgarantie. Manchmal kommen die Buben nämlich trotzdem in den Stimmbruch. Die ganze Mühe für nichts und wieder nichts …

Kastraten sind nicht nur unfruchtbar, sie produzieren auch kein Testosteron und sind daher weniger aggressiv. Auffallend ist auch, dass sie kaum Körperbehaarung aufweisen.

Im Gegensatz zur landläufigen Annahme sind diese Männer oft sehr wohl imstande, eine Erektion zu bekommen. Die Wirkung des Testosterons ist nämlich ein komplizierter Mechanismus, und die bloße Menge dieses Hormons ist nicht allein ausschlaggebend für die sexuelle Lust und Leistung (siehe S. 96). Aber das hielten die Eunuchen lieber geheim … Die Haremsdamen spielten das Spiel mit: Geschlechtsverkehr mit einem Eunuchen dauerte schön lang, und schwanger konnte man eben nicht werden.

BEHALTEN ODER ENTFERNEN?

Auch in der Medizin ist die Kastration kein unbekannter Eingriff. Früher wurde sie durchgeführt bei Homosexualität, Schizophrenie, Psychosen, aggressivem Verhalten, hyperaktiver Libido, Kahlheit, Schlafapnoe, Prostataproblemen, übermäßiger Masturbation …

Befremdlicherweise finden manche Männer die Vorstellung erregend, von jemand anders (oder sich selbst) kastriert zu werden. Immer wieder liest man in der Zeitung von einem Mann, der sich den eigenen Penis abgeschnitten hat oder jemand anders darum gebeten hat. Angeblich haben die meisten Urologen schon Patienten gesehen, die versucht haben, sich selbst zu kastrieren. Ein ziemlich gefährlicher Eingriff, bei dem der schnippelfreudige Mann verbluten kann.

CHEMISCHE KASTRATION

Bei der chemischen Kastration werden Medikamente eingesetzt, um die Wirkung der in den Hoden gebildeten Hormone zu behindern. Sie wird als eine Art Wundermittel gesehen, um Pädophile und Vergewaltiger, die nach einer Gefängnisstrafe wieder in die Gesellschaft entlassen werden, hormonell unter Kontrolle zu behalten.

Das Problem ist jedoch, dass diese Medikamente zwar die Hormonproduktion beeinflussen, aber nicht die Gedankenmuster dieser Sexualverbrecher. Daher gibt es auch immer wieder Männer, die trotz der chemischen Hormonbremse in ihre alten Verhaltensmuster zurückfallen.

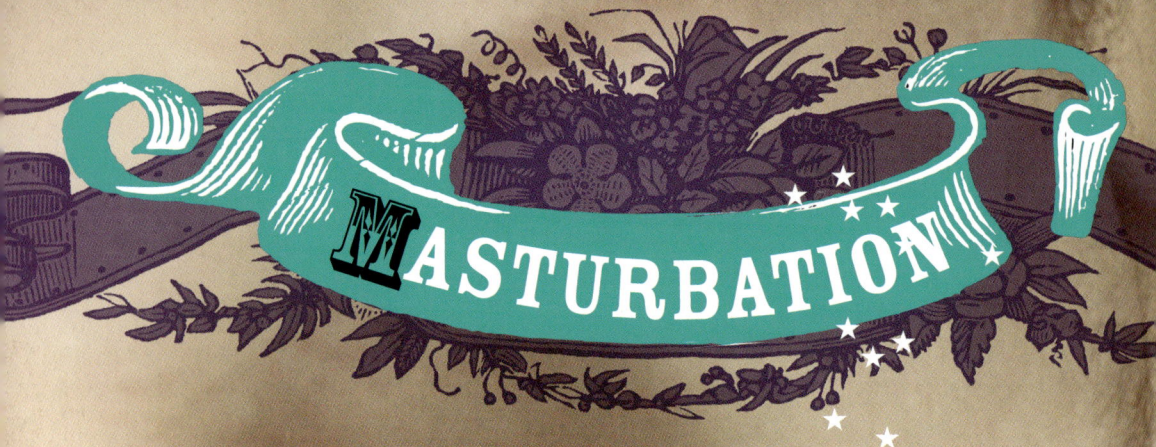

MASTURBATION

IMMER MUNTER DRAUFLOS

Dass Männer von klein auf gern an sich herumspielen, ist nun nicht unbedingt die große Offenbarung. Jungs und ihre Pimmel sind mehr oder weniger unzertrennlich, und Masturbation ist oft eine ihrer Lieblingsbeschäftigungen, auch wenn sie zunächst zu jung sind, um wirklich zum Orgasmus zu kommen. Noch schöner wird es natürlich, wenn man es zu zweit tut, mal zwischendurch, aber auch mal als Hauptgang. Ihm einen runterholen können Sie immer und überall. Sie können sicher sein, die Möglichkeiten sind schier unbegrenzt.

WUSSTEN SIE, DASS …

Männer in Indien die Gottheit in sich selbst mit einem religiösen Masturbationsritual anbeten? Auf Sanskrit heißt dieser Ritus *nârâchâstra prayoga* (den Pfeil werfen).

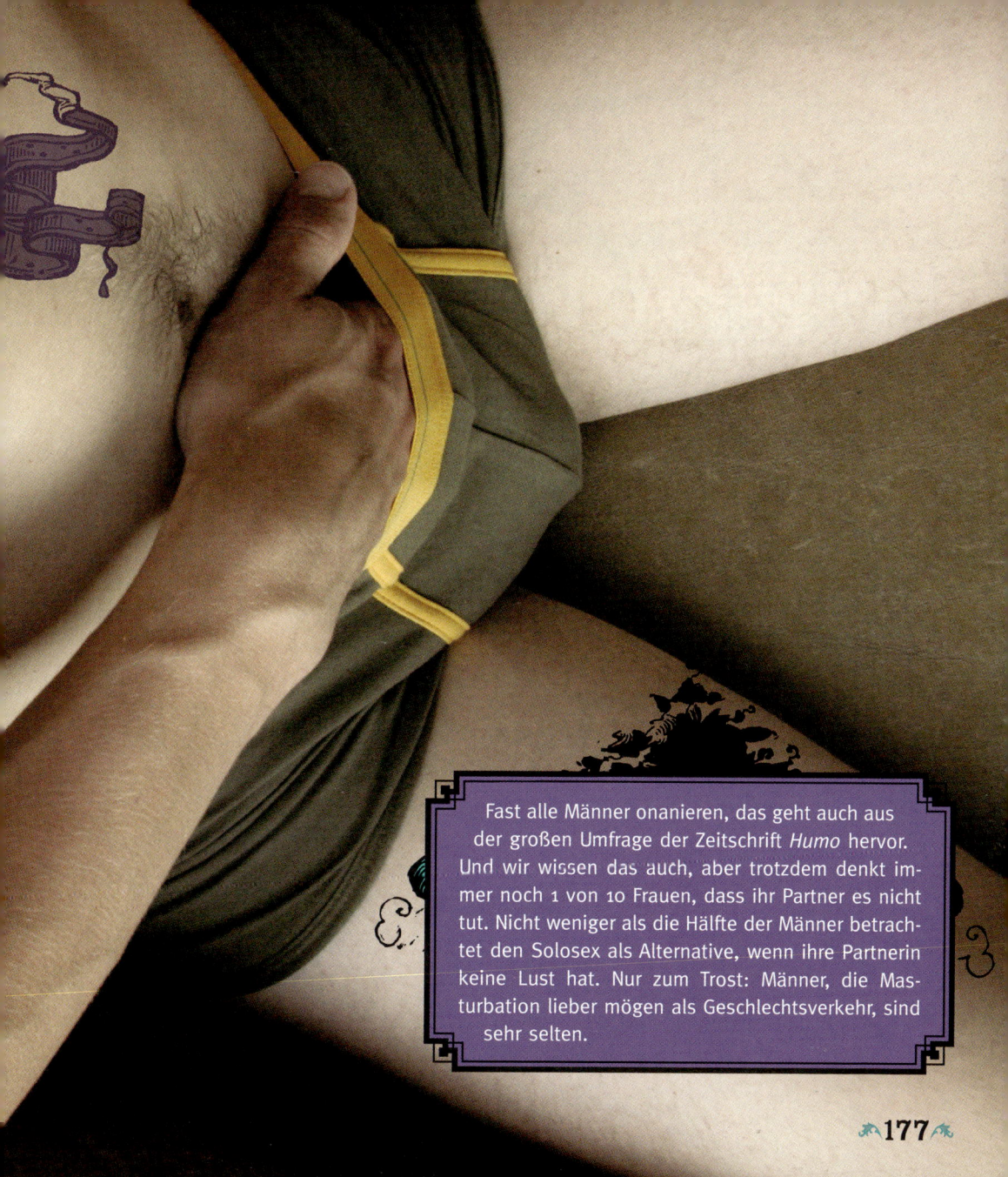

Fast alle Männer onanieren, das geht auch aus der großen Umfrage der Zeitschrift *Humo* hervor. Und wir wissen das auch, aber trotzdem denkt immer noch 1 von 10 Frauen, dass ihr Partner es nicht tut. Nicht weniger als die Hälfte der Männer betrachtet den Solosex als Alternative, wenn ihre Partnerin keine Lust hat. Nur zum Trost: Männer, die Masturbation lieber mögen als Geschlechtsverkehr, sind sehr selten.

HÄNDE AUF DIE BETTDECKE

Ab dem viktorianischen Zeitalter, das auch als keusches Jahrhundert bezeichnet wird (tatsächlich dauerte es den größten Teil des 19. Jahrhunderts), wurde die Welt plötzlich ein bisschen prüder, was für die Sexualmoral nicht ohne Folgen blieb.

Während vorher immerhin noch die Masturbation des Mannes als ziemlich normal betrachtet wurde, wandte sich die medizinische Wissenschaft nun radikal gegen diese „Selbstbefleckung". Angeblich sollte sie zu Krebs, Gelbsucht, Impotenz, Kraftlosigkeit und Blässe führen.

Ein Arzt behauptete sogar, die Onanie sei eine Plage, die mehr Opfer verlange als alle Kriege zusammen. Sperma durfte man nicht vergeuden, da es als Quelle des Lebens galt.

DR. KELLOGGS GEGENMITTEL

Der amerikanische Arzt John Harvey Kellogg führte einen persönlichen Kreuzzug gegen Sex. Er dachte, dass eine bestimmte Art von Ernährung einen mäßigenden Einfluss auf die verdammte sexuelle Lust haben könnte. Indem man zum Beispiel viel Mais aß! Und ja, so erfand er die Cornflakes!

Kellogg war nicht nur der Erfinder der berühmten Frühstücksflocken, er war auch ein vehementer Gegner der Onanie, wie man folgendem Zitat entnehmen kann:

„Ein Mittel gegen die Masturbation, das bei Knaben nahezu immer Erfolge zeitigt, ist die Beschneidung. Diese Operation muss durch einen Chirurgen ausgeführt werden und ohne Verwendung von Betäubungsmitteln, damit der kurze Schmerz eine reinigende Wirkung auf den Geist ausüben kann. Letzteres namentlich, wenn das Ganze mit einer Bestrafung verbunden wird. Bei Mädchen ist das Auftragen von purem Phenol auf die Klitoris eine hervorragende Art, diese abnormalen Lüste zu unterdrücken."

DER ARZT VERSCHNEIDET ... ÄH ... VERSCHREIBT ...

Die Ärzte griffen prompt zu drastischen Mitteln, um diese schreckliche Plage einzudämmen: eiskalte Bäder, Elektroschocks, Hüftgeschirre aus Metall oder sogar der Einsatz von Brennnesseln sollte Jungen und Männer von ihrem sündhaften Tun abhalten.

Es kamen auch Penisringe zum Einsatz, die – im Gegensatz zu den heutigen Sextoys – scharfe Stacheln an der Innenseite hatten, durch die eine Erektion ziemlich schmerzhaft wurde.

Bei hoffnungslosen Selbstbefleckern entschied man sich sogar für das Entfernen des Penis oder Teilen davon.

Später ging man zur psychologischen Kriegsführung über. Fragen Sie mal Ihren Vater oder Großvater. Denen erzählte man, dass solche Unkeuschheit zu Taubheit oder Erblindung führen könne, oder dass sie davon behaarte Hände oder Akne bekämen. Viel Sport und eiskalte Duschen könnten ihnen helfen, ihre sündhaften Bedürfnisse abzutoten. Kein Wunder, wenn sie um jeden Preis vermeiden wollten, dass ihre Mutter befleckte Laken fand.

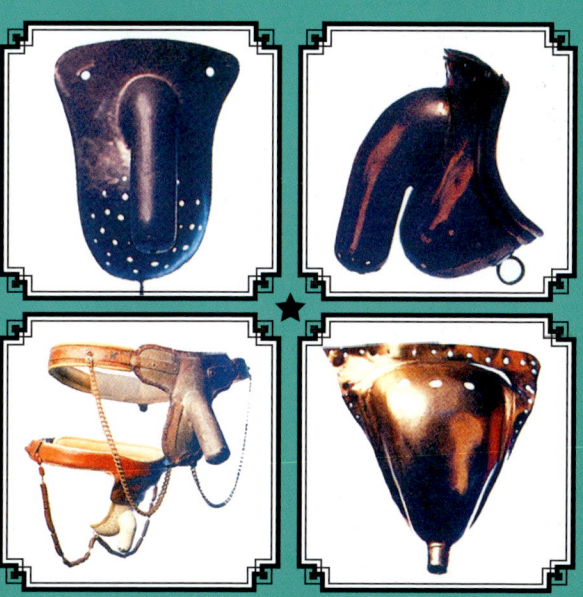

Antimasturbationsgeschirre, vergleichbar mit Keuschheitsgürteln

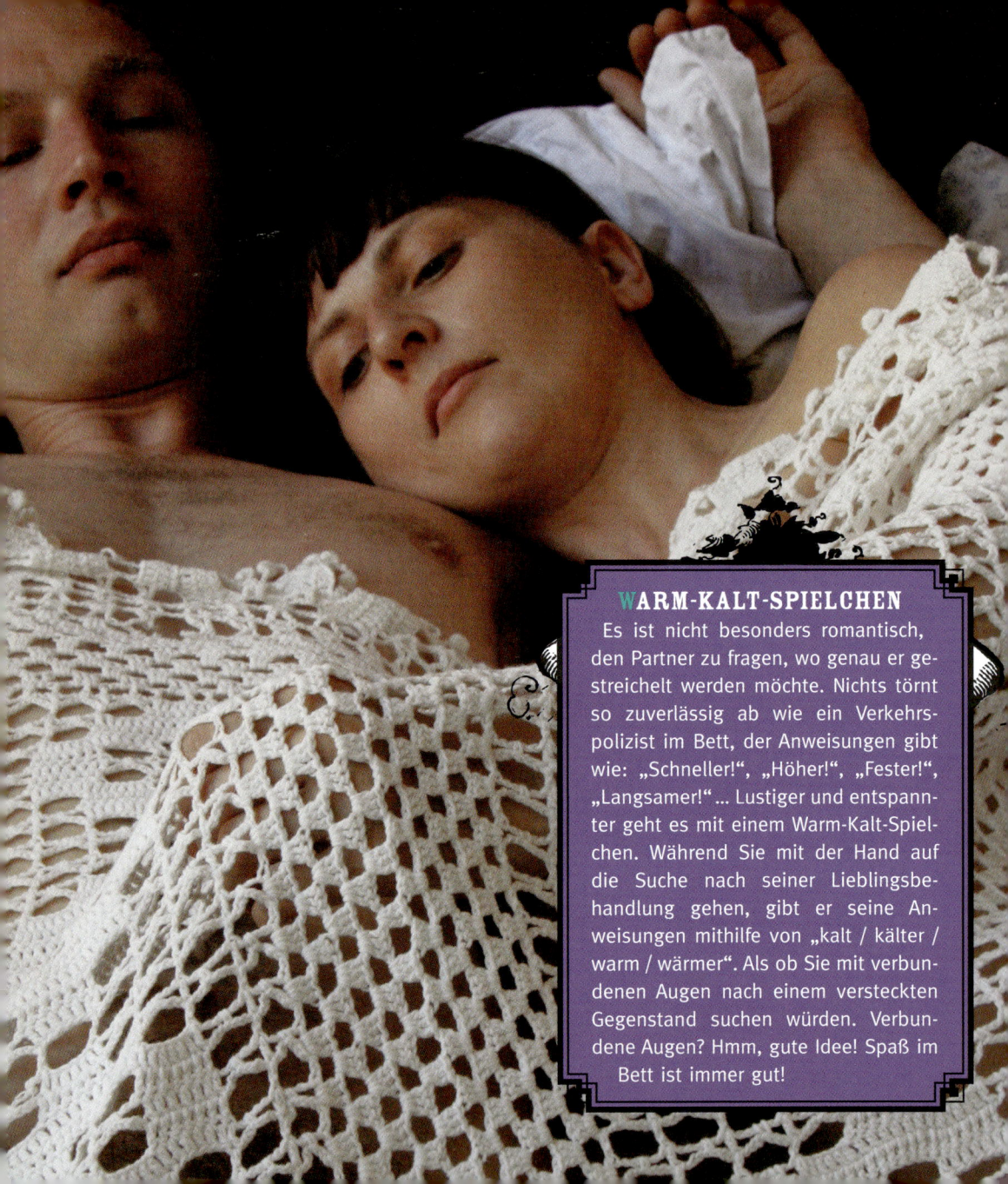

WARM-KALT-SPIELCHEN

Es ist nicht besonders romantisch, den Partner zu fragen, wo genau er gestreichelt werden möchte. Nichts törnt so zuverlässig ab wie ein Verkehrspolizist im Bett, der Anweisungen gibt wie: „Schneller!", „Höher!", „Fester!", „Langsamer!"… Lustiger und entspannter geht es mit einem Warm-Kalt-Spielchen. Während Sie mit der Hand auf die Suche nach seiner Lieblingsbehandlung gehen, gibt er seine Anweisungen mithilfe von „kalt / kälter / warm / wärmer". Als ob Sie mit verbundenen Augen nach einem versteckten Gegenstand suchen würden. Verbundene Augen? Hmm, gute Idee! Spaß im Bett ist immer gut!

MASTURBIEREN IST GESUND

Männer, die oft masturbieren, vor allem im Alter zwischen 20 und 50, verringern das Risiko von Prostatakrebs in späteren Jahren. Das jedenfalls geht aus einer Studie des australischen Cancer Council Victoria hervor. Bei Männern zwischen 20 und 30, die öfter als fünfmal pro Woche ejakulierten, lag die Wahrscheinlichkeit, in höherem Alter an bösartigem Prostatakrebs zu erkranken, um ein Drittel niedriger. Das lässt sich vielleicht damit erklären, dass die Samenzellen einen krebserregenden Effekt auf die Samenleiter haben könnten. Männer, die regelmäßig kommen, reinigen dadurch sozusagen ihre Abflussrohre.

MASTURBIEREN FÜR ANFÄNGER

Wenn Sie ihm zum ersten Mal einen runterholen, ist es wichtig zu wissen, wie er es mag. Einen langsamen oder schnellen Start, hart oder sanft, immer schön gradeaus oder mit einem kleinen Schlenker? Masturbieren ist wie Cocktailtrinken: Mal will er einen starken Shot, das nächste Mal einen Longdrink, von dem er lange was hat.

★ Legen Sie ihm die Hand um den Penis und bewegen Sie sie mit dem Daumen nach oben auf und ab.

★ Gleitmittel oder ein wenig Speichel kann die Sache reibungsloser laufen lassen.

★ Seine Eichel und sein Frenulum sind meistens am empfindlichsten und sollten deswegen am behutsamsten behandelt werden.

★ Die Eichel unbeschnittener Männer ist empfindlicher, manchmal sogar zu empfindlich. Dem können Sie abhelfen, indem Sie die Vorhaut über die Eichel ziehen und hin und her bewegen, sodass die Spitze nur indirekt stimuliert wird.

★ Wenn seine Erregung zunimmt, bewegen Sie die Hand immer schneller.

★ Meistens merken Sie an seiner Atmung und an den Geräuschen, die er von sich gibt, dass sein Orgasmus im Anzug ist. Sie können ihn in die Hand kommen lassen, in ein Taschentuch oder auf Ihren Körper.

★ Gehen Sie nicht gleich überfallartig auf seinen Penis und sein Skrotum los. Genauso wie Frauen wissen viele Männer einen langsamen, neckenden Einstieg zu schätzen, bei dem auch der restliche Körper zu seinem Recht kommt.

MASTURBIEREN FÜR FORTGESCHRITTENE

Wenn Sie erst einmal eine bewährte Methode gefunden haben, können Sie leichter mal was Neues ausprobieren!

★ **ÜBER KREUZ**: Ideal für den Einstieg, weil auch der Rest seines Körpers mit einbezogen wird. So hat er nicht das Gefühl, dass seine Genitalien gleich „überfallen" werden. Legen Sie die linke Hand auf sein rechtes Knie, die rechte auf sein linkes. Bewegen Sie die Hände abwechselnd streichelnd nach oben, über seinen Oberschenkel, den Schritt und den Bauch bis zur gegenüberliegenden Brustwarze. Seinen Penis und die Hoden streicheln Sie jedes Mal auf eine neckende und sinnliche Art. Zweck der Übung ist es, ihn mit einem nicht abreißenden Strom von Streicheleinheiten zu überwältigen. Während Ihre linke Hand seinen rechten Nippel berührt, streichelt Ihre Rechte den Penis und umgekehrt. Klingt komplizierter, als es ist!

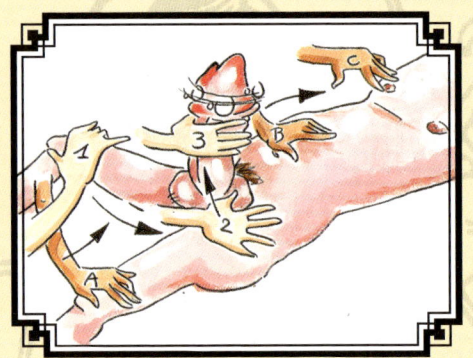

★ **GEBEN SIE IHM NICHT FÜNF:** Benutzen Sie nicht die ganze Hand, sondern zwei oder drei Finger. Verwenden Sie dabei immer reichlich Gleitmittel!

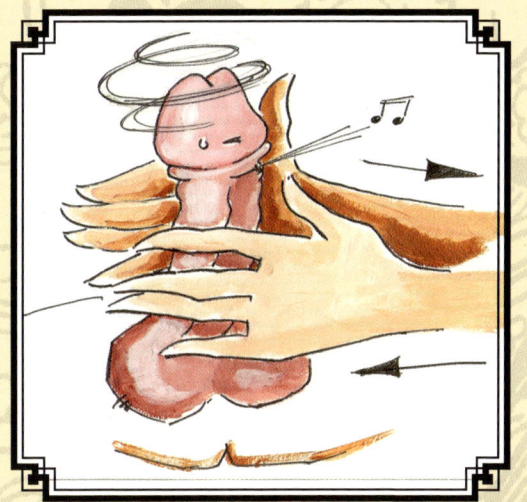

★ **REIBEN SIE IHN WARM:** Schmieren Sie sich die Hände gut mit Gleitmittel ein, bevor Sie die Handflächen rechts und links an die Außenseite des Penis legen. Bewegen Sie jetzt die Hände in entgegengesetzte Richtungen, als ob Sie ein Feuer machen oder etwas warmrubbeln wollten. Halten Sie den Rhythmus und verwöhnen Sie ihn sowohl an der Eichel als auch an der Peniswurzel.

SUPERTIPP

Benutzen Sie beim Blasen die Ringtechnik. Nichts ist schöner für einen Mann, als wenn Sie ihn mit der Hand stimulieren, während sie ihm gleichzeitig einen blasen. Außerdem können Sie dann selbst entscheiden, wie tief Sie seinen Penis in den Mund nehmen wollen. Halten Sie mit einer Hand die Peniswurzel fest und formen Sie mit der anderen einen Ring aus Zeigefinger, Mittelfinger und Daumen. Ziehen Sie die Lippen über die Zähne und legen Sie den Ring so dicht wie möglich an den Mund. Lassen Sie seinen Penis in den Mund hinein- und hinausgleiten und stimulieren Sie ihn dabei mit der hoch- und runterfahrenden Hand. Besonders schön wird es, wenn Sie die Finger nach links und rechts drehen, als ob Sie einen Lautstärkeregler bedienen würden.

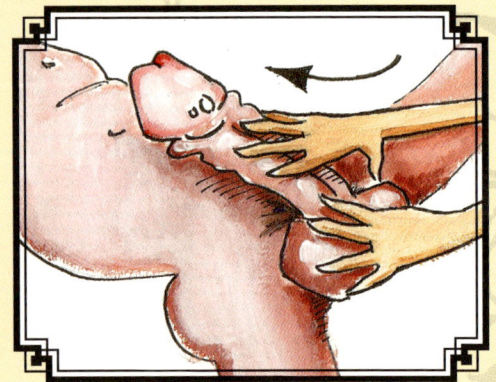

★ **MIT DER FLACHEN HAND:** Reiben Sie mit der flachen Hand über den Penis, beginnend bei den Hoden und bis nach oben zur Eichelspitze. Die Linke und die Rechte wechseln einander ab und kümmern sich abwechselnd um das empfindliche Frenulum.

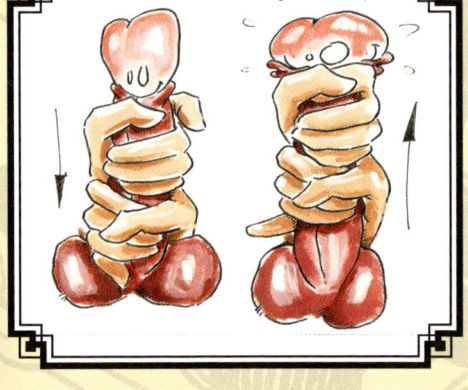

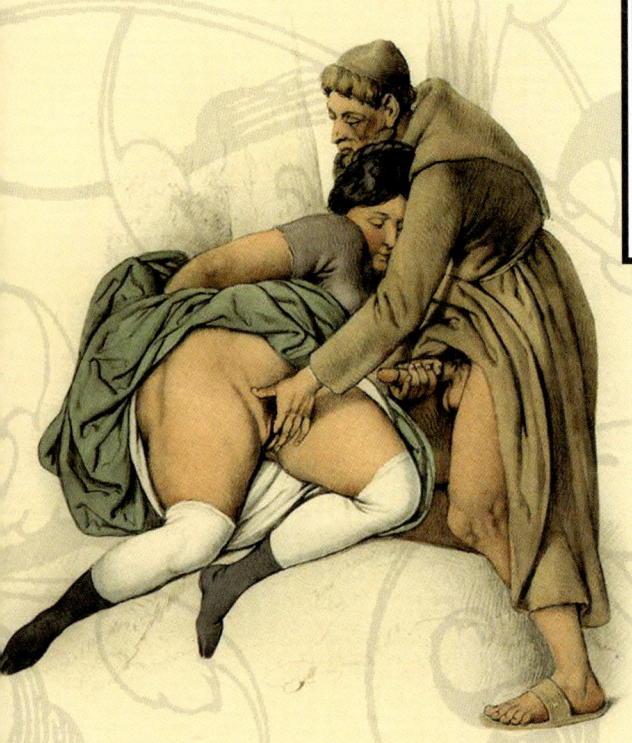

★ **DAS MILCHMÄDCHEN:** Melken Sie seinen Penis mit beiden Händen. Lassen Sie dabei die Hände hintereinander von der Peniswurzel bis zur Eichel gleiten und fangen Sie immer wieder von vorne an, wobei Sie ständig schneller werden. Benutzen Sie viel Gleitmittel. Das fühlt sich für ihn an, als würden Sie das Sperma aus ihm herausmelken – sehr erregend!

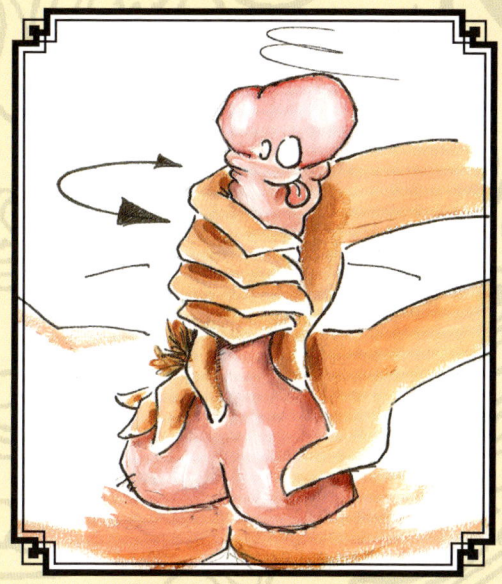

★ **ABSCHRAUBEN**: Halten Sie den Penis mit einer Hand unten fest, während Sie mit der anderen mit drehenden Bewegungen nach oben fahren, als wollten Sie etwas abschrauben. Sobald Sie oben angekommen sind, bekommt die Eichel eine Extrastreicheleinheit von der Handfläche. Am besten mit viel Öl!

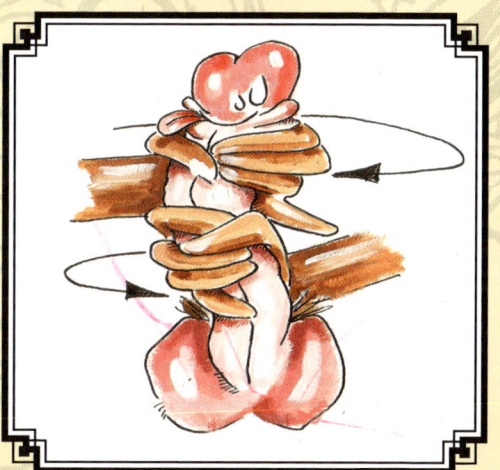

★ **FEUDELN**: Stimulieren Sie ihn mit einer Hand oder beiden, aber achten Sie darauf, dass Sie nach jeder Gleitbewegung seinen Penis „auswringen" wie einen Feudel. Benutzen Sie reichlich Gleitmittel und seien Sie nicht zu grob beim Wringen.

★ **RING**: Lassen Sie seinen Penis durch einen Ring aus Daumen und Zeigefinger gleiten. Bei dieser Methode ist der Druck auf den Penis nicht so stark – so können Sie schneller arbeiten.

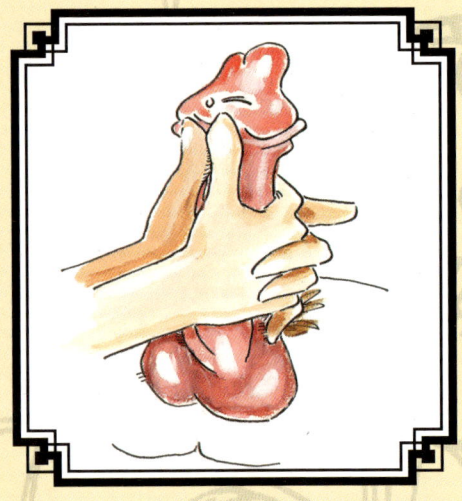

★ **DAUMEN HOCH**: Setzen Sie sich vor ihn hin und falten Sie die Hände um seinen Penis, wobei die Daumen nach oben zeigen. So können Sie die Unterseite seiner Eichel und das Frenulum mit den Daumen massieren

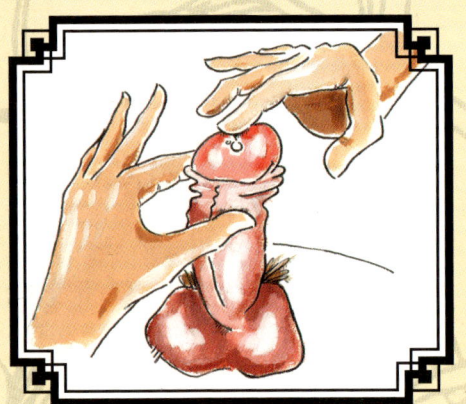

★ **ZUPFEN**: Halten Sie seinen Penis oben mit einer Hand fest, während Sie mit den anderen Fingern am Schaft (und später auch an der Eichel) zupfen. Seien Sie aber ganz behutsam mit den Fingerspitzen!

★ **DIE KLEINEN TRICKS**: Sobald es ernst wird, gehen Sie natürlich dazu über, den ganzen Schaft und die Eichel mit kräftigen Auf- und Abbewegungen zu massieren. Versuchen Sie eine Bewegung zu finden, bei der Ihr Daumen das Frenulum stimuliert, wenn Sie vom Schaft zur Eichel übergehen. Ein kleiner „Knick" im Handgelenk und der rechte Druck im rechten Moment versetzen ihn in höchste Verzückung!

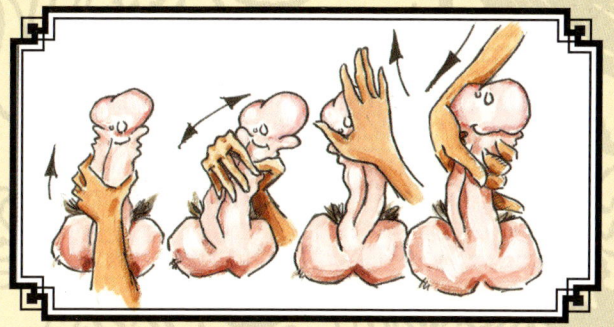

★ **WIRBELWIND**: Fassen Sie seinen Penis fest an der Wurzel. Bewegen Sie dann die Hand nach oben, während Sie langsam drehende Bewegungen machen. Sobald Sie oben angekommen sind, lassen Sie los und lassen die Handfläche über die Eichel gleiten. Halten Sie dabei immer Haut-kontakt, denn das Gefühl Ihrer Hand auf seiner Eichel ist der Schlüssel zum Erfolg! Mit einem kleinen Salto Ihrer Hand kriegen Sie den Schaft wieder zu fassen, wobei die Finger zu Ihnen zeigen. Dann gleiten Sie wieder nach unten, wobei Sie abermals eine drehende Bewegung vollführen.

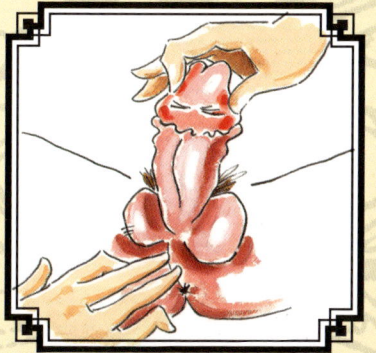

★ **NOTSCHALTER**: Wenn seine Erregung zu stark wird, kann die Drucktechnik verhindern, dass er kommt. Drücken Sie mit zwei Fingern fest auf sein Perineum (den Bereich zwischen Hodensack und Anus). In brenzligen Fällen kneifen Sie ihn mit zwei Fingern direkt unter die Eichel. Auch ein guter Trick bei Männern, die gern zu früh kommen.

FÜNF GRUNDREGELN FÜR DIE STIMULATION MIT DER HAND

1 ★ Beginnen Sie spielerisch und neckend.
2 ★ Benutzen Sie viel Gleitmittel.
3 ★ Bedenken Sie auch Hoden, Schenkel und Bauch mit Streicheleinheiten.
4 ★ Variieren Sie die Bewegungen in Art und Geschwindigkeit.
5 ★ Legen Sie es nicht in erster Linie auf seinen Orgasmus an: **Genießen** Sie das schöne Spiel!

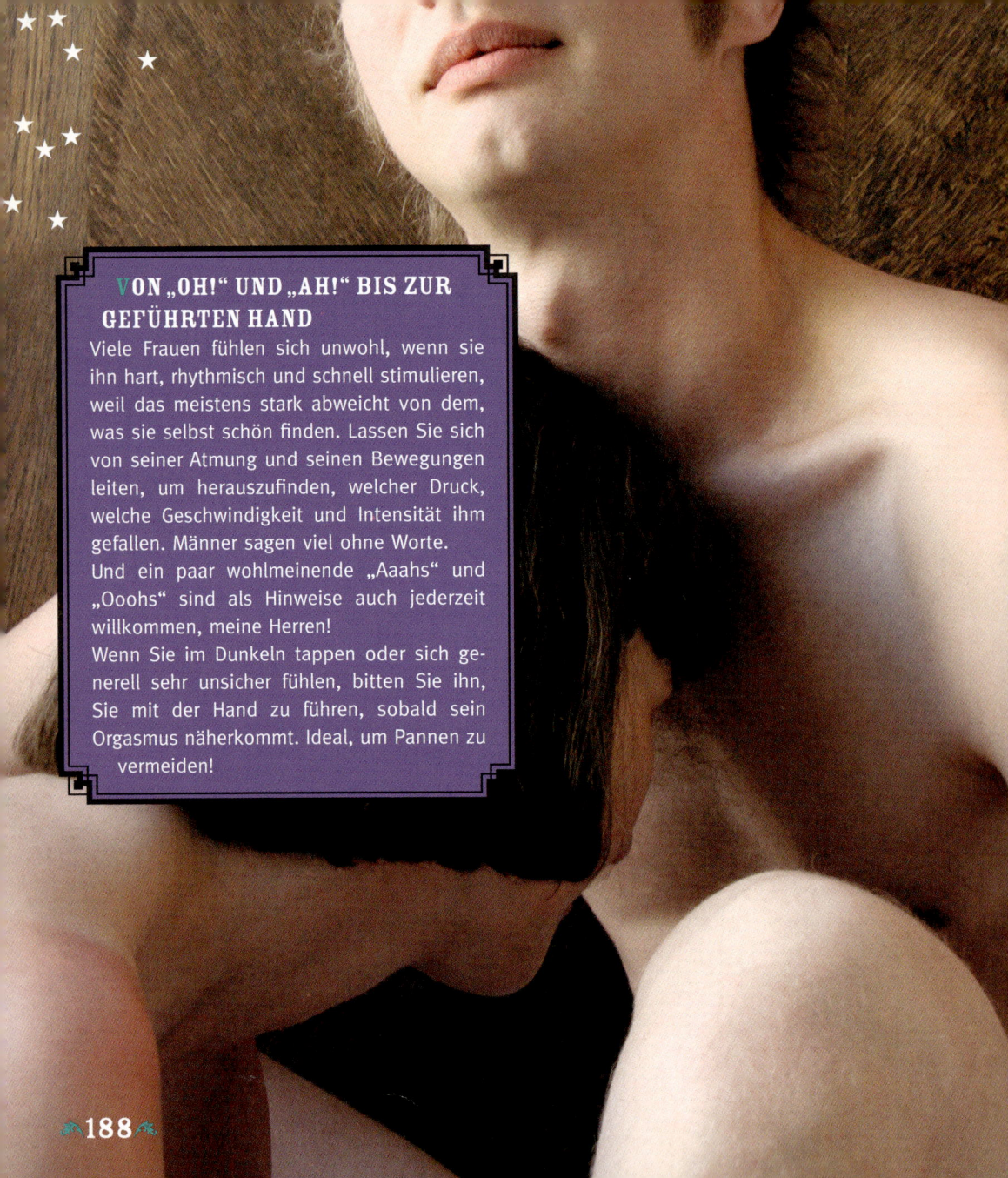

VON „OH!" UND „AH!" BIS ZUR GEFÜHRTEN HAND

Viele Frauen fühlen sich unwohl, wenn sie ihn hart, rhythmisch und schnell stimulieren, weil das meistens stark abweicht von dem, was sie selbst schön finden. Lassen Sie sich von seiner Atmung und seinen Bewegungen leiten, um herauszufinden, welcher Druck, welche Geschwindigkeit und Intensität ihm gefallen. Männer sagen viel ohne Worte.

Und ein paar wohlmeinende „Aaahs" und „Ooohs" sind als Hinweise auch jederzeit willkommen, meine Herren!

Wenn Sie im Dunkeln tappen oder sich generell sehr unsicher fühlen, bitten Sie ihn, Sie mit der Hand zu führen, sobald sein Orgasmus näherkommt. Ideal, um Pannen zu vermeiden!

ACHTUNG, ACHTUNG!

★ Wie wichtig sein Penis auch für ihn ist, ein Mann ist mehr als nur sein Schwanz. Konzentrieren Sie sich also nicht ausschließlich auf die paar … äh … die fünfzehn Zentimeter zwischen seinen Beinen. Hoden, Po, Schenkel, Unterleib, Kniekehlen, Ohren, Brustwarzen … beziehen Sie sie in jede Übung mit ein. Viele Männer finden es sehr erregend, wenn Sie bei der manuellen Stimulation auch seine Peniswurzel streicheln.

★ Sehen Sie ihm in die Augen, während Sie ihn wichsen. Es ist nicht nur schön, ihm beim Genießen zuzusehen, auch für ihn ist der visuelle Kick wichtig. Je enthusiastischer und sinnlicher Ihr Blick, umso geiler wird er.

★ Legen Sie seine Hand auf Ihre und lassen Sie ihn so den Rhythmus angeben. Männer beschweren sich oft, dass Frauen viel zu zaghaft und zögerlich zu Werke gehen. Mit seiner Hand auf Ihrer bekommen Sie ein Gefühl dafür, wie er es so richtig schön findet.

★ Wie die Frauen, onanieren auch viele Männer gern unter der Dusche. Sie lassen Penis und Hoden vom warmen, prickelnden Wasser reizen, richten einen Wasserstrahl direkt auf das Frenulum oder zielen mit dem Duschkopf auf den Anus, während sie wichsen. Lassen Sie sich Ihr Spielzeug nicht nehmen! Laden Sie sich selbst ein, wenn er unter die Dusche geht und nehmen Sie ihm diese „schwere Aufgabe" ab!

★ Abwechslung ist angesagt, meine Damen! Streicheln Sie ihn mit sinnlichen Materialien. Kitzligen Pelz am Hals und im Schritt, geriffelte Gummihandschuhe für seinen Hodensack und die Innenseite seiner Oberschenkel, ein weiches Fensterleder für seinen Hintern, eine Nagelbürste für seine Brustwarzen. Oder Sie binden ihm einen Seidenschal lose um den Penis, den Sie auf und ab bewegen. *Faites vos jeux!*

★ Reden ist erlaubt, aber lassen Sie es nicht ausarten. Ein Mann, der sich auf seinen Genuss konzentriert, hat kein Bedürfnis, über den Kauf einer neuen Küche zu plaudern. *Dirty-talk* und Lobesworte über seinen Penis sind jedoch immer empfehlenswert.

★ Genau wie unsere Klitoris kann auch der Penis bei längerer Stimulation mal gefühllos werden. Als Reaktion auf eine Überdosis sozusagen. Die meisten Männer schieben dann kurz Ihre Hand beiseite (es sei denn, er will Ihnen zu verstehen geben, dass er gleich kommt!). Lassen Sie sein bestes Stück kurz in Ruhe und konzentrieren Sie sich auf all die anderen wunderbaren Stellen an seinem Körper. Nach einer Weile wenden Sie Ihre Aufmerksamkeit heimlich, still und leise wieder seinem Penis & Co. zu. Bringen Sie Abwechslung in Ihre Bewegungen: Mal hart, mal sanft, abwechselnd schnell und langsam …

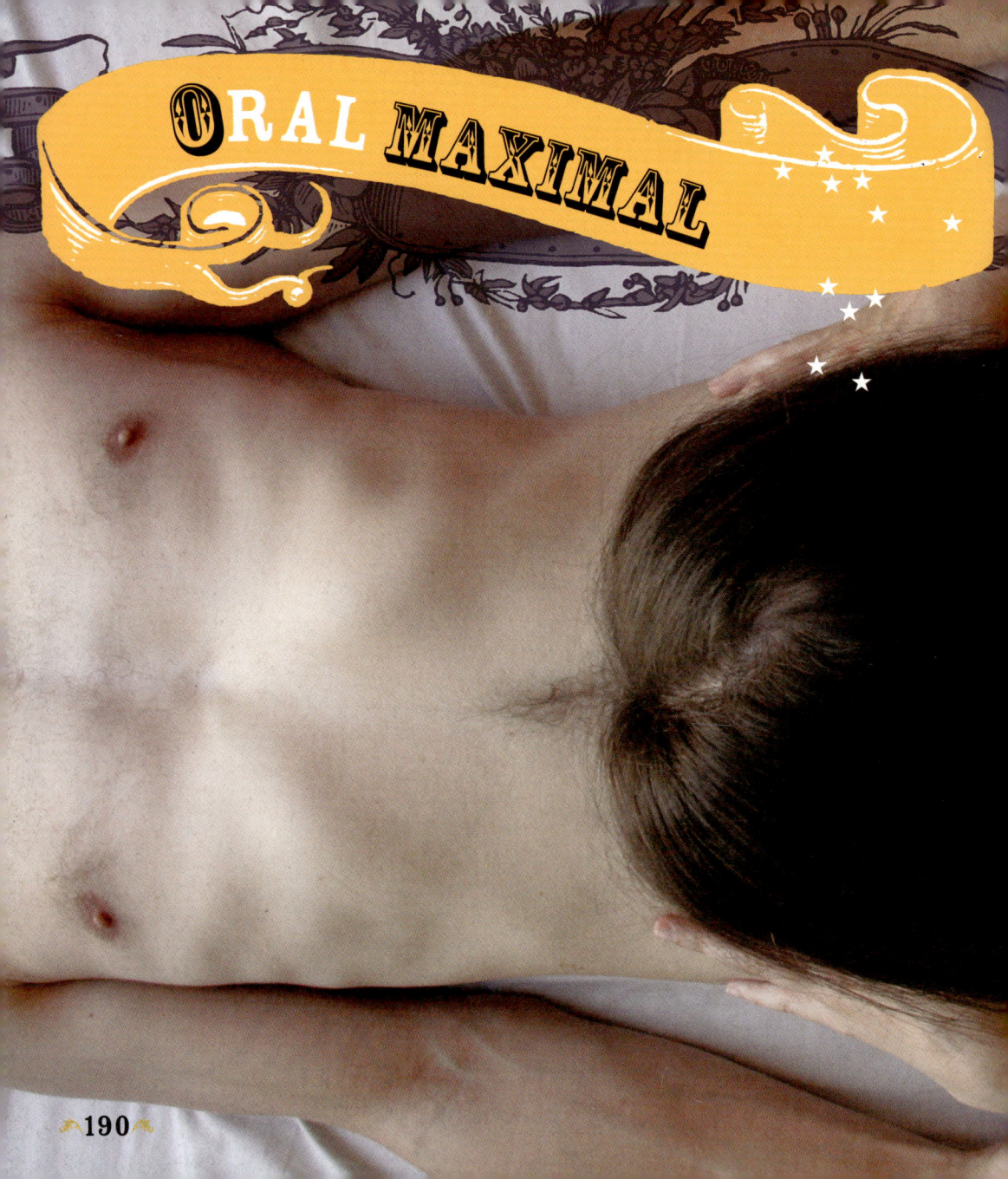

ORAL MAXIMAL

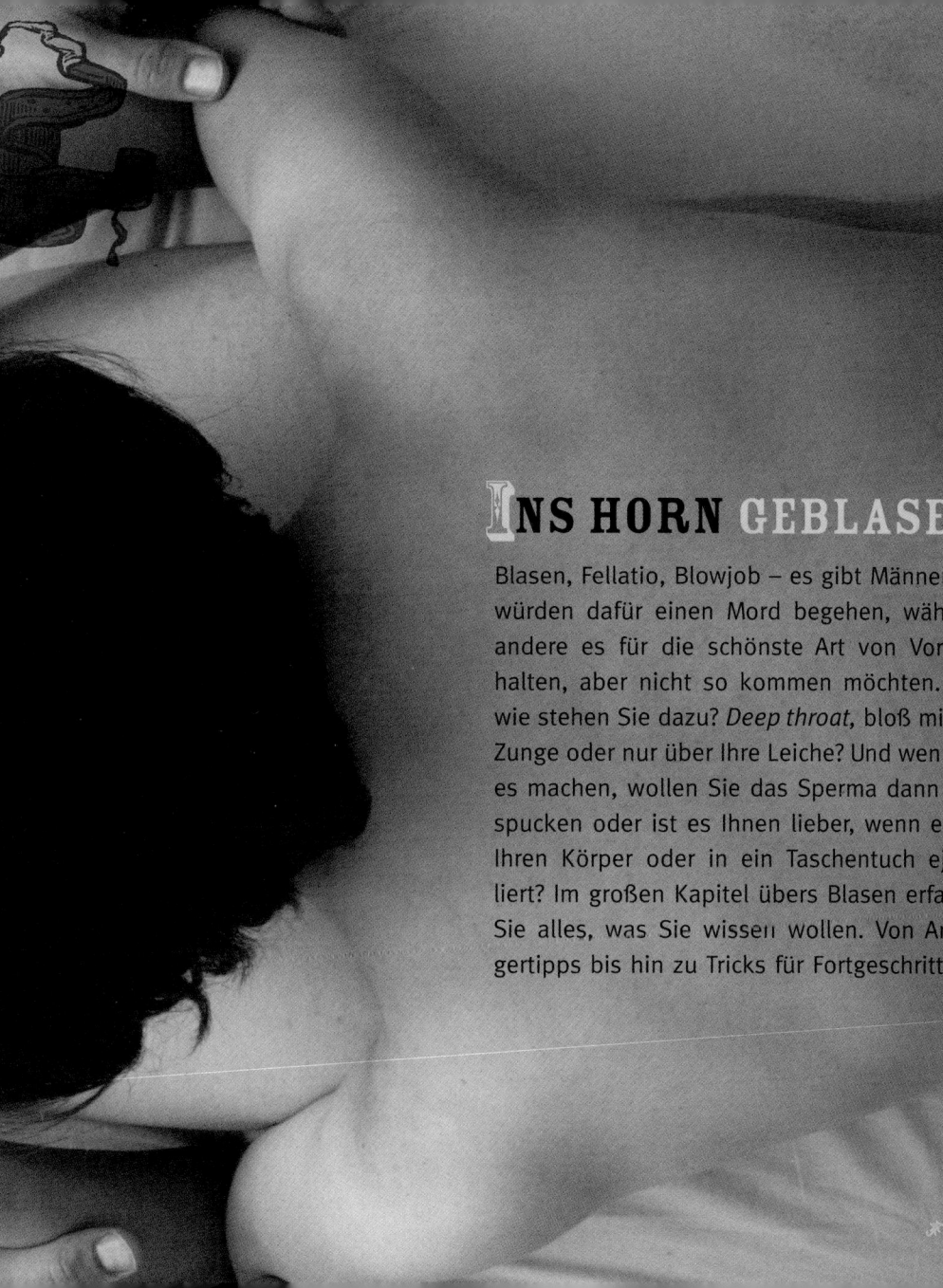

INS HORN GEBLASEN

Blasen, Fellatio, Blowjob – es gibt Männer, die würden dafür einen Mord begehen, während andere es für die schönste Art von Vorspiel halten, aber nicht so kommen möchten. Und wie stehen Sie dazu? *Deep throat*, bloß mit der Zunge oder nur über Ihre Leiche? Und wenn Sie es machen, wollen Sie das Sperma dann ausspucken oder ist es Ihnen lieber, wenn er auf Ihren Körper oder in ein Taschentuch ejakuliert? Im großen Kapitel übers Blasen erfahren Sie alles, was Sie wissen wollen. Von Anfängertipps bis hin zu Tricks für Fortgeschrittene.

WARUM BLASEN WIR?

Oralsex ist wahrscheinlich nicht so alt wie Ficken, aber viele Menschen glauben tatsächlich, dass ältere Leute es niemals tun, weil sie zu prüde dafür sind. Täuschen Sie sich da mal nicht. Abbildungen von Männern, die sich einen blasen lassen, sind älter als unsere Zeitrechnung, und die Wahrscheinlichkeit ist groß, dass Ihre Großeltern es genauso oft und mit demselben Vergnügen getan haben wie Sie heute.

Oralsex ist völlig normal, und Sie sind weiß Gott keine Nutte, wenn Sie es machen und es Ihnen gefällt. Einem Mann einen zu blasen, gibt vielen Frauen sogar ein Gefühl von Macht, und auch das ist nicht ganz unwichtig: Es kann besonders erregend sein, wenn er Ihrem Mund so ganz ausgeliefert ist.

Manche Frauen sind absolut nicht dafür zu haben – auch das ist okay. Wie bei jeder Stellung und jeder Sexualpraktik ist es wichtig, dass Sie sich nicht dazu gezwungen fühlen. So etwas ist tödlich für spontanen und unbeschwerten Sex. Aber wenn Sie Oralsex aus Versagensängsten oder Unwissenheit meiden, dann ist das jetzt der richtige Augenblick, diesem Zustand mit den folgenden Tipps ein Ende zu setzen.

DIE MÜNDLICHE LIEBESERKLÄRUNG

Natürlich verschafft es ihm ganz großartige Empfindungen, aber für Männer bedeutet Blasen mehr als nur Sex. Indem Sie ihn oral verwöhnen, beweisen Sie ihm Ihre Liebe und zeigen Bewunderung für seinen besten Freund, seinen Penis. Wenn Sie den verletzlichsten Teil seines Körpers streicheln, fühlt er sich vollkommen von Ihnen akzeptiert. Sie wissen seinen Pimmel genauso zu schätzen wie er!

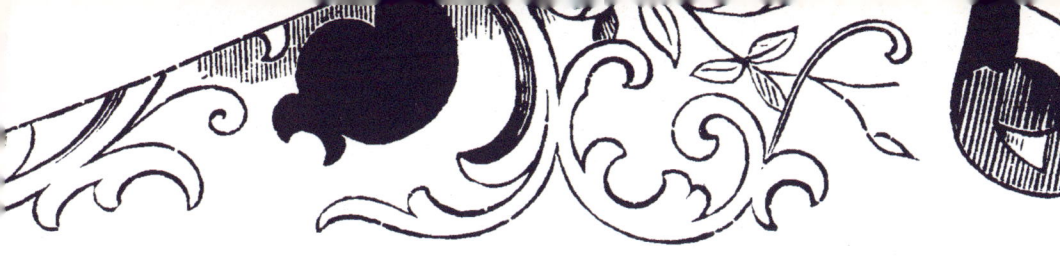

FELLATIO: abgeleitet vom lateinischen Wort *fellare*: saugen. Dabei bleibt der Mann mehr oder weniger passiv und Sie ergreifen die Initiative, indem Sie Kopf und Mund bewegen, während Sie an seinem Penis lutschen.

IRRUMATION: Sie bleiben passiv, während er den Körper bewegt und Ihren Mund mehr oder weniger penetriert.

DEEP THROATING: Dabei nehmen Sie seinen Penis ganz in den Mund, sodass er gegen Ihre Kehle drückt. Die Kunst besteht darin, den Brechreiz zu unterdrücken. Sehr populär in Pornofilmen, aber es erfordert eine ganze Menge Übung, ihn so tief hereinzulassen.

AUTOFELLATIO: 1 von 300 Männern ist so gelenkig, dass er sich selbst einen blasen kann. Ein längerer Penis hilft natürlich bei diesem Kunststückchen.

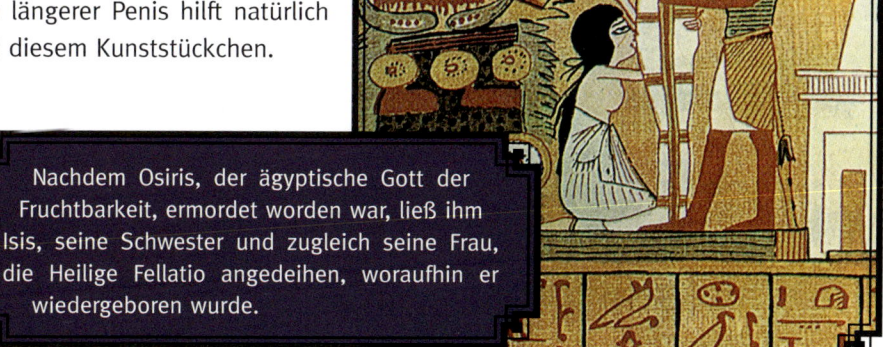

Nachdem Osiris, der ägyptische Gott der Fruchtbarkeit, ermordet worden war, ließ ihm Isis, seine Schwester und zugleich seine Frau, die Heilige Fellatio angedeihen, woraufhin er wiedergeboren wurde.

LERNEN SIE IHN ERST KENNEN

Kein Penis ist wie der andere. Wenn Sie ihn *down under* also noch nie so ganz genau betrachtet haben, wäre es ebenso höflich wie nützlich, sich erst mal richtig mit ihm bekannt zu machen, bevor Sie tiefer einsteigen.

Nehmen Sie ihn dazu in die Hand und spüren Sie, wie er wächst. Küssen Sie ihn ein bisschen, und machen Sie sich nicht mit trockenem Mund ans Werk.

Sehen Sie nach, ob er beschnitten ist oder nicht. Hat er eine große oder eine kleine Eichel, einen großen oder kleinen Penis, einen dicken oder einen dünnen? Bestimmte Techniken sind nun mal besser für große oder kleine Schwänze geeignet. Beim Blasen geht es darum, Dinge auszuprobieren, zu sehen, was Ihrem Partner am besten gefällt, und was Sie selbst schön finden.

Sorgen Sie dafür, dass er ganz entspannt sitzt oder liegt und Sie sich bequem bewegen können.

IST ORALSEX AUCH ... ÄH ... SEX?

„I did not have sex with that woman", erklärte der amerikanische Präsident Bill Clinton 1998, als er beschuldigt wurde, eine außereheliche Beziehung mit Monica Lewinsky gehabt zu haben. Wenig später stellte sich heraus, dass ihn die ehemalige Praktikantin des Weißen Hauses oral befriedigt hatte. Auf einmal entbrannte auf der ganzen Welt die Diskussion, ob man erst dann von Sex sprechen kann, wenn es zur Penetration gekommen ist. *Zippergate*, wie man den Skandal nannte (in Anspielung auf den Reißverschluss von Clintons Hose), kostete den Präsidenten beinahe Kopf und Kragen.

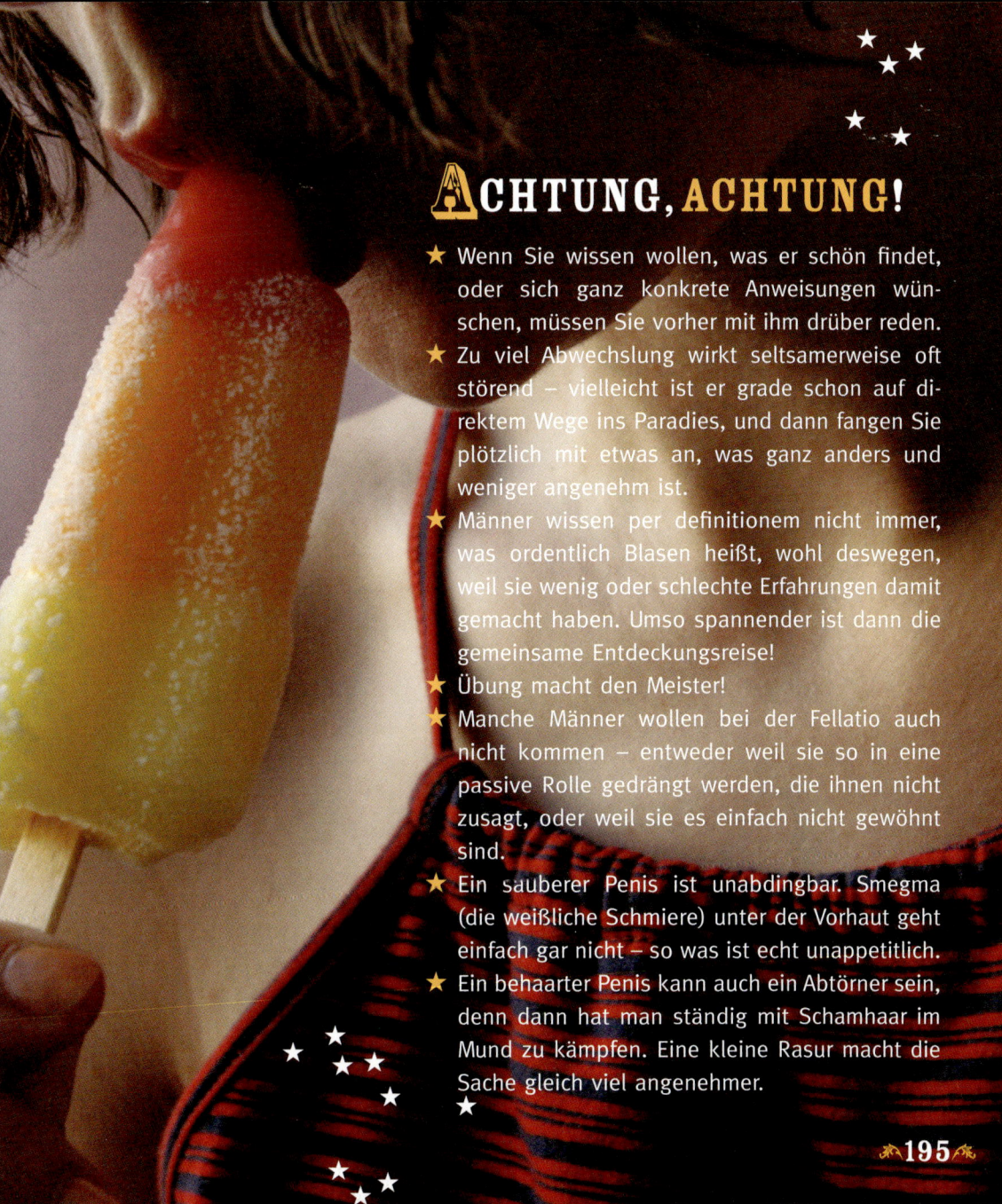

ACHTUNG, ACHTUNG!

- ★ Wenn Sie wissen wollen, was er schön findet, oder sich ganz konkrete Anweisungen wünschen, müssen Sie vorher mit ihm drüber reden.
- ★ Zu viel Abwechslung wirkt seltsamerweise oft störend – vielleicht ist er grade schon auf direktem Wege ins Paradies, und dann fangen Sie plötzlich mit etwas an, was ganz anders und weniger angenehm ist.
- ★ Männer wissen per definitionem nicht immer, was ordentlich Blasen heißt, wohl deswegen, weil sie wenig oder schlechte Erfahrungen damit gemacht haben. Umso spannender ist dann die gemeinsame Entdeckungsreise!
- ★ Übung macht den Meister!
- ★ Manche Männer wollen bei der Fellatio auch nicht kommen – entweder weil sie so in eine passive Rolle gedrängt werden, die ihnen nicht zusagt, oder weil sie es einfach nicht gewöhnt sind.
- ★ Ein sauberer Penis ist unabdingbar. Smegma (die weißliche Schmiere) unter der Vorhaut geht einfach gar nicht – so was ist echt unappetitlich.
- ★ Ein behaarter Penis kann auch ein Abtörner sein, denn dann hat man ständig mit Schamhaar im Mund zu kämpfen. Eine kleine Rasur macht die Sache gleich viel angenehmer.

ORAL FÜR ANFÄNGER

★ Schieben Sie seine Vorhaut vorsichtig zurück und lecken Sie ihm mit der Zunge mal schnell, mal langsam über die Eichel.

★ Schieben Sie seine Vorhaut über die Eichel vor und zurück.

★ Achten Sie darauf, dass Sie Ihre Lippen immer fest über die Zähne gezogen haben, wenn Sie ihn in den Mund nehmen. Beißen kommt ganz schlecht.

★ Nehmen Sie den Penis in den Mund und bewegen Sie ihn mit der Hand mal ganz langsam, mal ganz schnell in Ihrem Mund.

★ Es ist nicht nötig, ihn ganz tief in den Mund zu nehmen, weil der empfindsamste Teil sowieso die Eichel ist. Bei einer Deep-Throat-Nummer ist es übrigens auch vor allem die Eichel, die durch den Kontakt mit Ihrer Kehle und dem hinteren Teil der Mundhöhle gereizt wird.

★ Lecken und saugen Sie abwechselnd.

★ Vergessen Sie nicht, währenddessen auch seine Hoden zu massieren oder zu lecken.

★ Widmen Sie der Unterseite seines Penis, wo das Frenulum sitzt, die nötige Aufmerksamkeit.

★ Sehr wichtig ist die Corona, der Kranz rund um die Eichel. Für viele Männer ist das, zusammen mit dem Frenulum, eine der empfindsamsten Stellen.

★ Mit der Zunge oder dem kleinen Finger können Sie auch die kleine Öffnung an der Spitze der Eichel schön verwöhnen.

1̲00 % ERFOLGSQUOTE

★ **RINGE ABNEHMEN!** Zu kalt, zu metallisch und obendrein gefährlich!

★ **NICHT QUATSCHEN!** Schließlich kann sich ein Mann in so einem Moment nur auf eine Sache konzentrieren, und das ist in diesem Fall sein Penis in Ihrem Mund.

★ **ANGUCKEN!** Blicken Sie ihm direkt in die Augen, während Sie ihm einen blasen, und geben Sie sich enthusiastisch. Wenn Sie ängstlich dreinblicken, wird sein Penis gleich wieder schlaff – aber wenn ein Mann zwischen einem geilen Blick oder einem Fußballspiel wählen soll, dann können Sie wetten, dass der geile Blick das Rennen macht.

★ **LIPPEN STEIF MACHEN!** Benutzen Sie nie die Zähne und passen Sie immer gut auf, dass Ihre Lippen den Penis vor Zahnkontakt schützen.

★ **NICHT KRATZEN!** Lange und vor allem scharfe Fingernägel machen jedem Ständer den Garaus.

★ **SABBERN SIE!** Männer finden es toll, zu sehen und zu hören, wie Ihr Speichel sein Wunderding befeuchtet. Anscheinend ist es super-erregend, wenn Sie auch Speichel aus dem Mund tropfen lassen. Wenn Sie leicht einen trockenen Mund kriegen, trinken Sie zwischendurch einfach einen Schluck Wasser.

★ **SAUGEN SIE!** Versuchen Sie sich vorzustellen, dass Sie an einer Brustwarze saugen und so viel Milch wie möglich in den Mund bekommen wollen.

★ **HÖREN SIE GUT HIN!** Ob er nun stöhnt oder schreit – wenn ein Mann Geräusche macht, bedeutet das meistens, dass Sie auf dem richtigen Weg sind.

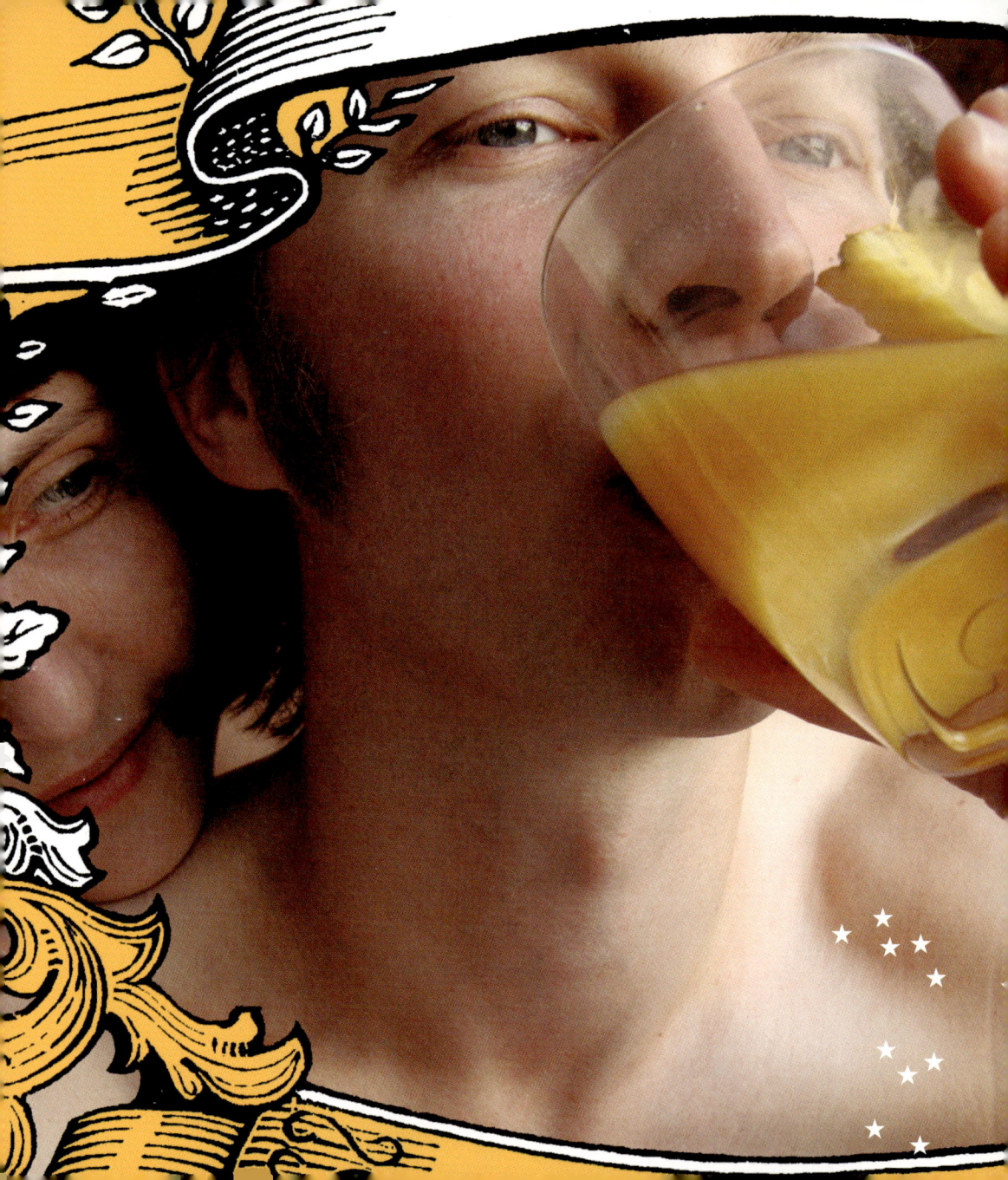

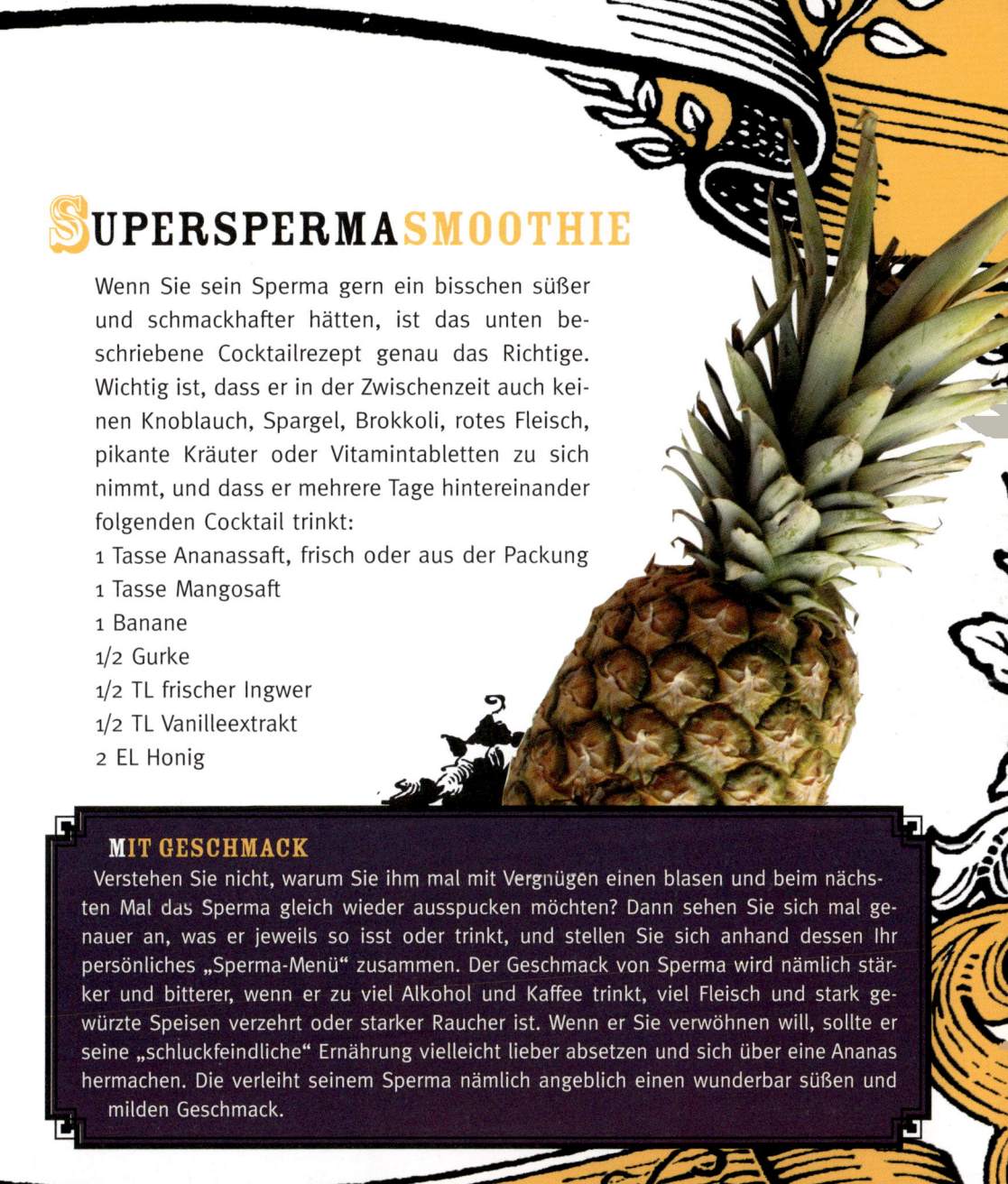

SUPERSPERMASMOOTHIE

Wenn Sie sein Sperma gern ein bisschen süßer und schmackhafter hätten, ist das unten beschriebene Cocktailrezept genau das Richtige. Wichtig ist, dass er in der Zwischenzeit auch keinen Knoblauch, Spargel, Brokkoli, rotes Fleisch, pikante Kräuter oder Vitamintabletten zu sich nimmt, und dass er mehrere Tage hintereinander folgenden Cocktail trinkt:

1 Tasse Ananassaft, frisch oder aus der Packung

1 Tasse Mangosaft

1 Banane

1/2 Gurke

1/2 TL frischer Ingwer

1/2 TL Vanilleextrakt

2 EL Honig

MIT GESCHMACK

Verstehen Sie nicht, warum Sie ihm mal mit Vergnügen einen blasen und beim nächsten Mal das Sperma gleich wieder ausspucken möchten? Dann sehen Sie sich mal genauer an, was er jeweils so isst oder trinkt, und stellen Sie sich anhand dessen Ihr persönliches „Sperma-Menü" zusammen. Der Geschmack von Sperma wird nämlich stärker und bitterer, wenn er zu viel Alkohol und Kaffee trinkt, viel Fleisch und stark gewürzte Speisen verzehrt oder starker Raucher ist. Wenn er Sie verwöhnen will, sollte er seine „schluckfeindliche" Ernährung vielleicht lieber absetzen und sich über eine Ananas hermachen. Die verleiht seinem Sperma nämlich angeblich einen wunderbar süßen und milden Geschmack.

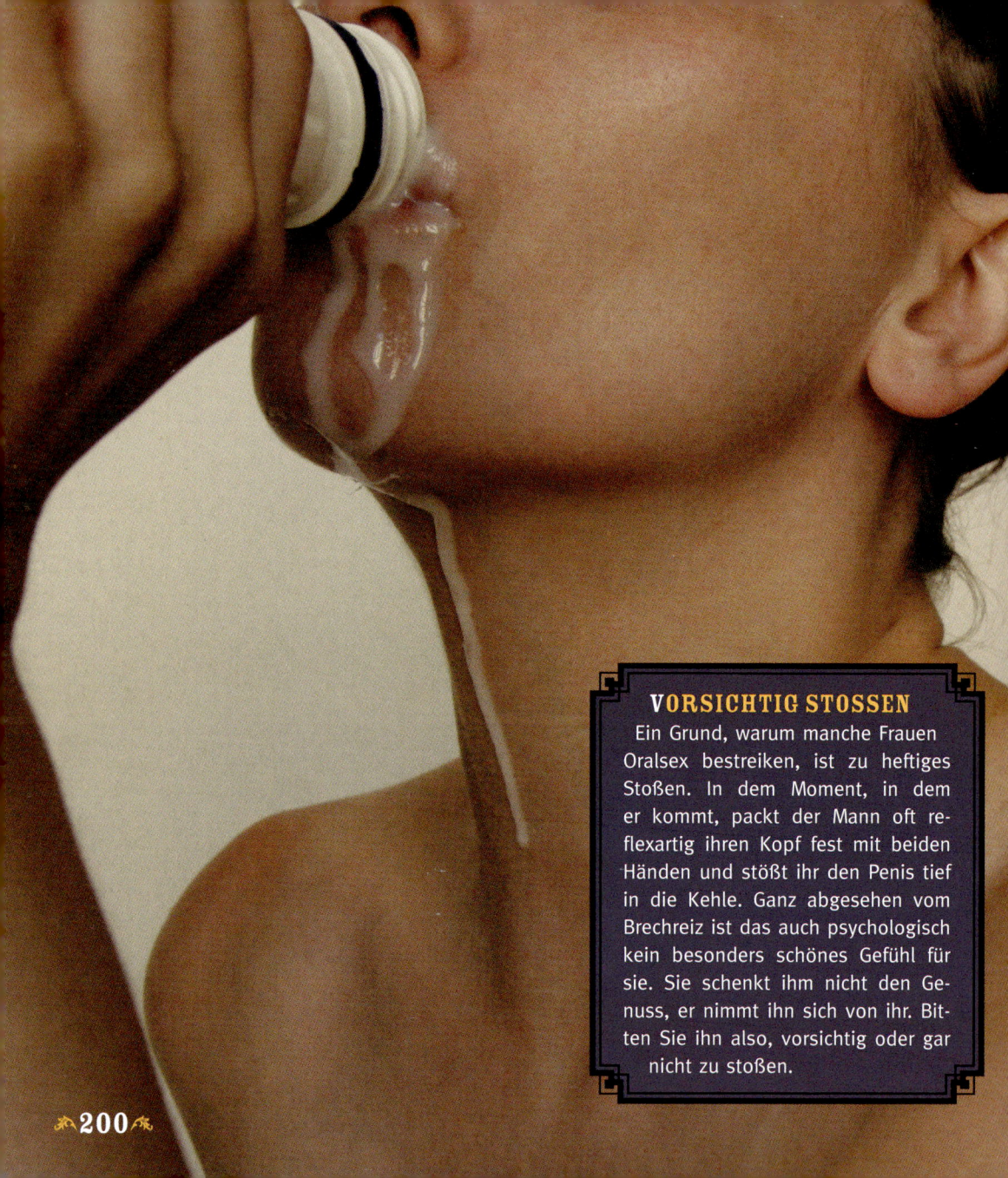

VORSICHTIG STOSSEN

Ein Grund, warum manche Frauen Oralsex bestreiken, ist zu heftiges Stoßen. In dem Moment, in dem er kommt, packt der Mann oft reflexartig ihren Kopf fest mit beiden Händen und stößt ihr den Penis tief in die Kehle. Ganz abgesehen vom Brechreiz ist das auch psychologisch kein besonders schönes Gefühl für sie. Sie schenkt ihm nicht den Genuss, er nimmt ihn sich von ihr. Bitten Sie ihn also, vorsichtig oder gar nicht zu stoßen.

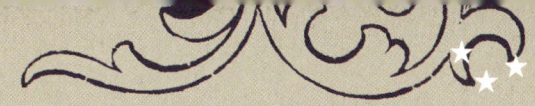

Schlucken oder Spucken

Schlucken Sie es oder nicht? Für viele Frauen ist diese Frage ein Dilemma, aber sie ist letztlich sehr leicht zu lösen: Tun Sie einfach, worauf Sie Lust haben, auch wenn einem manche Pornos weismachen wollen, dass Frauen Sperma literweise wegtrinken.

Nicht jeder ist wild auf Sperma, denn es hat einen sehr speziellen, etwas salzig-bitteren Geschmack. Dieser wird außerdem stark vom Speisezettel Ihres Partners beeinflusst. Wenn Ihnen der Geschmack seines Spermas nicht zusagt, können Sie das Problem auch lösen, indem Sie es sofort runterschlucken. Das gelingt aber nur, wenn Sie seine Eichel möglichst weit hinten in den Mund nehmen, kurz vor der Kehle. Schnell runterschlucken kann einfacher sein, wenn Sie einen Schluck Wasser nachtrinken.

Sie können das Gesicht wegdrehen, wenn er kommt, oder das Sperma in den Mund nehmen und gleich wieder herauslaufen lassen. Behalten Sie seinen Penis aber zumindest noch in der Hand, wenn Sie ihn aus dem Mund nehmen, sonst fühlt es sich für ihn an wie eine kalte Dusche.

Ein Kondom mit Geschmack ist auch eine Lösung, wenngleich viele Männer klagen, dass sie so weniger fühlen. Die Wahrscheinlichkeit ist jedoch hoch, dass er ganz brav den Gummi anzieht, wenn er die Wahl hat zwischen keinem Blowjob und Blowjob mit Präser.

Es gibt auch Gleitmittel mit Geschmack – von Kirsche bis Erdbeer –, die einem das Blasen im wahrsten Sinne des Wortes schmackhafter machen können. Manche von diesen Produkten werden sogar warm, wenn sie über den Mund in Berührung mit dem Penis kommen. Ein superheißes Erlebnis!

ORAL FÜR FORTGESCHRITTENE

★ **PENISRUNDE:** Nehmen Sie seinen steifen Penis in den Mund, ohne die Lippen um ihn zu schließen. Beschreiben Sie dann langsame Kreise mit dem Kopf, sodass sein Penis innen in Ihrem Mund über Lippen, Wangen und Zunge gleitet. Immer schön rund rum, fast wie in der Waschmaschine. Diese langsame Technik garantiert, dass er seinen Orgasmus ziemlich lange hinauszögern kann – ideal für Männer, die zu schnell kommen.

★ **LOLLY BOY:** Behandeln Sie seinen Penis wie einen Lolli oder ein Eis am Stiel und lecken Sie von seinen Hoden nach oben bis zur Eichel. Widmen Sie seiner Eichel besondere Aufmerksamkeit, indem Sie ihn dort ganz besonders intensiv lecken.

★ **GIGA-GOURMET:** Plündern Sie den Kühlschrank und gönnen Sie seinem Penis ein Schokoladenbad. Oder sprühen Sie ihn mit Schlagsahne voll. Wenn Sie eher fürs Herzhafte sind, kann auch Olivenpaste oder Mayonnaise gut schmecken.

★ **DEEP THROAT:** Nicht jedermanns Sache, aber es lohnt sich, es zumindest mal auszuprobieren. Sie nehmen seinen Penis tief in den Mund, bis seine Eichel an Ihr Zäpfchen stößt. Jetzt können Sie ihn stimulieren, indem Sie Ihren Kopf bewegen. Die meisten Frauen fangen dabei sofort an zu würgen, ein Reflex, den man nur durch viel Übung unterdrücken kann. Die Kunst besteht darin, direkt vor dem Brechreiz eine Schluckbewegung zu machen. Machen sie es sich ein bisschen einfacher, indem Sie den Kopf ein wenig – aber nicht zu viel – nach hinten neigen. So bleibt sein Penis ganz gerade. Atmen Sie ein, wenn er hineingleitet, und wieder aus, wenn er ihn wieder rauszieht.

★ **TROCKEN UND DOPPELT:** Um ihm einen besonders langen und intensiven Orgasmus zu verschaffen, drücken Sie ihm den Daumen gegen die Peniswurzel, kurz bevor er kommt. Üben Sie dann mit dem Finger direkt hinter seinen Hoden weiter Druck aus, während Sie weiterblasen. Auf diese Art kommt er ohne Samenerguss. Danach

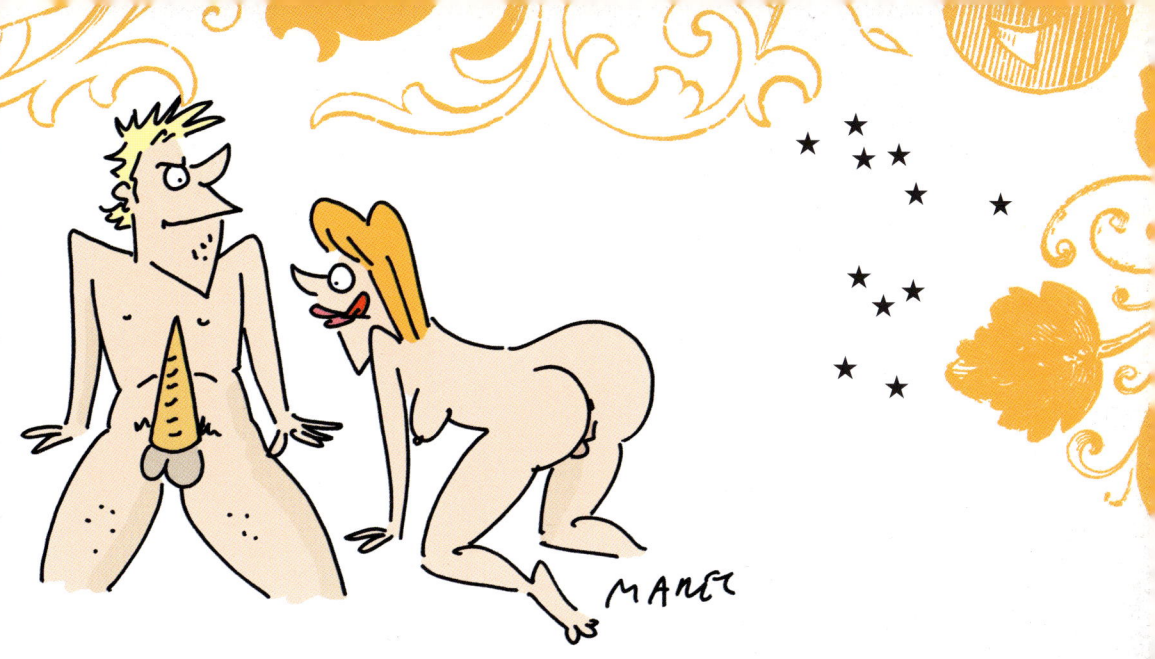

blasen Sie weiter und nehmen den Daumen weg. Er kommt noch einmal, diesmal mit Ejakulation. Laut Kennern ein sehr intensives Erlebnis.

⭐ **MIT DER HAND**: Benutzen Sie die Hände, um Ihren Mund zu „verlängern", aber auch, um andere Körperteile zu streicheln. Po, Gesäßspalte und Anus sind die Stiefkinder des Oralsex und fühlen sich leicht vernachlässigt. Nehmen Sie seine Hoden in die Hand und kneten Sie sie leicht – manche mögen es sogar, wenn man daran zieht, aber das sollte Ihr Partner Ihnen vorher ausdrücklich erlaubt haben! Es ist auf jeden Fall einen Versuch wert, achten SIe elnfach gut auf seine Reaktionen.

⭐ **HEISS-UND-KALT-SPIELCHEN**: Spielen Sie mit Wärme- und Kältereizen, indem Sie für wechselnde Temperaturen in Ihrem Mund sorgen. Bei einer kleinen Leckpause spülen Sie sich den Mund mit einem Heißgetränk aus oder lutschen einen Eiswürfel. Manche Männer haben auch nichts gegen einen Hauch von Menthol, sei es Zahnpasta oder ein Pfefferminzbonbon.

⭐ **SUMMEN**: Wenn er sehr erregt ist, nehmen Sie seinen Penis tief in den Mund oder drücken Sie ihn gegen die Wange und summen Sie leicht. Lächerlich, meinen Sie? Nicht, wenn Sie seine Reaktion erleben!

DIE RICHTIGE POSITION

Sitzen oder liegen kann beim Blasen einen großen Unterschied machen. Wichtig ist vor allem, dass es bequem ist. Was halten Sie von folgenden Vorschlägen?

MIT DEM RÜCKEN ZU IHM

Wenn Sie gern alles eingehend untersuchen wollen oder wenn Sie beim ersten Mal verhindern möchten, dass er Ihnen zu viel auf Hände und Mund schaut, dann blasen Sie ihm einen, während Sie ihm den Rücken zuwenden – auch wenn er das weniger erregend findet. Der Vorteil ist der, dass Sie sich ganz auf Ihre Tätigkeit konzentrieren können und er sich einfach seinen Fantasien hingeben kann.

ZWISCHEN SEINEN BEINEN

Knien Sie sich zwischen seine Beine, während er auf einem Stuhl oder dem Bettrand sitzt. Sie haben sehr viel Bewegungsfreiheit, und er kann Ihren prächtigen Blowjob bewundern. Auf diese Art können Sie ihm auch direkt in die Augen sehen, aber wenn Sie unsicher oder verlegen sind, können Sie den Augenkontakt genauso gut vermeiden.

VOR IHM KNIEND

Er steht aufrecht oder lehnt sich gegen eine Wand, während Sie zwischen seinen Beinen knien oder hocken. Für ihn sehr spannend, weil er eben nicht völlig entspannt sitzt oder liegt, aber das erhöht natürlich auch den Genuss. Ideal, wenn Sie es an einem ausgefallenen Ort tun und schnelle Resultate sehen wollen.

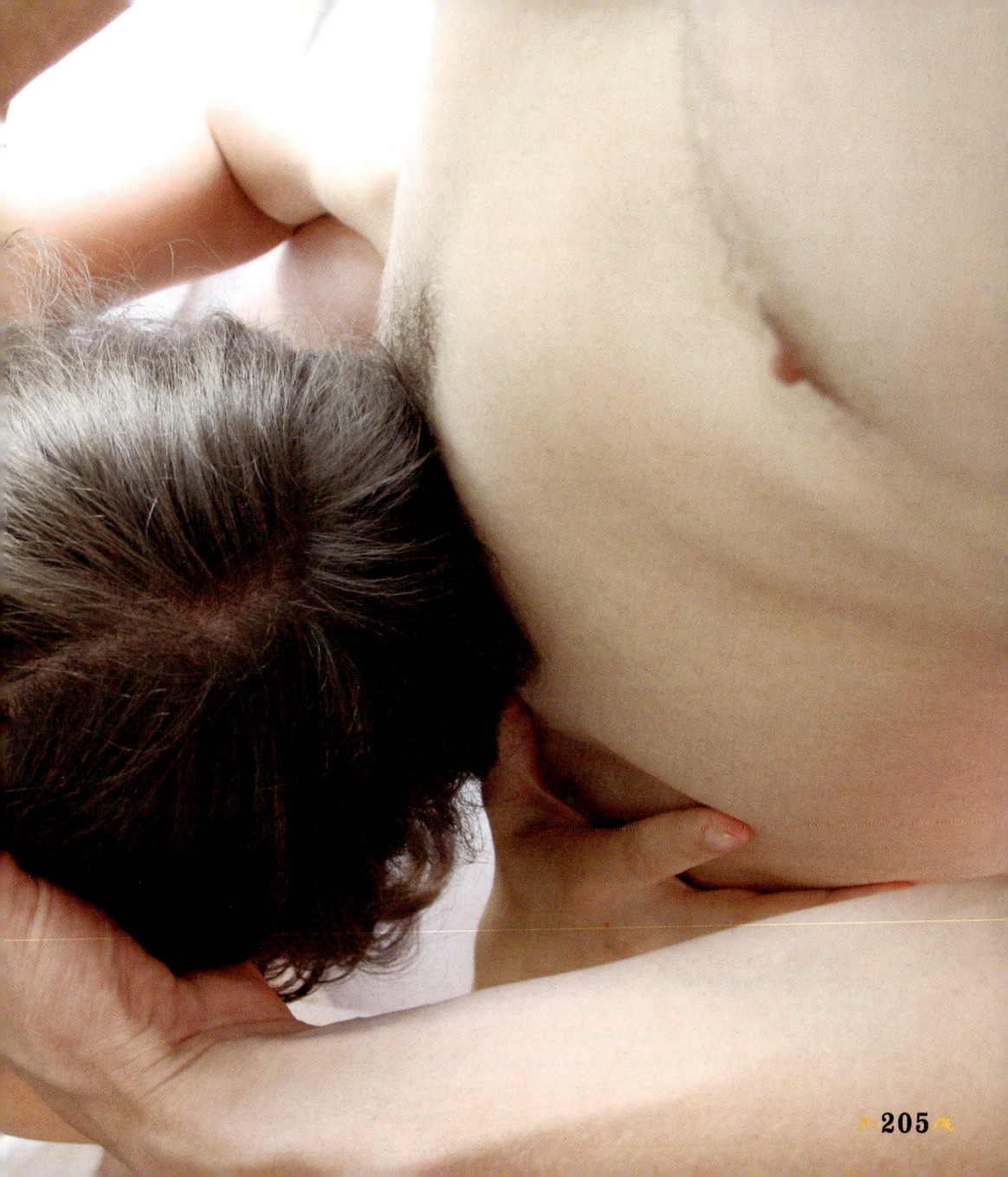

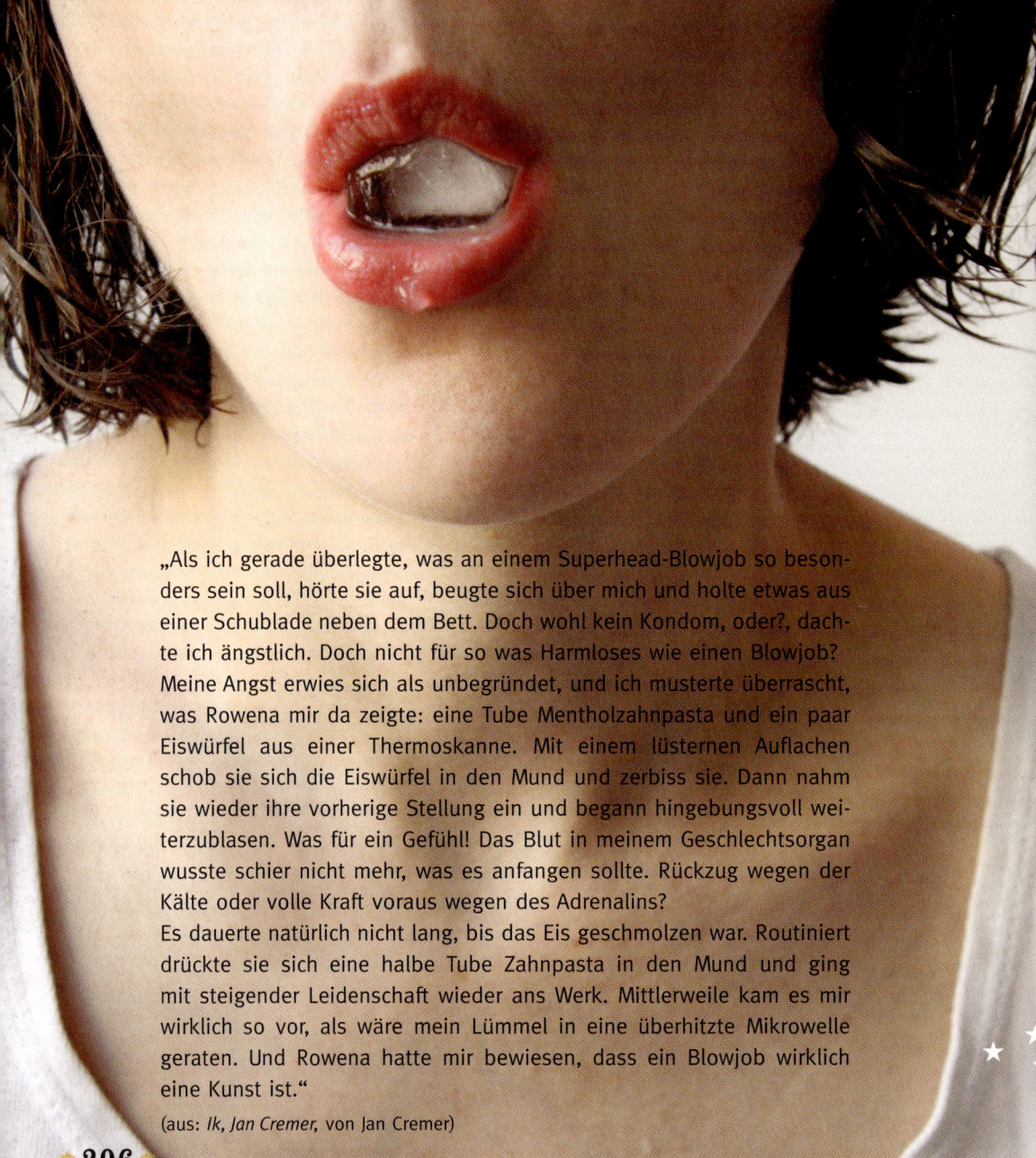

„Als ich gerade überlegte, was an einem Superhead-Blowjob so besonders sein soll, hörte sie auf, beugte sich über mich und holte etwas aus einer Schublade neben dem Bett. Doch wohl kein Kondom, oder?, dachte ich ängstlich. Doch nicht für so was Harmloses wie einen Blowjob? Meine Angst erwies sich als unbegründet, und ich musterte überrascht, was Rowena mir da zeigte: eine Tube Mentholzahnpasta und ein paar Eiswürfel aus einer Thermoskanne. Mit einem lüsternen Auflachen schob sie sich die Eiswürfel in den Mund und zerbiss sie. Dann nahm sie wieder ihre vorherige Stellung ein und begann hingebungsvoll weiterzublasen. Was für ein Gefühl! Das Blut in meinem Geschlechtsorgan wusste schier nicht mehr, was es anfangen sollte. Rückzug wegen der Kälte oder volle Kraft voraus wegen des Adrenalins?
Es dauerte natürlich nicht lang, bis das Eis geschmolzen war. Routiniert drückte sie sich eine halbe Tube Zahnpasta in den Mund und ging mit steigender Leidenschaft wieder ans Werk. Mittlerweile kam es mir wirklich so vor, als wäre mein Lümmel in eine überhitzte Mikrowelle geraten. Und Rowena hatte mir bewiesen, dass ein Blowjob wirklich eine Kunst ist."

(aus: *Ik, Jan Cremer*, von Jan Cremer)

DIE 69

Sie liegen in entgegengesetzte Richtungen auf der Seite oder übereinander. Oft liegt die Frau oben, weil sie zum einen leichter ist und zum anderen mehr Kontrolle hat. Während er Sie leckt, verpassen Sie ihm einen Blowjob. Die 69 ist was Wunderbares, wenn Sie vollkommen entspannt sind, aber es ist nicht immer leicht, sich gleichzeitig auf den eigenen Genuss und den eines anderen zu konzentrieren. Wer zuerst kommt, hat oft weniger Lust oder Energie, den anderen noch zum Höhepunkt zu bringen.

VON 1 BIS 10

Guter Sex hat nichts mit Maßen und Gewicht zu tun, sondern vielmehr damit, dass man den anderen genau kennenlernt. Der eine Mann mag es beim Blasen sehr intensiv, der andere zieht sanftes Lecken an der Eichel vor, während wieder ein anderer in Verzückung gerät, wenn Sie seinen Penis komplett schlucken. Und um die Sache vollends zu komplizieren: Fast jeder Mann mag das alles, je nach Stimmung oder Grad der Erregung ... Wenn Sie der Mann echt interessiert, müssen Sie sich von ihm instruieren lassen. Bitten Sie ihn, Punkte von 1 bis 10 zu geben. Nein, damit soll er nicht Ihre Leistung bewerten! Vielmehr soll er, während Sie ihn verwöhnen, genau angeben, ob die Stimulation sehr sanft (1) oder ganz hart (10) erfolgen soll. Es kann eine Weile dauern, bis Sie genau wissen, was 10 auf seiner persönlichen Skala bedeutet – das Spielchen kann sich also herrlich in die Länge ziehen.

BALLJUNGEN

Seine Hoden sind sehr empfindlich, daher ist es ganz sicher keine gute Idee, sie einzuklemmen oder abzuquetschen. Doch viele Männer finden es besonders erregend, wenn Sie seine Hoden in den Mund nehmen.

Formen Sie einen Kreis aus Daumen und Zeigefinger und legen Sie ihn um den Hodenansatz. Dann ziehen Sie leicht nach unten, bis die Hoden ganz unten im Hodensack sitzen. Nehmen Sie sie anschließend in den Mund und lecken und stimulieren Sie sie sanft mit der Zunge. Passen Sie allerdings auf – genauso wie bei seinem Penis –, dass Sie nicht die Zähne ins Spiel bringen. Sanftes Saugen ist auch okay. Halten Sie die Hoden aber immer zusammen, denn es kann wehtun, sie auseinanderzuziehen.
Diese Hoden-Fellatio ist ein bisschen netter, wenn er sich die Hoden enthaart.

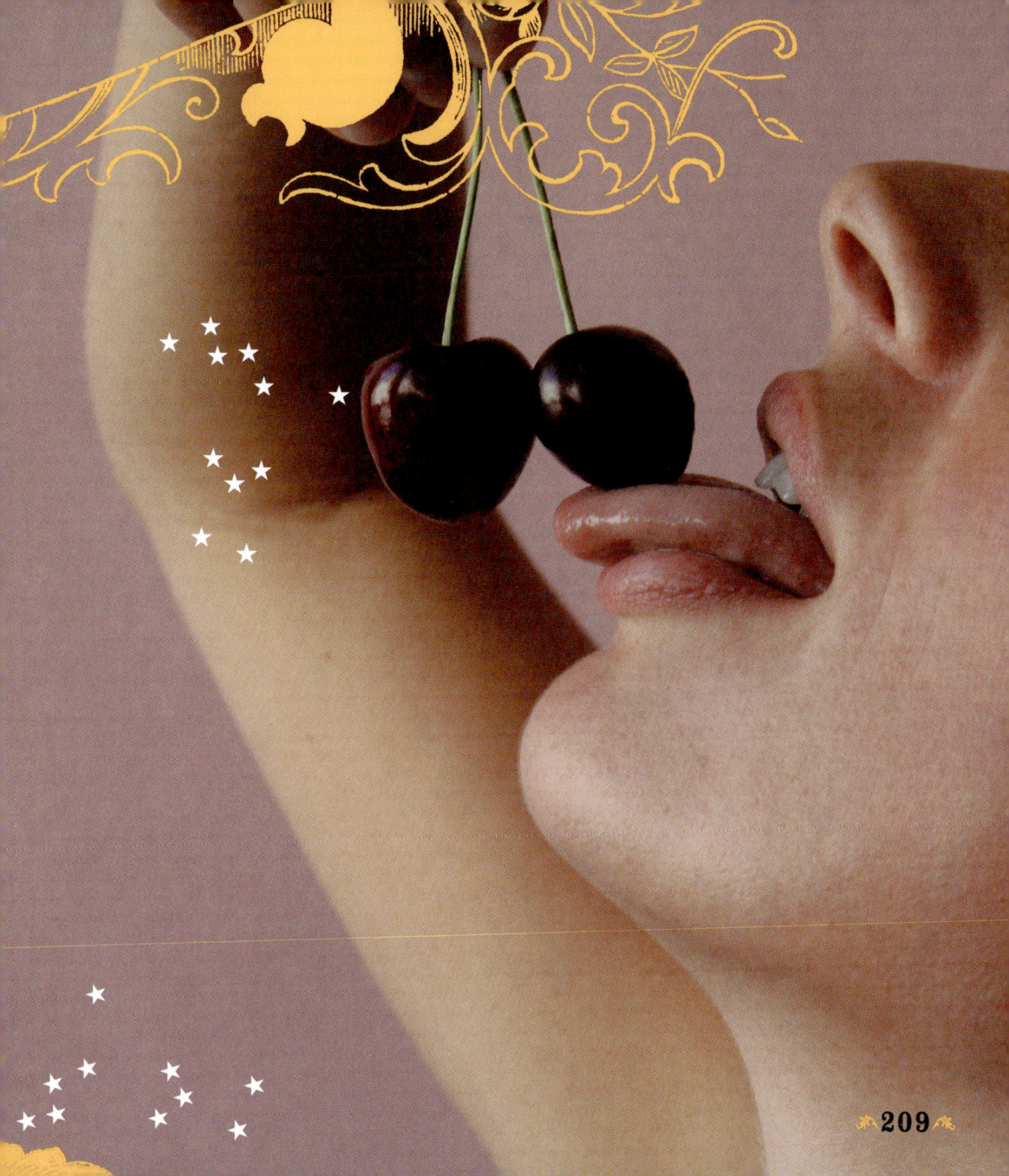

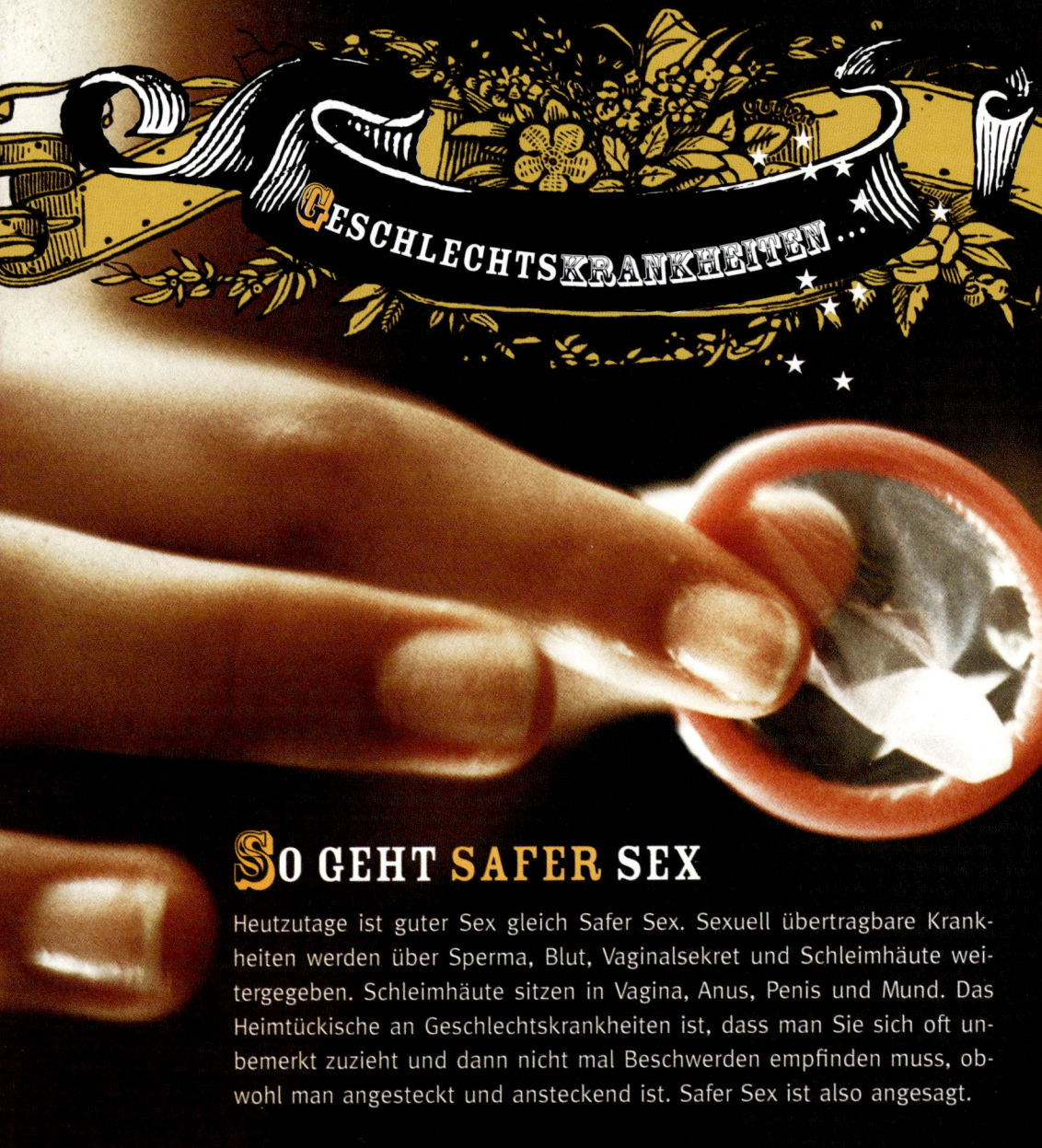

SO GEHT SAFER SEX

Heutzutage ist guter Sex gleich Safer Sex. Sexuell übertragbare Krankheiten werden über Sperma, Blut, Vaginalsekret und Schleimhäute weitergegeben. Schleimhäute sitzen in Vagina, Anus, Penis und Mund. Das Heimtückische an Geschlechtskrankheiten ist, dass man Sie sich oft unbemerkt zuzieht und dann nicht mal Beschwerden empfinden muss, obwohl man angesteckt und ansteckend ist. Safer Sex ist also angesagt.

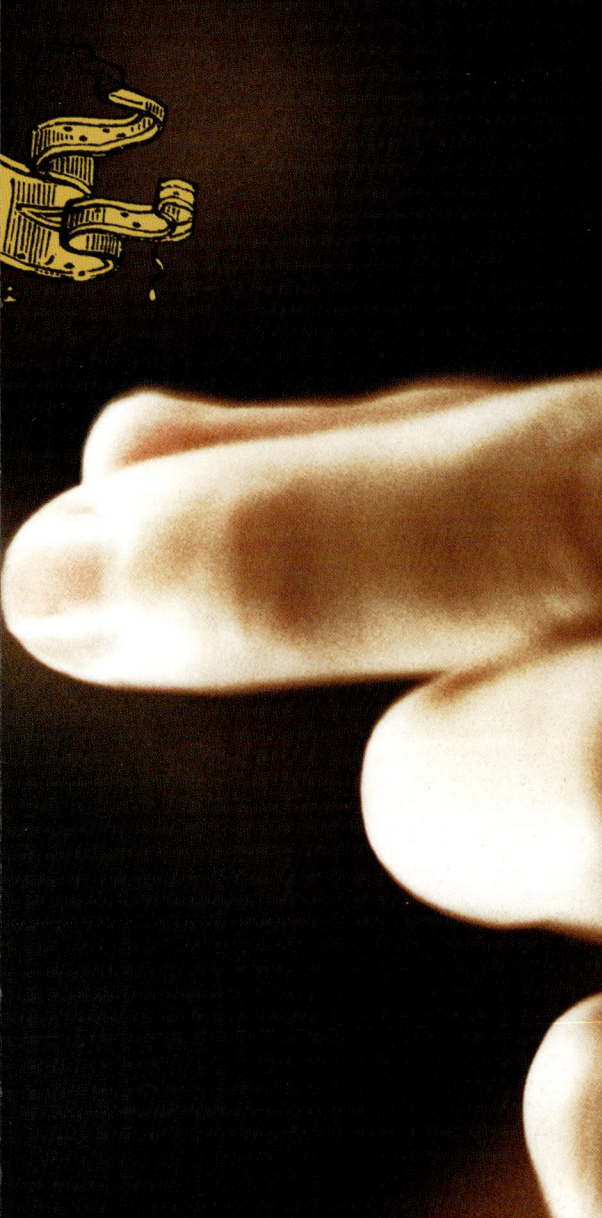

WANN IST SEX SAFE?

★ Sie haben einen festen Partner, der seinerseits auch nicht mit anderen Personen schläft und der zu Beginn Ihrer Beziehung auch keine Geschlechtskrankheit hatte.

★ Sie beschränken Ihre sexuellen Kontakte auf Streicheln, Kuscheln, Küssen und gegenseitiges Masturbieren, ohne dass Sperma, Blut oder Vaginalsekret in oder auf die Geschlechtsteile des Partners kommt.

★ Sie benutzen ein Kondom von einer zuverlässigen Marke bei der vaginalen Penetration.

★ Sie benutzen ein Kondom von einer zuverlässigen Marke mit extra viel Gleitmittel bei der analen Penetration.

★ Um eine Ansteckung mit HIV zu vermelden, achten Sie beim Oralsex (Blasen wie Lecken) darauf, kein Sperma bzw. (Menstruations-)Blut in den Mund zu bekommen.

★ Sie verwenden ein Lecktuch beim Lecken und ein Kondom beim Blasen, um sich vor oral übertragbaren Krankheiten zu schützen.

ART DES SEXUALKONTAKTS	Geschützt vor Ansteckung mit HIV/AIDS?	Geschützt vor Ansteckung mit Geschlechts- krankheiten?
ZUNGENKUSS ★ *Sicher (höchstens Übertragung v. Herpes)*	Sicher	Sicher
STREICHELN/MASSAGE ★ *Wenn Sie vom Massieren zum Geschlechtsverkehr übergehen, müssen Sie darauf achten, dass das Gummi des Kondoms nicht vom Massageöl beschädigt wird.*	Sicher	Sicher
MASTURBIEREN ★ *Es dürfen keine Lusttropfen, Sperma oder Blut auf die Eichel, in die Vagina oder den Anus (kleine Wunden!) kommen.*	Sicher	Sicher
LECKEN (VAGINA ODER ANUS) ★ *Risiko einer Übertragung von Hepatitis A, Hepatitis B, Herpes, Genital- warzen oder – wenn er einen Bart hat – Schamläusen. Mindern Sie das Risiko durch eine Hepatitisimpfung oder ein Lecktuch.*	Sicher	Unsicher
TROCKENÜBUNGEN ★ *Wenn Sie sich nackt aneinan- derreiben, besteht das Risiko eines Schleimhautkontakts, durch den Hepatitis B, Gonorrhö, Chlamydien, Syphilis, Genitalwarzen und Herpes übertragen werden können. Also Kleider anbehalten oder eben doch ein Kondom benutzen!*	Sicher	Unsicher
BLASEN ★ *Sicher, außer wenn er in Ihren Mund kommt. Dann besteht nämlich das Risiko von Hepatitis B, Syphilis, Herpes, Genitalwarzen, Chlamydien und Gonorrhö. Blasen also doch lieber mit Kondom.*	Sicher	Unsicher
ANALSEX ★ *Großes Risiko für beide Partner durch kleine Risse oder Wunden. Hohes Ansteckungsrisiko für Hepatitis B, Gonorrhö, Chlamydien, Syphilis, Genitalwarzen, Herpes und Schamläusen. Ein besonders stabiles Kondom und viel Gleitmittel sind ein Muss!*	Unsicher	Unsicher

ART DES SEXUALKONTAKTS	Geschützt vor Ansteckung mit HIV/AIDS?	Geschützt vor Ansteckung mit Geschlechtskrankheiten?
VAGINALE PENETRATION ★ *Unsicher für beide Seiten, aber in erster Linie für die Frauen, da eine große Schleimhautfläche mit Sperma in Kontakt kommen kann. Großes Ansteckungsrisiko für Hepatitis B, Gonorrhö, Chlamydien, Syphilis, Genitalwarzen, Herpes und Schamläuse. Benutzen Sie unbedingt ein Kondom!*	Unsicher	Unsicher
COITUS INTERRUPTUS ★ *HIV wird auch ohne Ejakulation übertragen! Großes Risiko für Hepatitis B, Gonorrhö, Chlamydien, Syphilis, Genitalwarzen, Herpes und Schamläuse. Benutzen Sie unbedingt ein Kondom!*	Unsicher	Unsicher
SEXSPIELZEUG ★ *Sicher, wenn Sie nur Ihr eigenes Spielzeug benutzen. Bei wechselseitigem Gebrauch müssen Sie es unbedingt gut sauber machen und sicherheitshalber noch ein Kondom darüberstülpen. Ansonsten Ansteckungsrisiko für Hepatitis B, Gonorrhö, Chlamydien, Syphilis, Genitalwarzen und Herpes.*	Sicher/Unsicher	Sicher/Unsicher
SM ★ *Sicher, wenn kein Blut fließt und keine Wunden zugefügt werden, wenn keine Penetration erfolgt und Sie alle Hilfsmittel gut sauber machen.*	Sicher/Unsicher	Sicher/Unsicher
RASIEREN ★ *Unsicher, wenn beide denselben Rasierer benutzen.*	Unsicher	Unsicher
FISTFUCK ★ *Wenn über die Hand Sperma, Kot oder Blut in den Anus des anderen übertragen wird, besteht die Gefahr einer Übertragung von HIV oder Geschlechtskrankheiten. Benutzen Sie Latexhandschuhe und viel Gleitmittel, das dem Latex nicht schadet.*	Sicher/Unsicher	Sicher/Unsicher

★

Quelle: www.checklijst.nl

AIDS IST (NOCH IMMER) TÖDLICH

AIDS (das *Acquired Immune Deficiency Syndrome*) wird durch das *Human Immunodeficiency Virus* – HIV – übertragen. Es schwächt Ihr Immunsystem, ist trotz verschiedener Medikamente immer noch unheilbar und führt letztlich zum Tode.

WIE STECKT MAN SICH AN?

1★ Sex kann tödlich sein. Wenn er Sie penetriert, kann HIV über Vaginalsekret oder Menstruationsblut auf ihn übertragen werden. Umgekehrt kann sein infiziertes Sperma über Ihre Vagina und den Gebärmutterhals in Ihr Blut gelangen.

Bei Analsex ist das Risiko sehr hoch, dass kleine Wunden entstehen, sodass Sie sich ebenfalls gegenseitig anstecken können. Nach wie vor gilt also die goldene Regel: **BENUTZEN SIE EIN KONDOM!**

Beim Oralsex ist das Risiko kleiner, aber auch hier kann infiziertes Sperma oder Menstruationsblut das Virus über kleine Wunden, Aphten oder Herpesbläschen übertragen.

2★ HIV kann man durch infiziertes Blut bekommen: Wer sich Drogen mit dem Besteck anderer Leute spritzt, geht ein Risiko ein, aber auch Menschen, die regelmäßig mit Nadeln in Kontakt kommen.

In Deutschland ist es übrigens gesetzlich vorgeschrieben, dass Blutkonserven auf HIV-Erbmaterial getestet werden müssen. Daher kann eine Infektion durch eine Bluttransfusion so gut wie ausgeschlossen werden.

3★ Schwangere Frauen können ihr Kind über die Plazenta anstecken, bei der Entbindung oder durch Stillen.

„HILFE, MEIN PENIS TUT SO WEH!"

Natürlich wollen Sie, dass sein Penis in Topform bleibt, aber was, wenn er über Ausfluss, Juckreiz oder Schmerzen klagt? Ist das überzogenes Männergejammer oder Grund zum Handeln? Lesen Sie hier.

KOMISCHE PICKEL

★ **GENITALWARZEN**: Blumenkohlartige Warzen. Unregelmäßig verteilt über Eichel und Vorhaut. Eine sexuell übertragbare Krankheit, Sie können sich also beim Geschlechtsverkehr anstecken.

★ **HERPES**: Schmerzhafte, flüssigkeitsgefüllte Bläschen. Sehr ansteckende Geschlechtskrankheit.

★ **SYPHILIS**: Schmerzlose kleine Geschwüre auf seinem Penis. Ansteckende und gefährliche Geschlechtskrankheit.

★ **PILZINFEKTION**: Juckende, rote Stellen, oft begleitet von abschilferndem oder weißem Ausschlag. Keine Geschlechtskrankheit, denn diese Infektion kann man sich auch anders als durch sexuelle Kontakte zuziehen.

Im Falle einer solchen Geschlechtskrankheit oder Pilzinfektion sollten Sie sich so schnell wie möglich an einen Arzt wenden und mit dem Geschlechtsverkehr vorübergehend aussetzen.

DIE KRONE DES PENIS

Manche Männer haben Perlen am Penis: niedliche, weißgraue Kügelchen oder Beulchen, die wie eine Art Perlenkette rund um den Kranz seiner Eichel laufen. Meist einfach eine Laune der Natur, kein Grund zur Sorge also und definitiv nicht ansteckend! Ihr wissenschaftlicher Name lautet „corona divina" – Gotteskrone.

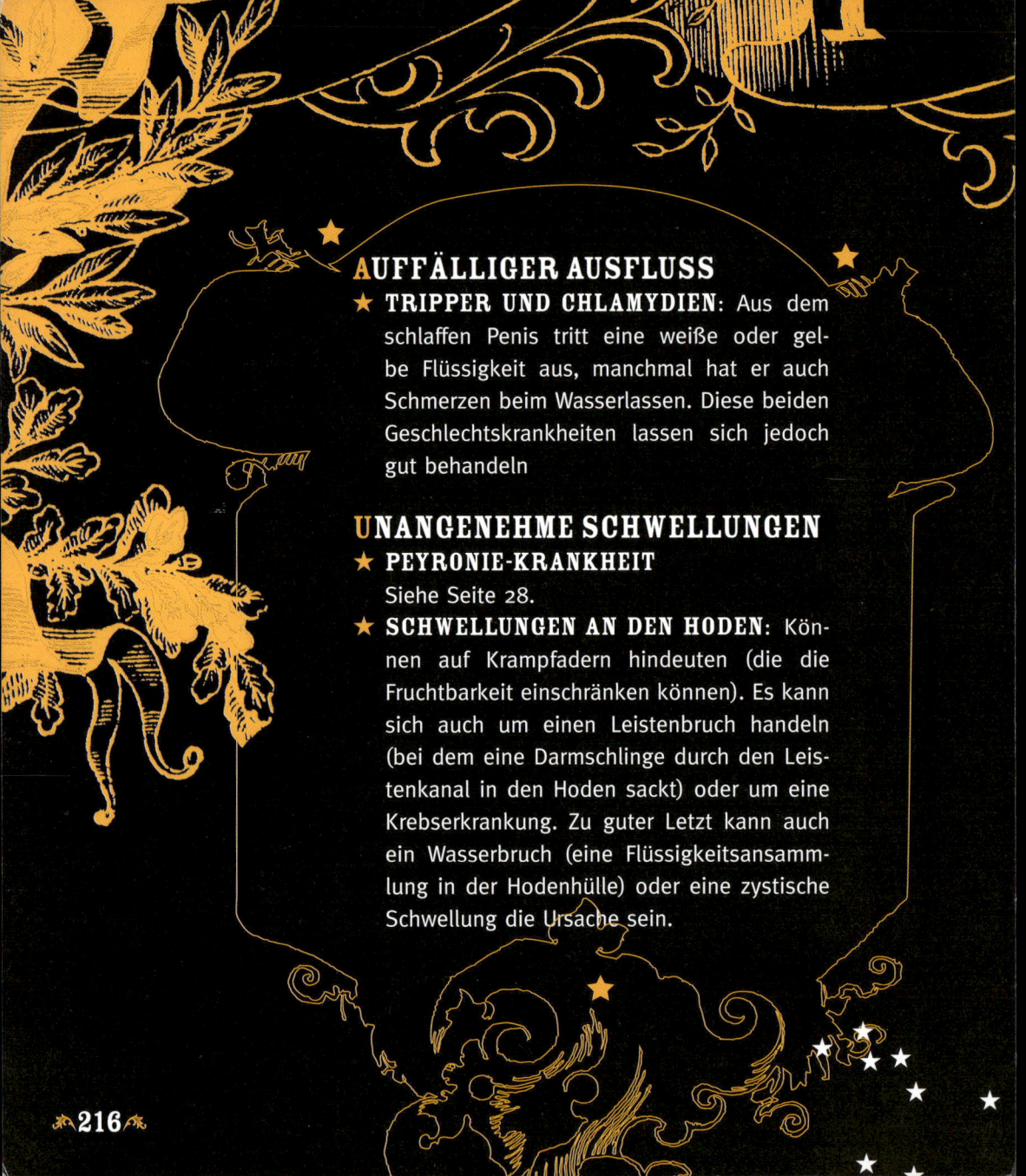

AUFFÄLLIGER AUSFLUSS

★ **TRIPPER UND CHLAMYDIEN**: Aus dem schlaffen Penis tritt eine weiße oder gelbe Flüssigkeit aus, manchmal hat er auch Schmerzen beim Wasserlassen. Diese beiden Geschlechtskrankheiten lassen sich jedoch gut behandeln

UNANGENEHME SCHWELLUNGEN

★ **PEYRONIE-KRANKHEIT**
Siehe Seite 28.

★ **SCHWELLUNGEN AN DEN HODEN**: Können auf Krampfadern hindeuten (die die Fruchtbarkeit einschränken können). Es kann sich auch um einen Leistenbruch handeln (bei dem eine Darmschlinge durch den Leistenkanal in den Hoden sackt) oder um eine Krebserkrankung. Zu guter Letzt kann auch ein Wasserbruch (eine Flüssigkeitsansammlung in der Hodenhülle) oder eine zystische Schwellung die Ursache sein.

SCHMERZEN AM SCHWANZ

★ **EICHELENTZÜNDUNG**: Oft durch eine Pilzinfektion ausgelöst, die Juckreiz und Hautveränderungen (Rötung, Trockenheit) verursacht. Manchmal ist der Juckreiz auch auf eine andere Geschlechtskrankheit zurückzuführen, z.B. Herpes. Kratzen hilft nicht, zum Arzt gehen schon.

★ **ZU ENGE VORHAUT**: Siehe Seite 31.

★ **ZU KURZES FRENULUM**: Siehe Seite 31.

★ **PROSTATAENTZÜNDUNG**: Vor allem bei der Ejakulation schmerzhaft, siehe Seite 115.

★ **VERSPANNTER BECKENBODEN**: Schmerzhafte Ejakulation und Schmerzen an Eichel oder Hoden sind die Folge.

★ **VERZÖGERTER ORGASMUS**: Wenn er ewig nicht kommt, kann das Schmerzen in den Hoden verursachen.

★ **ANGST**: Schmerzen am Penis deuten oft auf emotionale Probleme oder Angst vorm Geschlechtsverkehr hin.

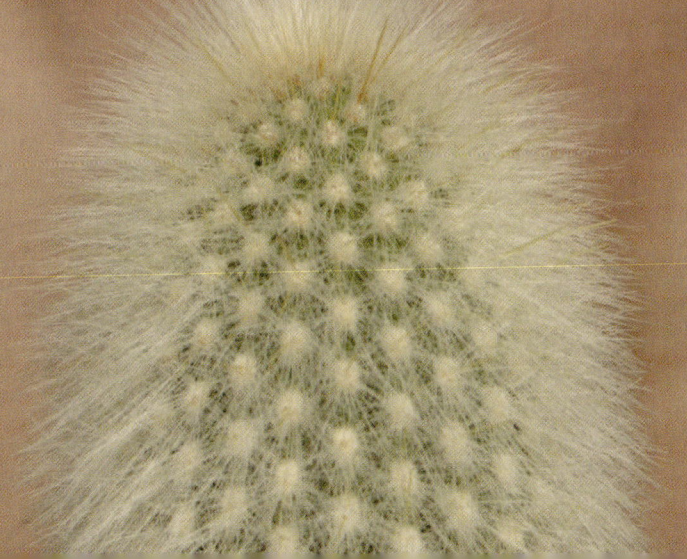

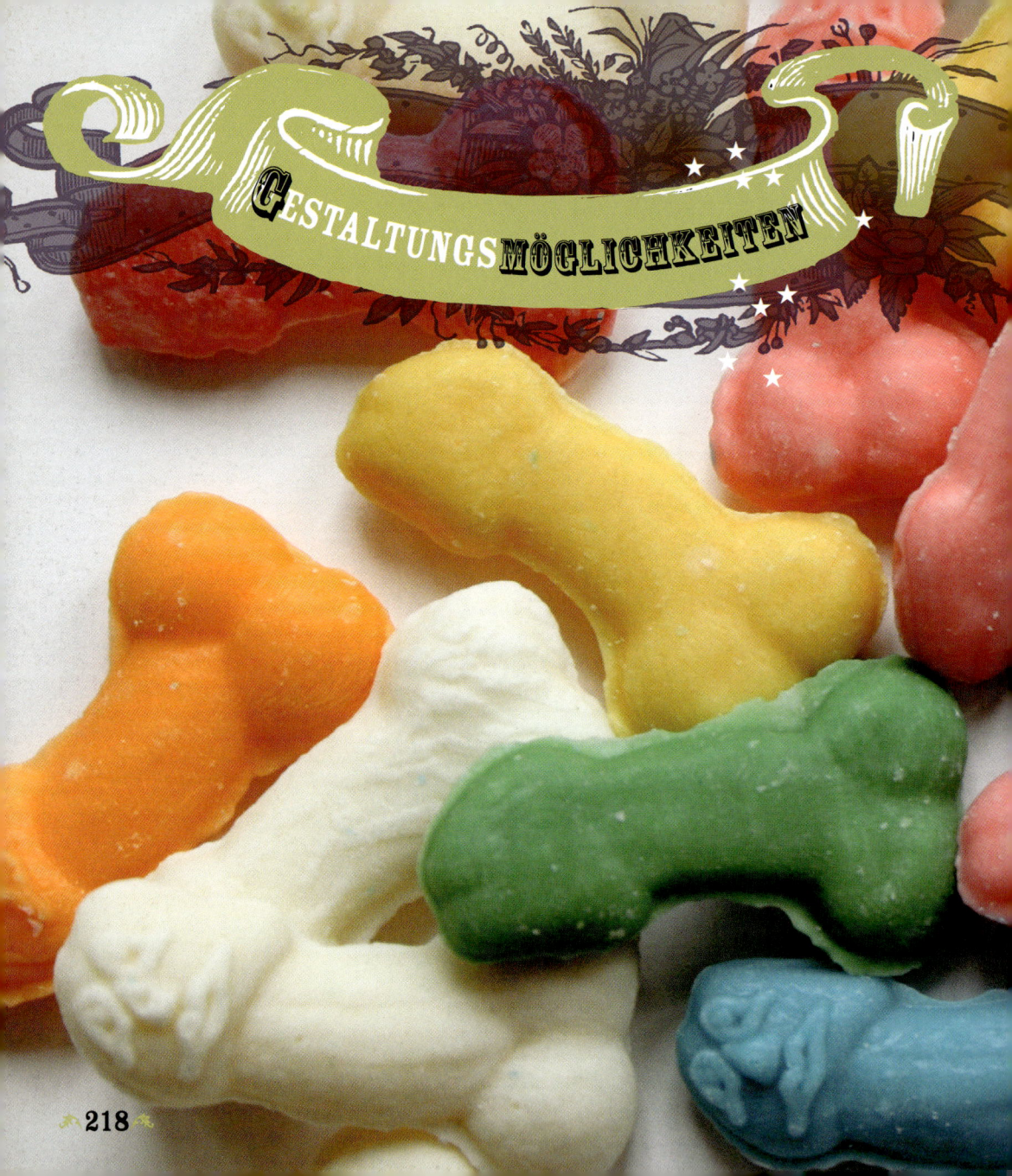

GESTALTUNGSMÖGLICHKEITEN

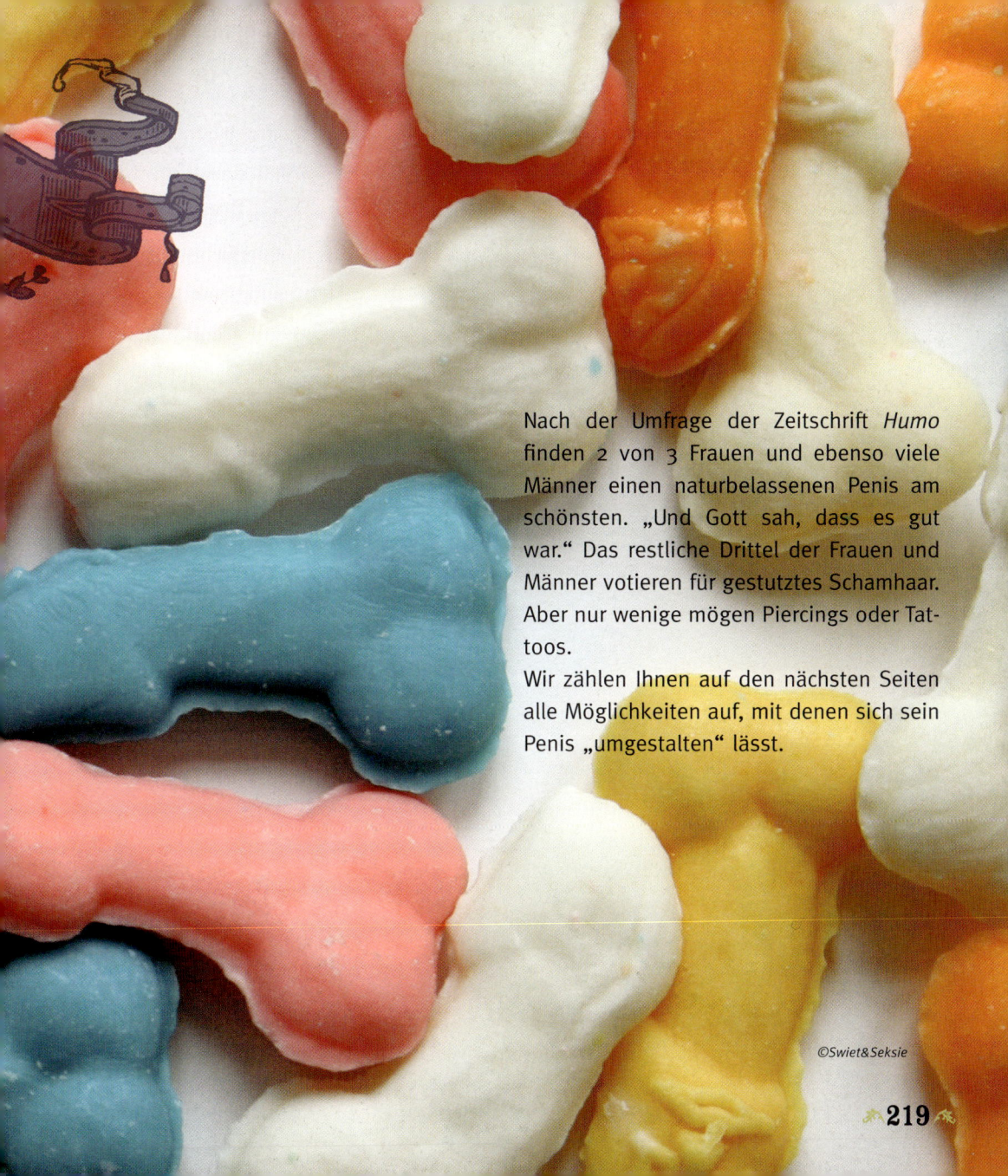

Nach der Umfrage der Zeitschrift *Humo* finden 2 von 3 Frauen und ebenso viele Männer einen naturbelassenen Penis am schönsten. „Und Gott sah, dass es gut war." Das restliche Drittel der Frauen und Männer votieren für gestutztes Schamhaar. Aber nur wenige mögen Piercings oder Tattoos.

Wir zählen Ihnen auf den nächsten Seiten alle Möglichkeiten auf, mit denen sich sein Penis „umgestalten" lässt.

©Swiet&Seksie

219

PRO BESCHNEIDUNG

Verfechter der Beschneidung be-haupten, dass beschnittene Männer nicht so oft an Infektionen der Harnwege und der Vorhaut leiden und seltener an Krebs erkranken. Außerdem halbiert sich bei ihnen das Risiko, sich Herpes, Syphilis oder HIV zuzuziehen. Auch für Frauen ist das Risiko einer HIV-Infektion beim Geschlechtsverkehr mit einem beschnittenen Mann 30 % geringer. Beim Geschlechtsverkehr ist die Eichel auch nicht so empfindlich – was so wohl Vor- als auch Nachteile hat. In manchen Kulturen ist die Beschneidung Teil eines Initiationsrituals, durch das die Jungen in den Kreis der erwachsenen Männer ihres Stammes aufge-nommen werden, oder sie ist eine religiöse Vorschrift (bei Juden und Musli-men). Oft ist die Beschneidung mit weiteren Prüfungen oder einem großen Fest verbunden. Wenn solche Jungen unbeschnitten bleiben, stehen sie deut-lich abseits der Gruppe und werden manchmal sogar ausgeschlossen.

PHIMOSE: ZU ENG

Ist seine Vorhaut so eng, dass man sie nicht ganz über die Eichel zurückziehen kann? Dann spricht man von einer Phimose. Auf keinen Fall selbst dran rum-zerren! Ein guter Arzt wird eher versuchen, das zu enge Stückchen zu weiten, statt die ganze Vorhaut zu entfernen. Holen Sie immer eine zweite Meinung ein!

WENIGER EMPFINDLICH?

Der beschnittene Penis hat keine schützende Hülle mehr über der Eichel und gewöhnt sich dadurch stärker an Reibung. Deren Empfindlich-keit ist natürlich ganz anders als bei einem beschnittenen Penis. Der Trick besteht darin, ein Stückchen Vorhaut stehen zu lassen, direkt an der empfindlichen „Dachrinne" der Eichel, die voller Nervenenden ist. Wenn ihm die Haut dort zu weit gestutzt wird, hat er eine erogene Zone weniger.

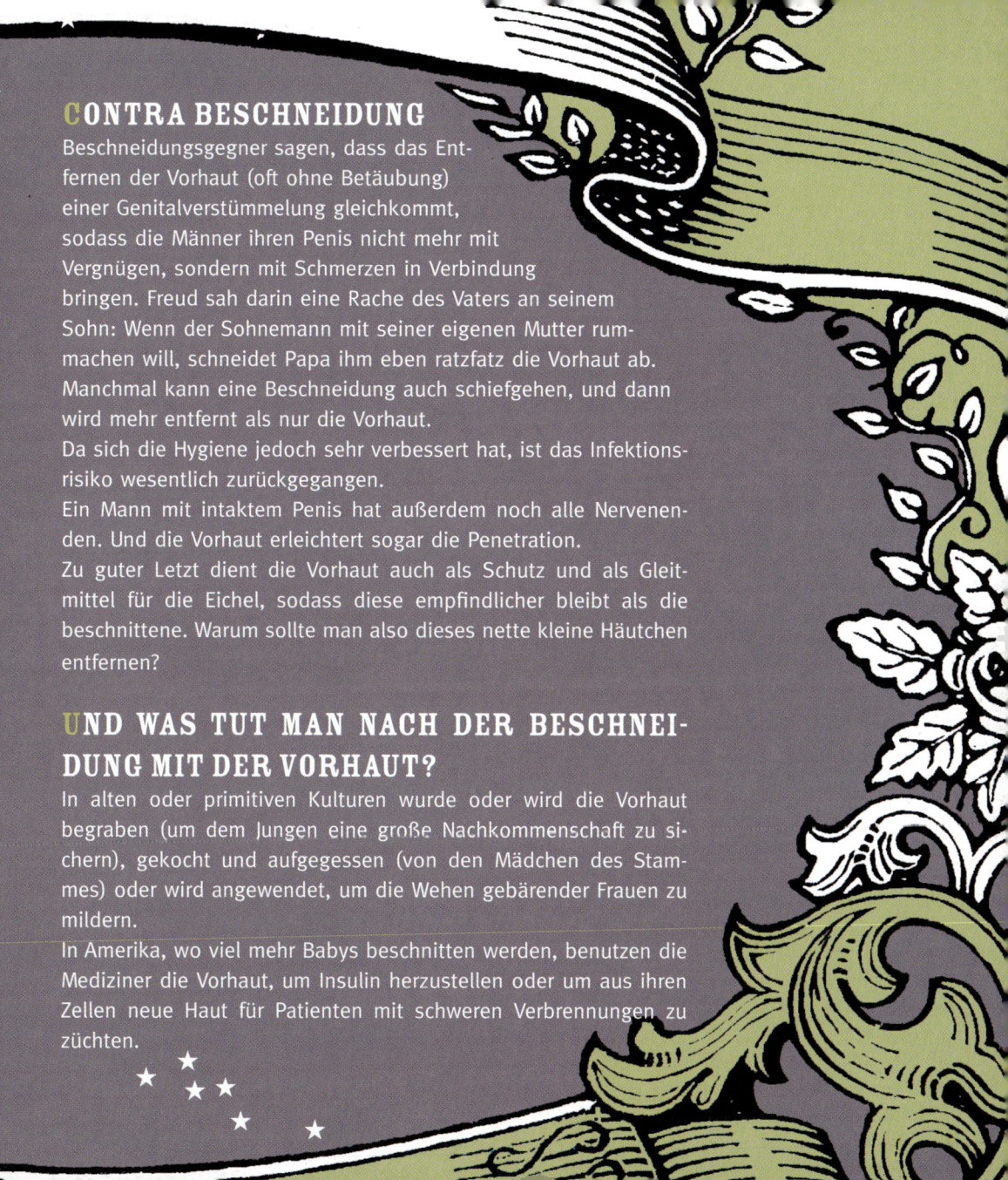

CONTRA BESCHNEIDUNG

Beschneidungsgegner sagen, dass das Entfernen der Vorhaut (oft ohne Betäubung) einer Genitalverstümmelung gleichkommt, sodass die Männer ihren Penis nicht mehr mit Vergnügen, sondern mit Schmerzen in Verbindung bringen. Freud sah darin eine Rache des Vaters an seinem Sohn: Wenn der Sohnemann mit seiner eigenen Mutter rummachen will, schneidet Papa ihm eben ratzfatz die Vorhaut ab. Manchmal kann eine Beschneidung auch schiefgehen, und dann wird mehr entfernt als nur die Vorhaut.

Da sich die Hygiene jedoch sehr verbessert hat, ist das Infektionsrisiko wesentlich zurückgegangen.

Ein Mann mit intaktem Penis hat außerdem noch alle Nervenenden. Und die Vorhaut erleichtert sogar die Penetration.

Zu guter Letzt dient die Vorhaut auch als Schutz und als Gleitmittel für die Eichel, sodass diese empfindlicher bleibt als die beschnittene. Warum sollte man also dieses nette kleine Häutchen entfernen?

UND WAS TUT MAN NACH DER BESCHNEIDUNG MIT DER VORHAUT?

In alten oder primitiven Kulturen wurde oder wird die Vorhaut begraben (um dem Jungen eine große Nachkommenschaft zu sichern), gekocht und aufgegessen (von den Mädchen des Stammes) oder wird angewendet, um die Wehen gebärender Frauen zu mildern.

In Amerika, wo viel mehr Babys beschnitten werden, benutzen die Mediziner die Vorhaut, um Insulin herzustellen oder um aus ihren Zellen neue Haut für Patienten mit schweren Verbrennungen zu züchten.

KAHLKOPF

Wenn kleine Jungs zur Welt kommen, ist die Eichel komplett von der Vorhaut bedeckt. Wenn sie beschnitten werden, wird diese Vorhaut entfernt. Das geschieht aus religiösen, kulturellen oder hygienischen Gründen, doch der Penis wird dadurch nicht stärker oder gesünder. Eine Beschneidung kann jedoch nötig sein, wenn Männer unter einer zu engen Vorhaut leiden.

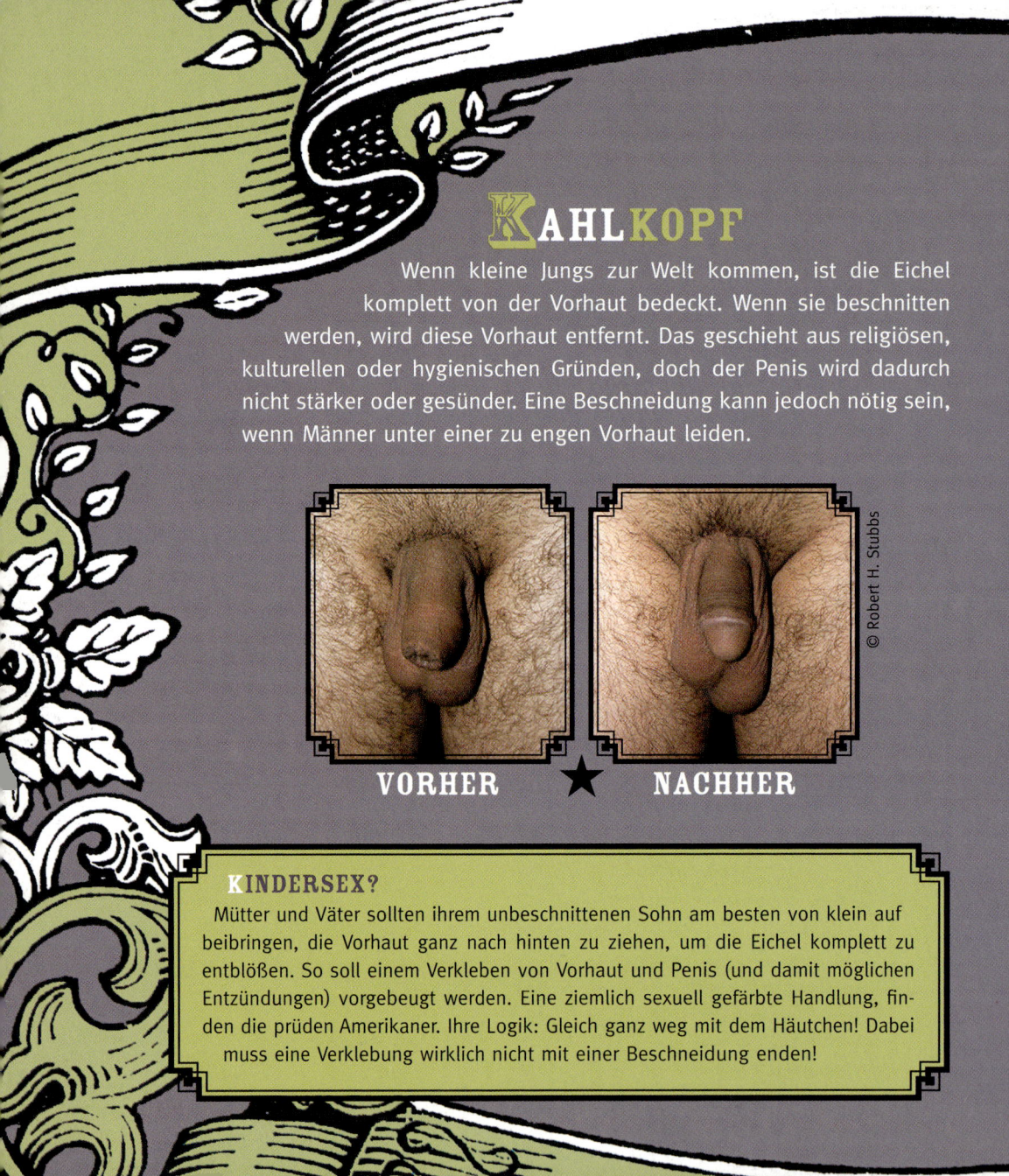

© Robert H. Stubbs

VORHER ★ NACHHER

KINDERSEX?

Mütter und Väter sollten ihrem unbeschnittenen Sohn am besten von klein auf beibringen, die Vorhaut ganz nach hinten zu ziehen, um die Eichel komplett zu entblößen. So soll einem Verkleben von Vorhaut und Penis (und damit möglichen Entzündungen) vorgebeugt werden. Eine ziemlich sexuell gefärbte Handlung, finden die prüden Amerikaner. Ihre Logik: Gleich ganz weg mit dem Häutchen! Dabei muss eine Verklebung wirklich nicht mit einer Beschneidung enden!

DIE HEILIGE VORHAUT

Die mit Abstand berühmteste Vorhaut der Welt ist die von Jesus. Als jüdischer Junge wurde auch Jesus acht Tage nach seiner Geburt beschnitten. Die Bibel berichtet, dass das im Tempel von Jerusalem geschah (Lukas 2, 22). Im Mittelalter florierte der Handel mit seiner Vorhaut derartig, dass man mit all den Hautstückchen wahrscheinlich ein Fußballfeld hätte bedecken können ... In der Renaissance erhoben immer noch Dutzende von Kirchen Anspruch darauf, die einzige echte Heilige Vorhaut zu besitzen. Die Zahl nahm im Laufe der Jahrhunderte ab, bis nur noch eine kleine Kirche in dem italienischen Dörfchen Calcata behauptete, in Besitz dieser merkwürdigen Reliquie zu sein. Nach dem Zweiten Vatikanischen Konzil (1962) nahm jedoch auch deren Verehrung ein Ende. Die Heilige Vorhaut wurde in einem Schuhkarton in der Wohnung des Pfarrers verwahrt. Bis dieser im Jahre 1983 feststellte, dass der Karton verschwunden war ...

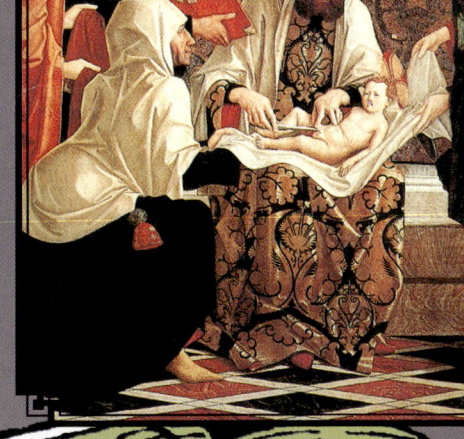

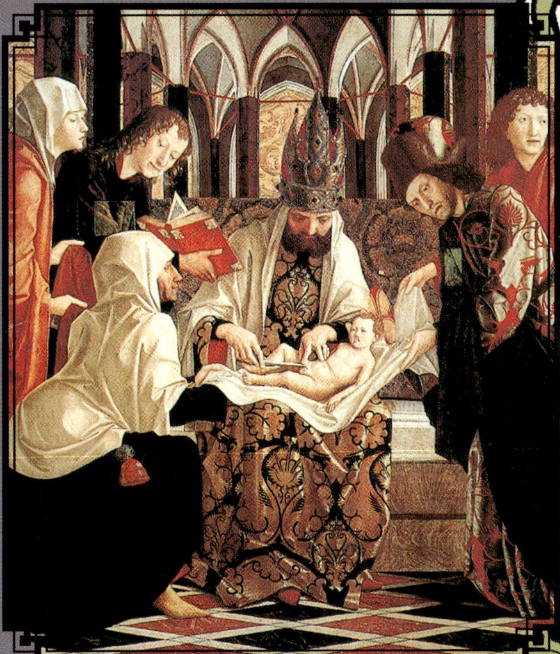

DAS PENISPIERCING

Au oder wow? Ein Piercing ist heute schon nichts Aufsehenerregendes mehr, doch wenn es sich *down under* befindet, hakt's bei den meisten aus. Andererseits scheinen Piercings an Vagina, Klitoris, Penis oder Eichel dem Geschlechtsverkehr ja eine besondere Dimension zu verleihen. Wenn er darüber nachdenkt, sich auf diese Art zu verschönern, sollte er sich vorher gut informieren und sich an einen erfahrenen Piercer wenden. Sich in betrunkenem Zustand oder im Urlaub mal schnell einen Prinz Albert verpassen zu lassen, ist ganz sicher keine gute Idee!

Ein gutes Piercing steigert nicht nur den Genuss beim Sex, sondern erregt ihn z.B. auch, wenn das Piercing im Alltag gegen seine Kleidung reibt. Wenn Sie öfter wollen als er oder wenn sein Penis ein wenig Ermunterung braucht, können Sie ihn ja mal ins Piercingstudio schicken.

Männer können sich an vier Stellen piercen lassen: An der Spitze der Eichel, durch den untersten Rand der Eichel, durch die Hoden und durch das Frenulum.

PRINZ ALBERT:

Dieses Piercing geht durch die Spitze der Eichel. Dabei läuft das Piercing von der Öffnung seiner Harnröhre Richtung Frenulum, wobei der Ring sowohl oben wie unten rechtwinklig heraussteht. Ein Prinz Albert sitzt nicht so tief, daher beträgt die Heilungszeit knapp vier bis sechs Wochen. Dieses Piercing hat seinen Namen von Prinz Albert (1819–1861), dem Gemahl der britischen Königin Victoria. Er hatte sich dieses Piercing allerdings eher als *dressing ring* machen lassen (siehe Seite 29), nicht um den sexuellen Genuss der prüden Königin zu steigern.

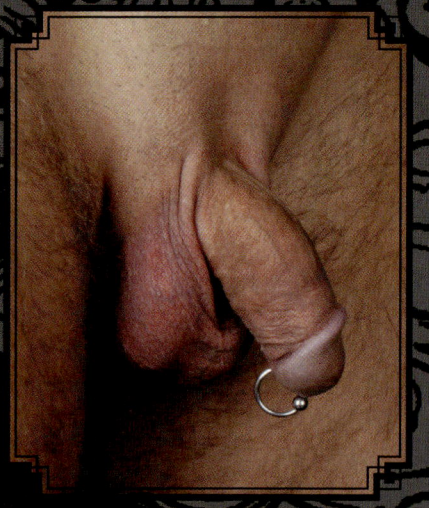

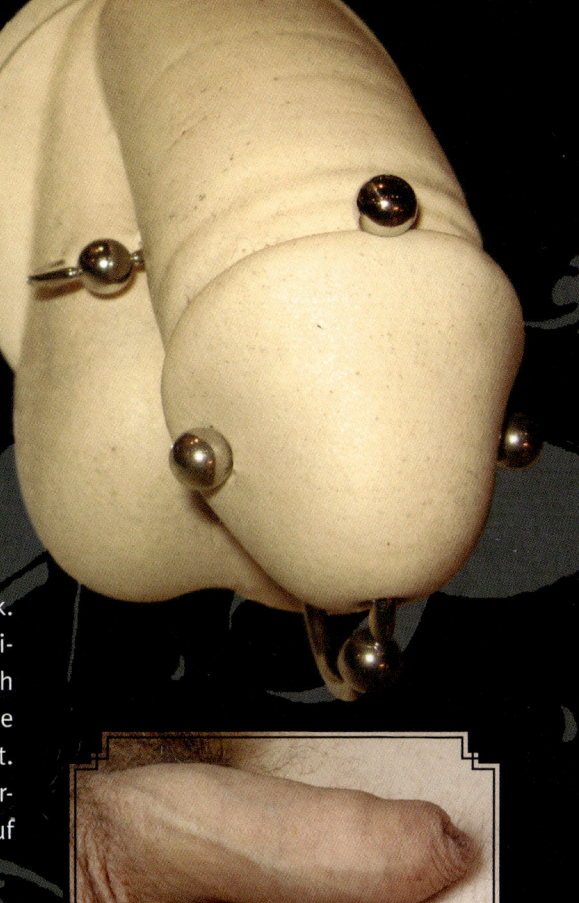

AMPALLANG ODER DYDOE:

Am unteren Rand der Eichel
Eine sehr invasive Art von Piercing, die horizontal durch seine Eichel läuft. Nicht ganz risikofrei. Durch die hohe Zahl von Blutgefäßen, die hier verläuft, kann das eine sehr blutige Angelegenheit werden. Und es kann ein halbes Jahr dauern, bis die Sache wirklich verheilt ist. Der Ampallang geht durch die Eichel selbst, während der Dydoe durch den unteren Wulstrand der Eichel gestochen wird.

HAFADA:

In den Hoden
Dieses Piercing dient eher als Schmuck. Der kleine Ring geht durch die Haut seines Hodensacks (kann aber auch durch die Haut am Schaft gehen). Die Wunde ist nach fünf bis sechs Wochen verheilt. Da dieses Piercing sehr oberflächlich verläuft, hat es auch weniger Einfluss auf den sexuellen Genuss.

FRENUM:

Unter der Eichel
Dieses Piercing wird horizontal durch das Frenulum gestochen, das kleine Bändchen unter der Eichel. Die Wunde ist nach vier bis sieben Wochen verheilt.

STATT EHERING...

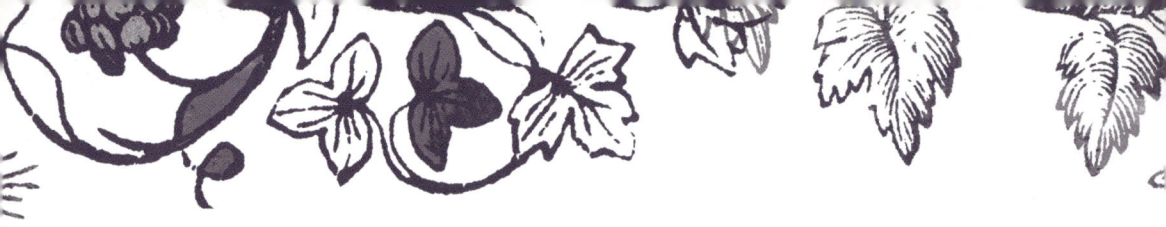

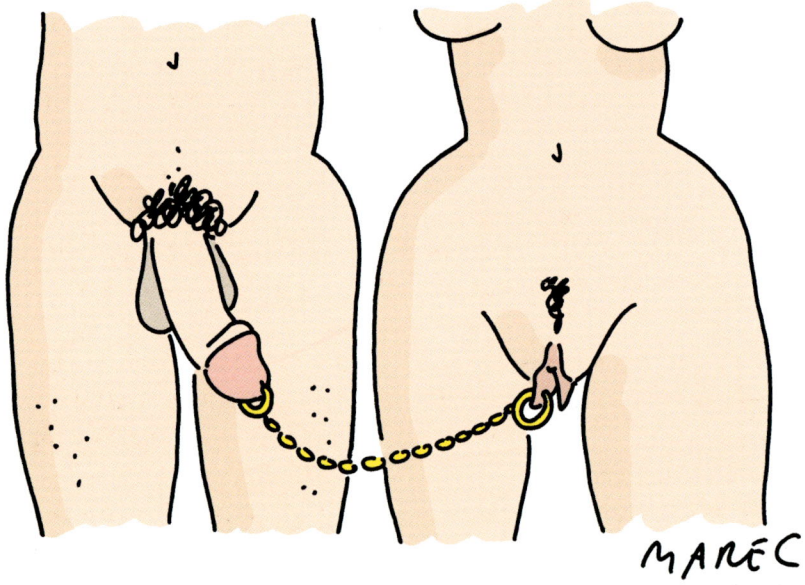

MAREC

TINKERBELL

Primitive Stämme in Asien und Afrika nähten früher kleine Steine, Perlen, Elfenbein oder sogar Glöckchen unter die Penishaut. Ein kleiner Schnitt, Perle rein, wieder zunähen und warten, bis die Sache abgeheilt ist. Das kommt dem Umfang des Penis zugute, und die Frauen werden dadurch besonders stimuliert. (Nein, die Perlen rotieren *nicht*!) Afrikanische Männer ahmten auf diese Art den Penis des Nashorns nach, das als Potenzprotz galt. Die Yakuza (japanische Mafiosi) nähen sich für jedes Jahr im Gefängnis eine Perle ein, die Koreaner und manche Filipinos belassen es bei einem bis vier Kügelchen unter der Penishaut ... *Don't try this at home!*

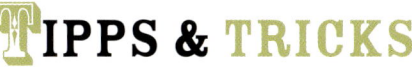

TIPPS & TRICKS

★ Er sollte immer zu einem Piercer mit Erfahrung und einem guten Ruf gehen.

★ Er sollte ihn fragen, ob er seine Instrumente sterilisiert und die Nadeln nach Gebrauch wegwirft. Eine schlichte Reinigung der Nadeln mit Alkohol ist nicht ausreichend, um eine Ansteckung mit Hepatitis B, C oder AIDS zu verhindern.

★ Es ist wichtig, dass er sich genau an die Vorschriften hält, wie er die Wunde versorgen soll. Ein Piercing ist eine Wunde, die man gut verheilen lassen und so viel wie möglich schonen sollte. Eine gründliche Reinigung mit Wasser ist meist ausreichend.

★ Ein Piercing verspricht zwar mehr Spaß beim Geschlechtsverkehr, doch während der Wundheilung sind weder Masturbation noch Geschlechtsverkehr anzuraten. Da muss er also eine Weile die Zähne zusammenbeißen. Sie können die Zeit ja nutzen, indem Sie sich von ihm ausgiebig oral verwöhnen lassen. Und das wochenlang!

★ Wenn sich die Wunde doch entzündet, darf man das Piercing nicht selbst herausziehen, denn damit riskiert man, dass die Wunde zuwächst und sich am Ende noch eine Infektion unter der Haut entwickelt. Lieber sofort zum Piercer oder zum Hautarzt gehen.

★ Zu Anfang sollte er das Schwimmen in öffentlichen Bädern und im Meer vermeiden, und auch auf Whirlpools und Dampfbäder verzichten, da eine bakterielle Entzündung der Wunde droht.

★ Mann sollte sich nicht piercen lassen, kurz bevor man einen FKK-Urlaub antritt. Jede Verunreinigung der Wunde kann zu einer Entzündung führen, und außerdem kann das Metall bei direkter Sonneneinstrahlung ganz schön heiß werden.

★ Wegen drohender Überhitzung sollte er auch die Sauna meiden. So ein glühend heißes Piercing ist kein Vergnügen.

★ Wenn Sie Geschlechtsverkehr mit Präservativ haben, denken Sie immer daran, ein extrastarkes Kondom zu verwenden, das nicht reißen kann.

NIMM DIESEN RING …

Penisringe gibt es in allen möglichen Formen und Materialien. Manche legt man nur um den Penis, andere um Penis und Hoden. Wenn Sie sich selbst ein Extravergnügen verschaffen wollen, wählen Sie natürlich einen Penisring mit Noppen oder Rippen, oder auch ein vibrierendes Modell. Naschhafte Damen können ja eines von den guten alten Zuckerperlen-Armbändern nehmen. Das Anlegen ist ganz einfach. Sie schieben den Ring über seinen schlaffen oder halbsteifen Penis. Der „Abklemmeffekt" sorgt dafür, dass das Blut nicht mehr zurückfließen kann, sobald der Penis erigiert ist, sodass er länger steif bleibt (und auch härter). Je nach gewähltem Modell kann der Penisring ihn oder Sie beim Geschlechtsverkehr besonders stimulieren.

HILFE, ICH KLEMM FEST!

So ein Cockring ist ein tolles Hilfsmittel im Bett, aber nicht ganz ungefährlich. Immer wieder landen Männer beim Hausarzt, weil ihre Erektion zu lang anhält. Und was als reines Vergnügen begann, endet mit einem „steifen" Albtraum. Priapismus (siehe Seite 98) scheint dank zunehmenden Gebrauchs von Penisringen immer öfter vorzukommen.

Was können Sie tun? Kühlen Sie ihn mit Eis und stellen Sie ihn ruhig: Das bedeutet nicht sofort das Ende seiner Bett-Karriere. Vermeiden Sie weitere Reize und rufen Sie einen Arzt.

Verstell- und verschließbare Ringe sind da schon etwas sicherer. Bei zu hohem Druck muss man einfach nur den Ring öffnen und das Blut kann wieder abfließen … *voilà*! Er sollte einen Cockring nie länger als 20 Minuten am Stück tragen und sofort entfernen, sobald er Schmerzen verspürt.

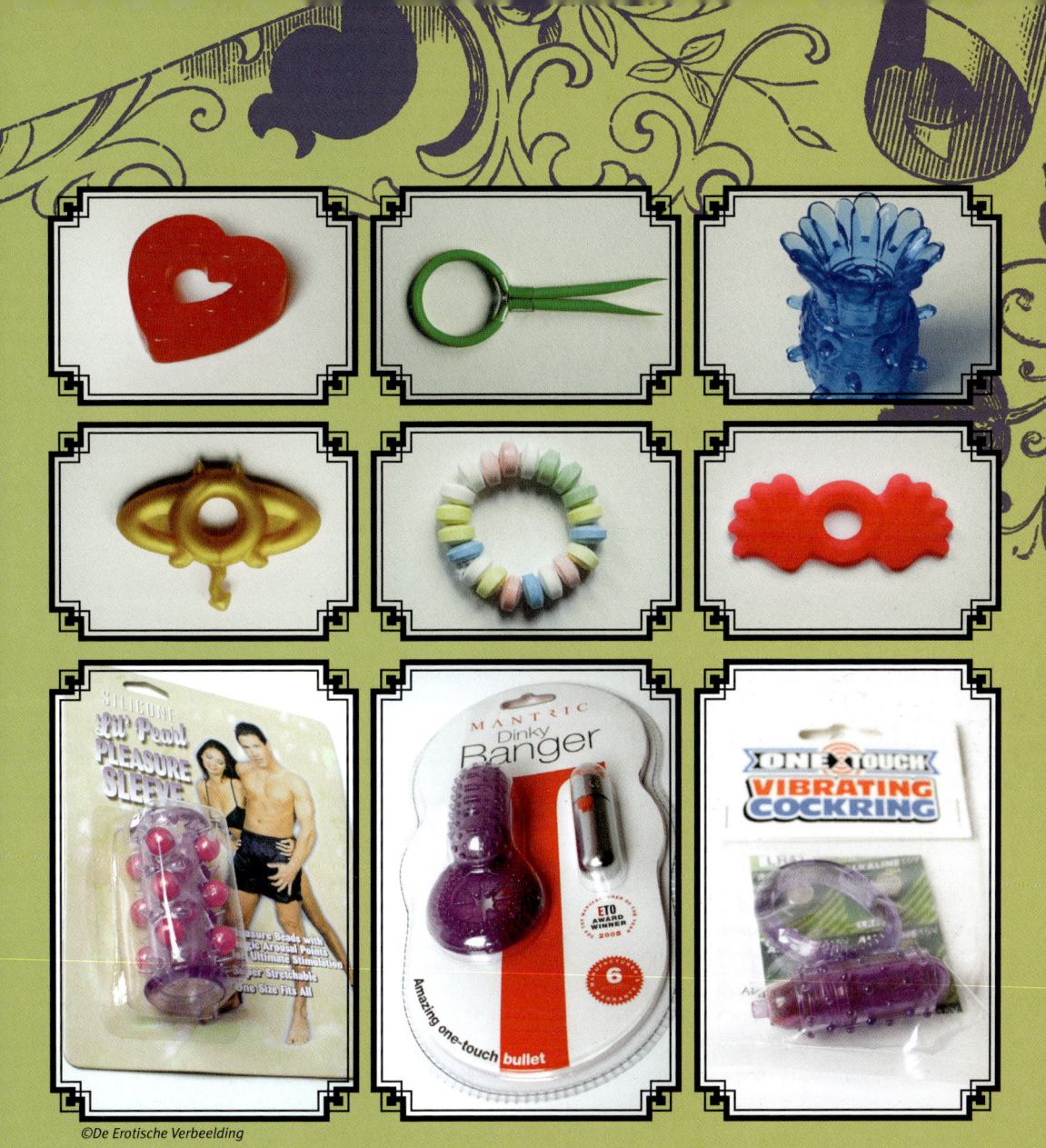

©De Erotische Verbeelding

EXTRAVERGNÜGEN

ANIMAL MAGNETISM

Wollen Sie ihm eine Riesenerektion schenken? Dann verwöhnen Sie ihn doch mal mit einem magnetischen Penisring. Durch mehrere magnetische Kügelchen erfährt das Blut in seinem Penis besondere Stimulation und die Blutzufuhr steigt. Resultat? Eine Mega-Erektion.

ELEKTROPENIS

Für Menschen, die keine Angst vor einem (kleinen) elektrischen Schlag haben, gibt es einen besonders raffinierten Penisring, der kleine Stromstöße verteilt. An der Innenseite sitzen kleine Noppen, von denen elektrische Impulse ausgehen. Aber natürlich nicht bei Gewitter benutzen!

ASIATISCHES ZIEGENAUGE

Diesen Lederring mit Ziegenhaaren streift er sich über den Penis, sodass er direkt hinter der Eichel sitzt, und stimuliert damit Ihre Vaginalwand. Es gibt „kurz- und langhaarige" Ziegenaugen, die durch die Reibung ganz spezielle Empfindungen auslösen. Im Gegensatz zu den Ringen aus Plastik oder Latex, die leicht zu reinigen sind, muss man bei diesem „natürlichen" Spielzeug besondere hygienische Sorgfalt walten lassen.

PENISMASSAGE SPEZIAL

Es gibt ein Sexspielzeug, das im Prinzip ähnlich funktioniert wie die spinnenförmigen Drahtkonstruktionen, die für die Kopfmassage gedacht sind. Die Ausfertigung für den Penis besteht aus einem Kranz, von dem zwölf Drähte abgehen, die seinem Penis entweder einen unglaublichen Lachkrampf oder schlichtweg selige Gefühle verschaffen. In den Niederlanden ist dieses Spielzeug unter der Bezeichnung Penis Prikkel im Handel.

PENISKLON

Klonen Sie seinen Penis doch für den Eigengebrauch. Mit diesem Do-it-yourself-Paket können Sie im Handumdrehen einen Abdruck von seinem Penis herstellen – Ihren ganz persönlichen Dildo. Manche dieser Penisimitationen können sogar vibrieren. Ideal für lange Nächte ohne ihn oder um sich selbst gleichzeitig mit zwei Ausgaben seines Penis zu verwöhnen – dem echten und dem aus Gummi.

Abstand vor Ü verringert, OK?

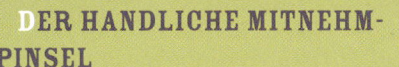

DER HANDLICHE MITNEHM-PINSEL

In Australien macht Tim Patch Furore mit einer neuen Maltechnik. Er benutzt seinen Penis als Pinsel und verewigte auf seinem ersten Gemälde ein paar wichtige australische Politiker. Durch seinen talentierten Penis avancierte er vom unbekannten Straßenmaler zum Phänomen. Und billig ist diese Malweise obendrein, denn mit diesem Pinsel kann er ein Leben lang malen! Auch in Europa gibt es inzwischen Penismaler.

Spontane Fragen: Muss der Penis dazu steif sein oder geht es auch in schlaffem Zustand? Müssen unbeschnittene Männer mehr Aufwand treiben, um ihn zu säubern, als beschnittene? Wasserfarben oder Acryl?

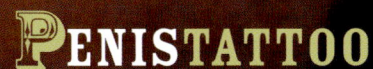

STRAMME JUNGS MIT BIKINILINIE

Die Wintermode von 2005 brachte die Hüfthose für Männer auf. Sie saß so tief auf den Hüften, dass ein ganz neuer Trend entstand: Männer, die sich das Schamhaar rasieren. Verschiedene Hersteller brachten sofort Schamhaarrasierer auf den Markt, mit denen sich die Männer die störenden Haare entfernen konnten.

Ganz neu sind Männer ohne Schamhaar natürlich nicht, denn auch indianische Krieger z. B. entfernten sich die Schambehaarung. Und in der Schwulenszene ist ein kahler Schambereich schon seit Jahren gängig (der Penis sieht ohne Schamhaar nämlich gleich größer aus).

OPERATION SCHAMHAAR

Für die Operation Schamhaar stehen verschiedene Möglichkeiten zur Auswahl: Stutzen mit der Schere, Rasierer (aber keine Wegwerfrasierer, es sei denn, Sie nehmen den eklig juckenden Ausschlag nach dem Rasieren in Kauf), Enthaarungscremes (aber bitte ein Produkt, das die Haut nicht reizt), spezielle Schamhaarrasierer für Männer (teuer), Lasertechnologie (noch teurer), Epilieren (aua!) ... Nur der normale elektrische Rasierer bleibt bitte im Schrank, denn der ist viel zu grob.

Enthaarung ist und bleibt ein unangenehmes Unterfangen. Ein paar Tipps können das Leid lindern:

★ Eine Massage vor und nach der Rasur kann die Hautreizung etwas dämpfen.

★ Es ist ganz geschickt, die Härchen durch eine Dusche oder ein Bad ein wenig weicher zu machen, bevor man ans Werk geht.

★ Man rasiert sich am besten abends, sodass sich die Haut über Nacht erholen kann.

★ Wenn er sich die Schamhaare von den Hoden rasiert, ist es zweckmäßig, den Penis nach oben zu ziehen und leicht in die Knie zu gehen.

★ Nach dem Rasieren alles gut mit warmem Wasser abspülen. Aber ohne Seife!

★ Das übrige Schamhaar kann man durch eine Haarspülung weicher machen.

Vorsicht! Die Hoden sind superempfindlich, also ist besondere Vorsicht angesagt!

TIPP: Es kann ein hübsches erotisches Spiel abgeben, sich gegenseitig das Schamhaar zu rasieren!

KOKIGAMI

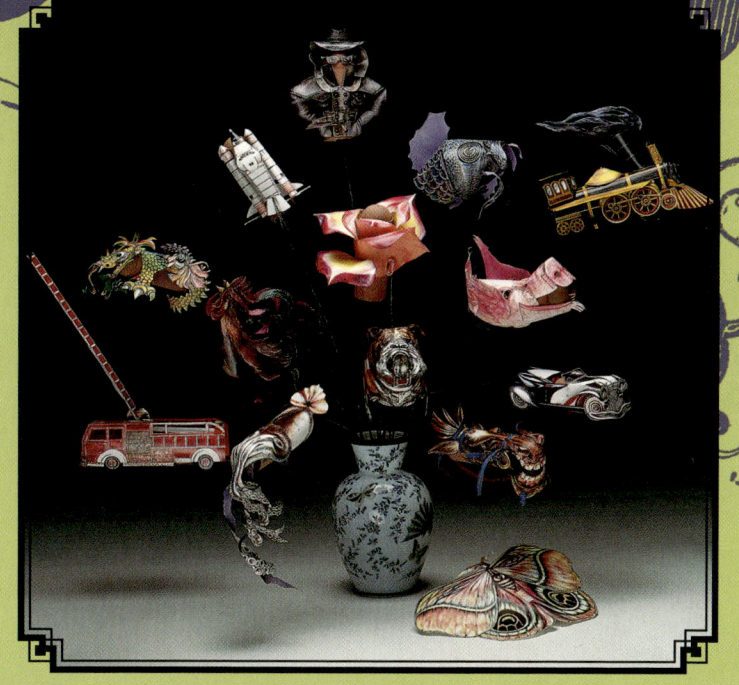

Koki: ein Tuch, das japanische Schauspieler um die Körpermitte tragen.
Gami: Papier

Kokigami ist eine Kunstform, bei der sein Penis in Papier verpackt wird bzw. ein papierenes Kostüm angemessen bekommt.

Früher hatten japanische Edelleute die Gewohnheit, ihre Geschlechtsteile in Seide und Bänder zu verpacken, um den Penis ihrer Frau im Schlafzimmer als Geschenk anzubieten. Dabei genossen sie das Gefühl, wenn ihre Geliebte den Penis vorsichtig auspackte.

Heute wird der Penis in Papier eingepackt, wobei die Kostüme diverse Tiere darstellen, vom Drachen bis zur Gans.

In modernen Kokigami-Büchern finden Sie – wie in Büchern für Ankleidepuppen – eine Schablone, die sich an seine Maße anpassen lässt. Danach kann man die Verpackung nach eigenen Vorstellungen mit Federn oder Stoffstückchen verzieren. Dazu bekommen Sie eine Art Drehbuch, in dem steht, was Sie und er sagen müssen, mit Vorschlägen, was Sie alles anfangen können und wie Sie sich bewegen sollen, während sein Penis kostümiert ist.

DARF ES ETWAS MEHR SEIN?

Chirurgische Penisverlängerungen erleben einen wahren Aufschwung. Männern mit Mikropenis (siehe Seite 61) kann dieser Eingriff helfen, sich von ihren Komplexen zu befreien. Doch eine Verlängerung oder Verdickung lassen auch immer mehr normal gebaute Männer vornehmen.

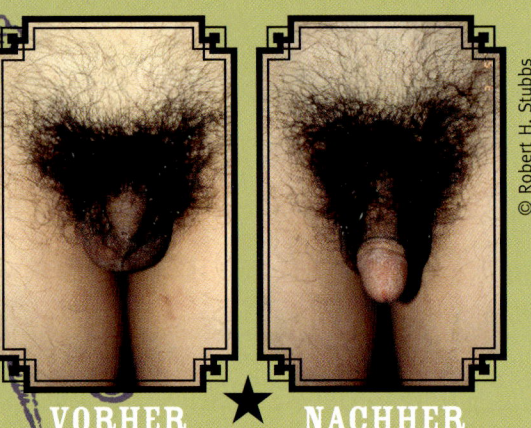

© Robert H. Stubbs

VORHER ★ NACHHER

LÄNGER!

Die populärste Methode, einen Penis zu verlängern, besteht darin, die Penisbänder zu durchtrennen, sodass vom Penis einfach mehr zu sehen ist. Diese Bänder verbinden die Basis des Penis mit dem Unterleib und sitzen unter seinem Schamhaar. Der Penis sitzt eigentlich ein paar Zentimeter im Körper, und nach Durchtrennen der Bänder sackt er etwas nach unten. Auf diese Art wirkt er dann ein Stückchen länger.

Man muss jedoch damit rechnen, dass auf diesem Stück Penis auch Schamhaar wächst, also sollte er sich hier am besten rasieren. Bei einer Erektion ist überdies die Gefahr groß, dass der Penis nicht mehr nach oben, sondern nach unten zeigt.

> *„Am besten lässt sich ein Penis mit der Lupe vergrößern."*
> PATRICK WILLEMEN, UROLOGE

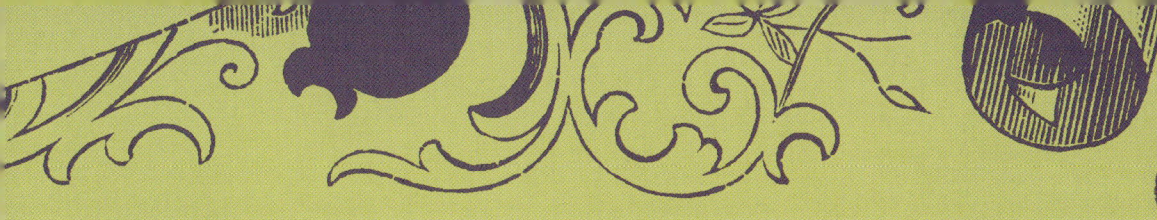

DICKER!

Um seinen Penis fester und dicker zu machen, wird manchmal Fett in den Schaft eingespritzt. Dieses wird vorher durch Fettabsaugung an einer anderen Körperstelle gewonnen.

Das Problem ist dabei, dass diese verpflanzten Fettzellen mit Blut versorgt werden müssen, um zu überleben. Manche Zellen bekommen die nötige Blutzufuhr, andere eben nicht, und die sterben dann ab. Dadurch bekommt sein Penis ein etwas knubbeliges Aussehen, und es sind neuerliche Fetteinspritzungen nötig. Es kann auch passieren, dass durch die Injektionen Narben entstehen. Folge: Noch mehr Beulen und Unebenheiten auf seinem Penis.

Ein noch extremerer Eingriff besteht darin, ein Hautstück zu transplan-

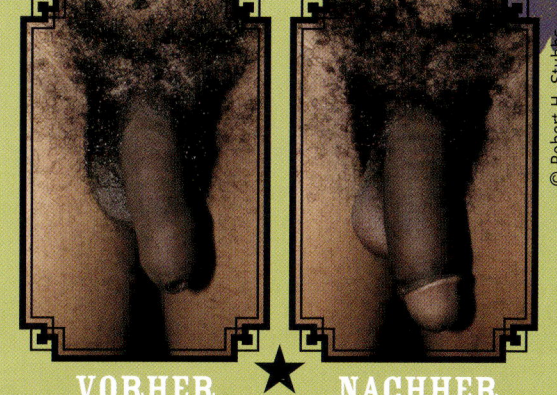

© Robert H. Stubbs

VORHER ★ **NACHHER**

tieren, an dem sich noch Blutgefäße befinden. Das geht natürlich auch nicht ohne Narben ab, die nicht gänzlich unsichtbar sind.

KÜRZER!

Technisch gesehen ist es unmöglich, eine Penisverkürzung vorzunehmen, indem man ein Stück aus den Schwellkörpern entfernt, denn deren Struktur ist einfach zu komplex. So ein Eingriff würde den Penis (insbesondere die Erektion) in arge Schwierigkeiten bringen. Ein Verkürzung lässt sich jedoch erzielen, indem man einen Eingriff an der Bindegewebskapsel vornimmt, die die Schwellkörper umschließt (Tunica albuginea).

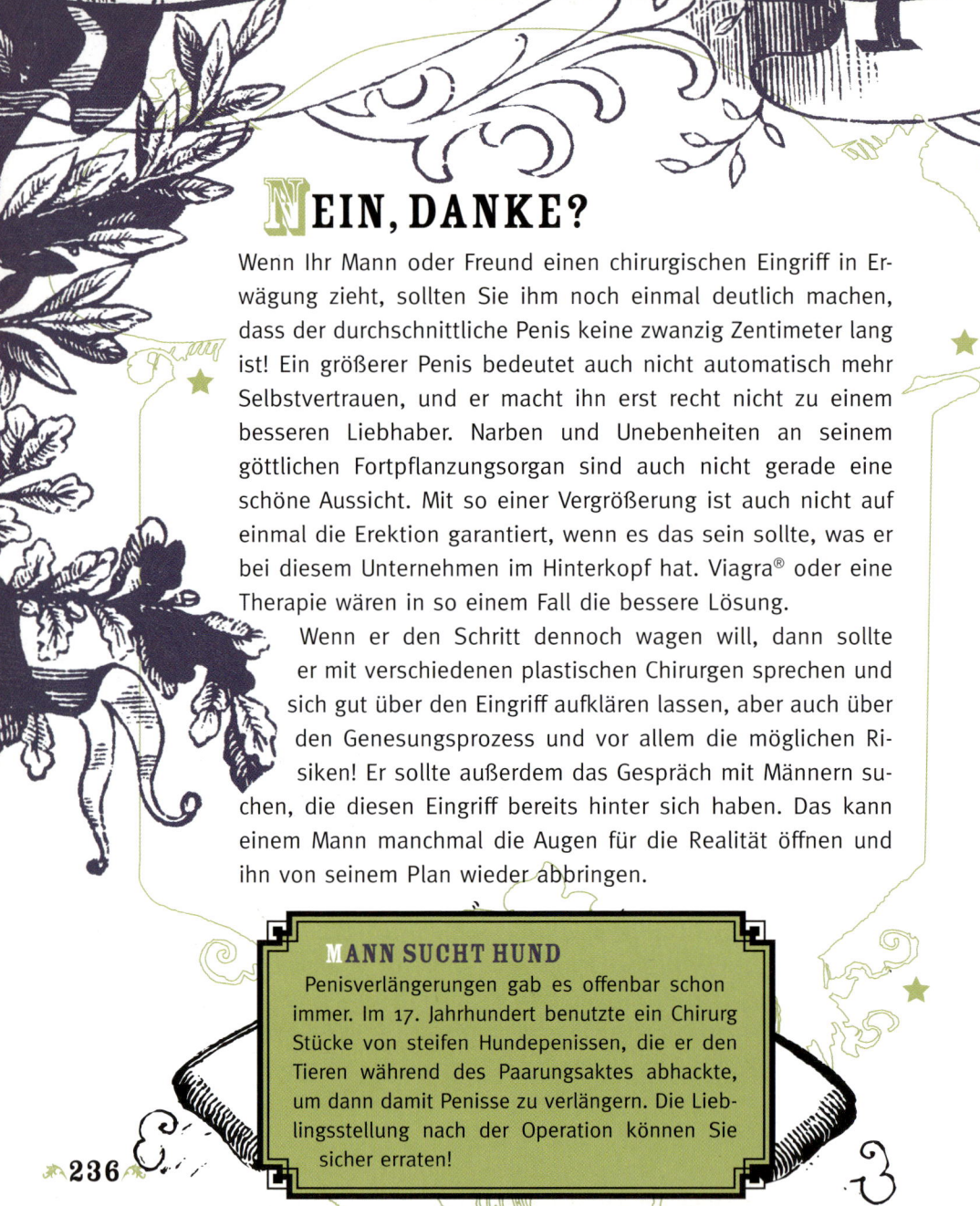

NEIN, DANKE?

Wenn Ihr Mann oder Freund einen chirurgischen Eingriff in Erwägung zieht, sollten Sie ihm noch einmal deutlich machen, dass der durchschnittliche Penis keine zwanzig Zentimeter lang ist! Ein größerer Penis bedeutet auch nicht automatisch mehr Selbstvertrauen, und er macht ihn erst recht nicht zu einem besseren Liebhaber. Narben und Unebenheiten an seinem göttlichen Fortpflanzungsorgan sind auch nicht gerade eine schöne Aussicht. Mit so einer Vergrößerung ist auch nicht auf einmal die Erektion garantiert, wenn es das sein sollte, was er bei diesem Unternehmen im Hinterkopf hat. Viagra® oder eine Therapie wären in so einem Fall die bessere Lösung.

Wenn er den Schritt dennoch wagen will, dann sollte er mit verschiedenen plastischen Chirurgen sprechen und sich gut über den Eingriff aufklären lassen, aber auch über den Genesungsprozess und vor allem die möglichen Risiken! Er sollte außerdem das Gespräch mit Männern suchen, die diesen Eingriff bereits hinter sich haben. Das kann einem Mann manchmal die Augen für die Realität öffnen und ihn von seinem Plan wieder abbringen.

MANN SUCHT HUND

Penisverlängerungen gab es offenbar schon immer. Im 17. Jahrhundert benutzte ein Chirurg Stücke von steifen Hundepenissen, die er den Tieren während des Paarungsaktes abhackte, um dann damit Penisse zu verlängern. Die Lieblingsstellung nach der Operation können Sie sicher erraten!

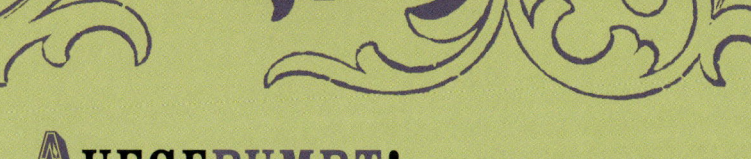

AUFGEPUMPT!

Penispumpen: Der eine Mann setzt sie ganz einfach ein, um eine Erektion zu kriegen, der nächste möchte gern einen härteren Ständer. Bei allen Pumpen wird sein schlaffer Penis durch ein Vakuum in die Senkrechte gebracht. Die Pumpen sehen aus wie ein Hohlzylinder, aus dem die Luft Stück für Stück abgepumpt wird. Durch den Druck strömt das Blut in seinen Penis, und er wird steif. Oft wird danach noch ein Cockring angebracht, damit der Ständer lange genug bleibt. Manche Pumpen vibrieren sogar. Sie sind fast immer mit ein paar Hilfsmitteln ausgestattet, mit denen man die Pumpe an den Durchmesser seines Penis anpassen kann. Allerdings ist so eine Penispumpe nicht gerade einfach im Gebrauch. Und oft fühlt sich nach der Benutzung der Penis kühl an oder verfärbt sich bläulich.

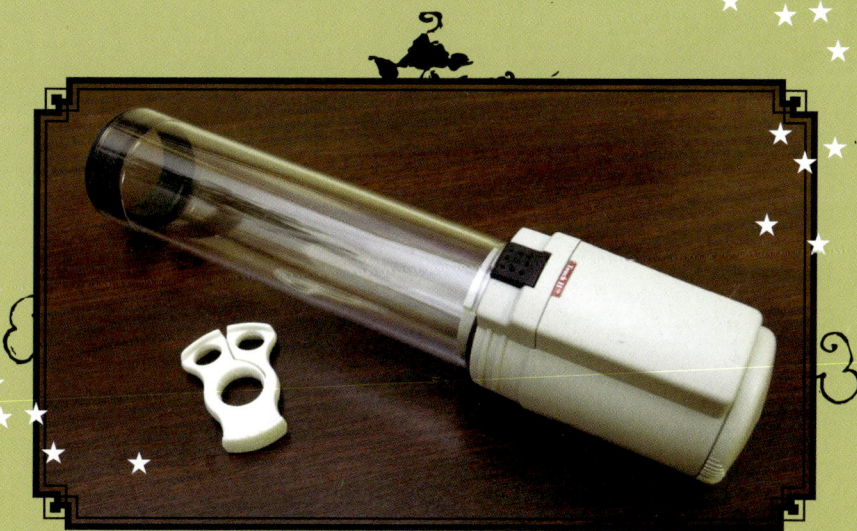

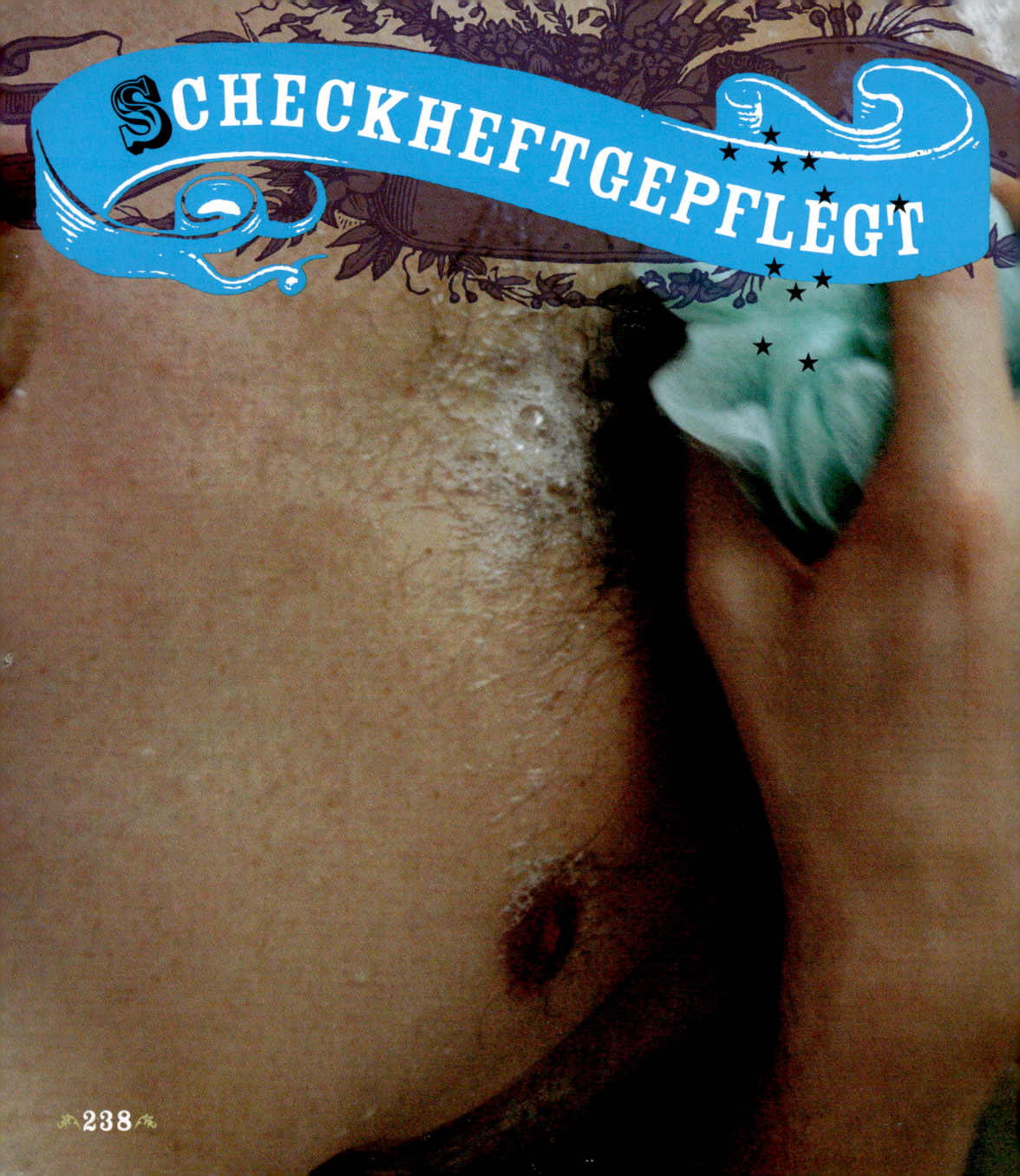

SCHECKHEFTGEPFLEGT

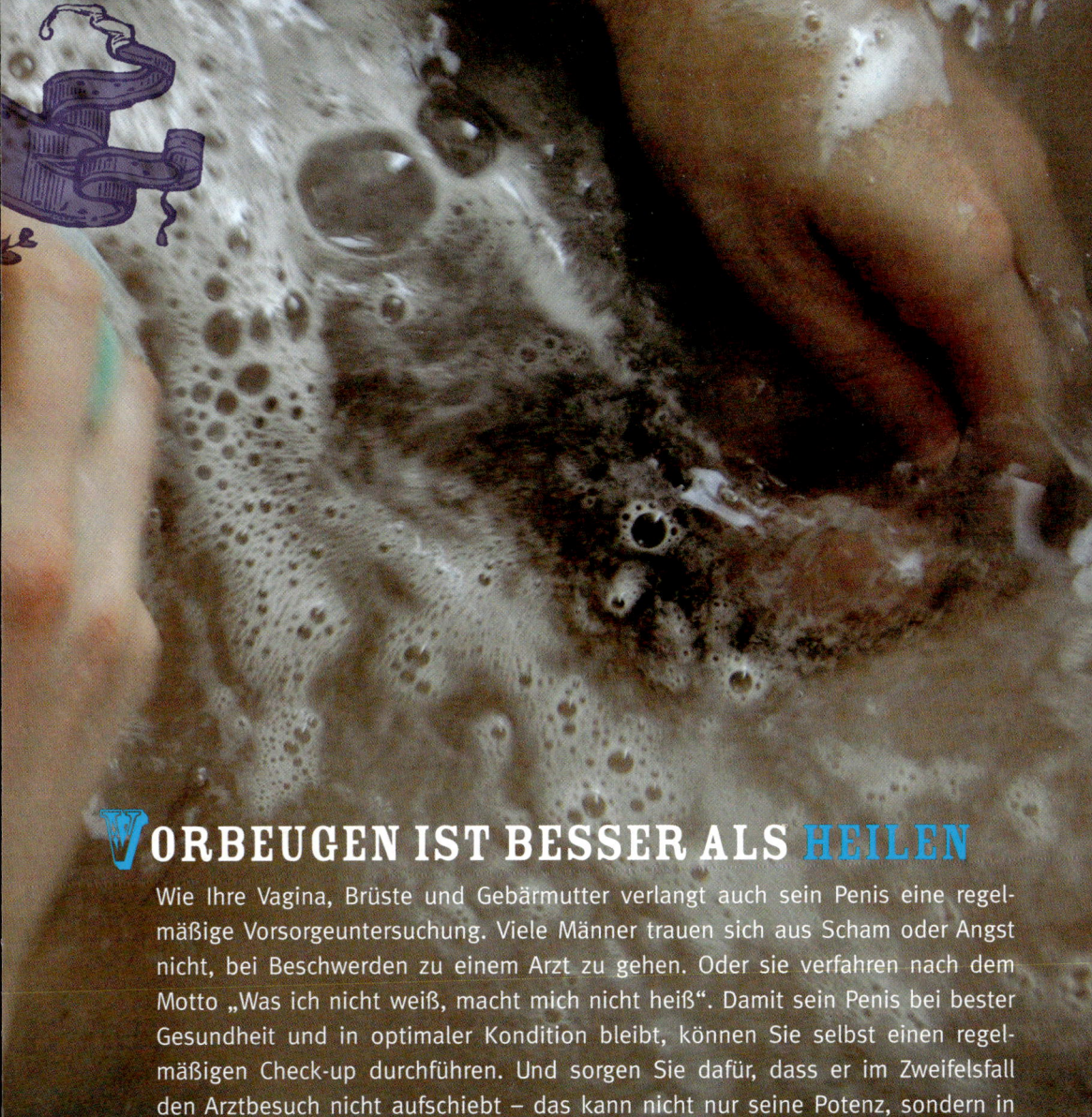

VORBEUGEN IST BESSER ALS HEILEN

Wie Ihre Vagina, Brüste und Gebärmutter verlangt auch sein Penis eine regelmäßige Vorsorgeuntersuchung. Viele Männer trauen sich aus Scham oder Angst nicht, bei Beschwerden zu einem Arzt zu gehen. Oder sie verfahren nach dem Motto „Was ich nicht weiß, macht mich nicht heiß". Damit sein Penis bei bester Gesundheit und in optimaler Kondition bleibt, können Sie selbst einen regelmäßigen Check-up durchführen. Und sorgen Sie dafür, dass er im Zweifelsfall den Arztbesuch nicht aufschiebt – das kann nicht nur seine Potenz, sondern in manchen Fällen auch sein Leben retten.

BLITZSAUBERE JUNGS

TÄGLICH

Während die Frauen sich zuweilen wie verrückt duschen, eincremen und parfümieren, gibt es immer noch Männer, die die allwöchentliche Katzenwäsche für ausreichend halten. Von seinem Penis wollen wir mal gar nicht erst reden.

Sauberkeitswahn ist natürlich auch nicht zuträglich. Seife und Duschgels können die natürlichen Schutzmechanismen des Penis angreifen und ihn damit für Infektionen anfällig machen. Übertriebene Hygiene kann zu Balanitis oder Vorhautentzündung führen. Er sollte seinen Penis nicht übertrieben waschen und keine aggressiven Seifen benutzen. PH-neutrale und parfümfreie Seife ist in Ordnung, aber im Grunde dürfte schon tägliches, gründliches Waschen mit Wasser vollauf genügen.

Um sich richtig zu säubern, muss er die Vorhaut bis hinter die Eichel zurückziehen, sich gründlich waschen und natürlich ebenso gründlich abspülen. Am besten jeden Tag!

Zwischen Vorhaut und Eichel wird ein Schmierstoff abgesondert: Smegma, das den Zweck hat, die Eichel feucht zu halten. Um zu vermeiden, dass sich diese Substanz dort ansammelt, müssen unbeschnittene Männer bei der täglichen Wäsche die Vorhaut komplett zurückziehen. Erst dann ist eine effiziente Reinigung möglich, und dann wird aus dem Smegma erst gar kein Eichelkäse! Wenn er seine Vorhaut und Eichel nicht regelmäßig sauber macht, sammelt sich im Laufe der Zeit eine dicke, gelblich weiße Ablagerung in der Kerbe hinter der Eichel, die langsam eintrocknet und bröckelig aussieht. Folge: Hautreizungen und Juckreiz. Wenn es dann zu einer Entzündung kommt, mit Schmerzen, Jucken und unangenehmem Geruch, ist ein Arztbesuch angezeigt. Nicht gerade lustfördernd, das Ganze!

Passen Sie aber auf mit parfümierten oder zu aggressiven Seifen oder Duschgels – genau wie die Vagina kann auch der Penis auf bestimmte Inhaltsstoffe überempfindlich reagieren.

EINMAL IM MONAT

Seine Hoden untersuchen Sie (oder er selbst) am besten nach einer warmen Dusche oder einem Bad. Tasten Sie beide Hoden mit den Fingern ab und lassen Sie sie zwischen den Fingern rollen: Wenn sie sich glatt und oval anfühlen, ist alles okay. Aufmerken sollte man bei Unebenmäßigkeiten und harten Knubbeln, die sich anders anfühlen als das Gewebe rundherum. Geraten Sie aber nicht in Panik, wenn Sie einfach nur seine Nebenhoden ertastet haben – das sind die harten Knubbel, die Sie an der Hinterseite der Hoden spüren. Schicken Sie ihn sofort zum Arzt, wenn Sie etwas Seltsames finden.

EINMAL IM JAHR

Wenn Ihr Mann oder Freund 40 oder älter ist, ist eine jährliche Prostatauntersuchung angeraten. Vor allem, wenn väterlicherseits Prostatakrebs vorkam, aber auch einfach deswegen, weil Prostataerkrankungen mit fortschreitendem Alter weiter zunehmen. Diese Untersuchung können Sie nicht selbst vornehmen, sie wird vom Hausarzt oder einem Urologen durchgeführt. Nicht unbedingt ein Vergnügen (u. a. weil er dabei rektal untersucht wird), aber doch ein Muss, wenn er seine besten Stücke in Topform behalten will.

MEISTER PROPER

Igittigitt! 1 von 5 Männern hält es nur alle zwei Tage für nötig, den Penis zu waschen und die Unterwäsche zu wechseln. 4 von 5 Männern tun das immerhin täglich, heißt es. Gibt es immer noch Herren, die dieses Hygieneritual gerade mal einmal in der Woche oder noch seltener durchführen? Leider ja, aber das sind laut der *Humo*-Umfrage glücklicherweise Ausnahmen. Pfui!

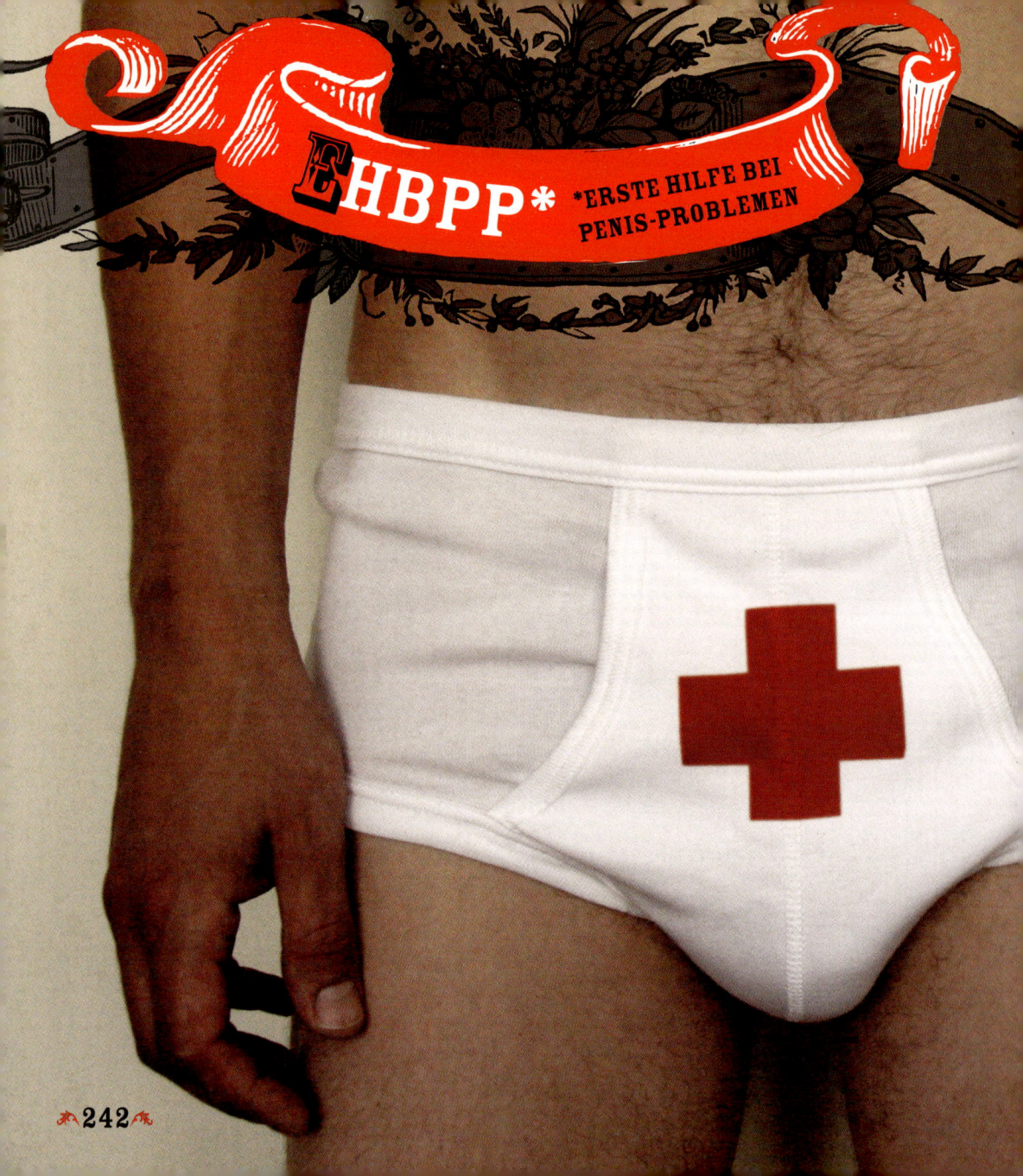

EHBPP* *ERSTE HILFE BEI PENIS-PROBLEMEN

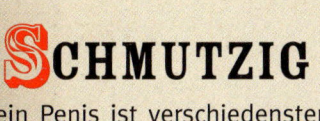

SCHMUTZIG

Sein Penis ist verschiedensten Einflüssen ausgesetzt: Schweiß, Vaginalsekret, unhygienische Toiletten, Geschlechtskrankheiten oder dreckige Finger. Waschen ist also unerlässlich – und das ist auch zu Ihrem Vorteil, denn ein schmutziger Penis kann Sie gefährden. Wenn er ihn täglich wäscht, ihn regelmäßig selbst untersucht und im Zweifelsfall lieber ein Kondom benutzt, kann er schon so manches Problem vermeiden.

BLECHSCHADEN

Kleine Wunden an seinem Penis können aus einem wehleidigen Mann im Handumdrehen ein greinendes Kleinkind machen. Seiner Potenz können sie aber nicht schaden. Helfen Sie ihm, indem Sie die Wunde sorgfältig mit Wasser und Seife reinigen, aber vermeiden Sie zu scharfe Desinfektionsmittel. Wenn Sie noch nie einen weinenden Mann gesehen haben, jetzt könnte der Augenblick gekommen sein ...

IN DER KLEMME

Man wünscht es ja keinem Mann, aber manchmal passiert es doch, dass er mit der Haut seines Penis im Reißverschluss festklemmt. Sie helfen ihm ganz sicher nicht, indem Sie der Sache mit der Zange oder ähnlichen Werkzeugen zu Leibe rücken. Beruhigen Sie ihn (und seine Potenzängste) und bringen Sie ihn zum Arzt oder zu einer Ambulanz. Blamieren wird er sich mit diesem Problem weiß Gott nicht – die meisten Ärzte hatten schon mal mit so etwas zu tun.

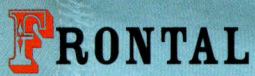RONTAL

Die meisten Männer, die Sport treiben, wissen, wie schmerzhaft es ist, wenn man einen Tritt oder einen Ellbogen in den Schritt bekommt. Aber auch zu Hause kann es mal passieren, dass die Familienjuwelen einen Treffer abbekommen. Wenn er zusammenbricht und zu Boden geht, wissen Sie, dass es ein Volltreffer war. Ein Tuch oder ein Waschlappen mit Eiswürfeln (legen Sie das Eis nicht direkt auf seinen Penis, denn dabei könnte es zu Erfrierungen kommen) und ruhiges Durchatmen vertreiben meistens schon mal den schlimmsten Schmerz. Wenn seine Hoden anschwellen oder sich blau verfärben, müssen Sie allerdings sofort zum Arzt. Die Haut um seine Hoden kann nämlich reißen, oder vielleicht hat sich auch ein Hoden verdreht. Wenn Sie zu lange warten, kann der Hoden absterben oder sein Körper anfangen, Antikörper gegen sein eigenes Sperma zu bilden. Das wäre wirklich ungünstig für seine Männlichkeit und Fruchtbarkeit!

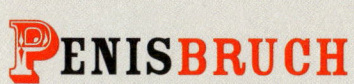PENISBRUCH

Der Albtraum jedes Mannes? Nicht das gebrochene Herz, nein, der gebrochene Penis.

Einen schlaffen Penis kann man in alle Richtungen biegen, einen steifen eben nicht, der kann dabei brechen. Dabei handelt es sich nicht um einen Knochenbruch (im Penis sitzt ja gar kein Knochen), sondern um einen Bruch in der Wand des Schwellkörpers. Gott sei Dank ist so ein „Bruch" sehr selten.

Ein gebrochener Penis ist meist die Folge übereifriger Masturbation oder zu wilder Stellungen – wenn er zu fest zustößt (Vorsicht mit den Muskelpaketen, die ihre eigene Kraft nicht einschätzen können!) oder wenn Sie ihn zu wild reiten. Dadurch kann ein Schwellkörper reißen (oder mehrere), was mit einem knackenden oder reißenden Geräusch einhergeht. Aua!

Sein Penis sieht krumm aus, und von seiner Erektion wird auch sehr schnell nichts mehr übrig sein. An der Bruchstelle entsteht eine Schwellung. Gehen Sie sofort zum Arzt, bevor sein Mr Wonderful ganz blau anläuft!

AUFLÖSUNG PENIS-QUIZ

**1★ WIE LANG IST DER DURCH-
SCHNITTLICHE PENIS IM
RUHEZUSTAND?**
b} 8 Zentimeter

**2★ WIE LANG IST DER DURCH-
SCHNITTLICHE PENIS IN
ERIGIERTEM ZUSTAND?**
b} 13 Zentimeter

**3★ SIND SCHWARZE BESSER
BESTÜCKT ALS WEISSE?**
c} Im Ruhezustand ist der schwarze
Penis größer, aber in erigiertem Zustand
gibt es keinen Unterschied mehr.

4★ KANN EIN PENIS BRECHEN?
a} Ja

**5★ WELCHE FORM NIMMT SEIN
PENIS IN IHRER VAGINA AN?**
b} Die eines Bumerangs.

**6★ ALLE MÄNNER MASTURBIE-
REN, AUCH WENN SIE IN EINER
BEZIEHUNG LEBEN.**
c} Die meisten Männer wissen so eine

persönliche Inspektion ab und zu durchaus zu schätzen.

**7★MÄNNER MIT GROSSER NASE
HABEN EINEN GRÖSSEREN PENIS
ALS MÄNNER MIT EINEM STUPS-
NÄSCHEN.**
b} Nein

**8★ HAT RAUCHEN AUSWIRKUNGEN
AUF DIE POTENZ?**
a} Ja

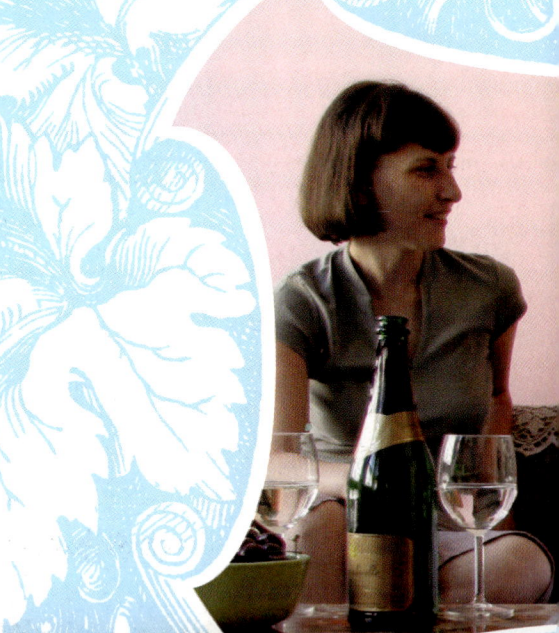

9 ★ GENIESSEN BESCHNITTENE MÄNNER DEN SEX MEHR ALS UNBESCHNITTENE?

b} Nein, das ist nicht bewiesen. Beschnittene Männer leiden weniger selten an Infektionen oder Geschlechtskrankheiten, sollen aber öfter unter mangelnder Empfindungsfähigkeit und trockener Haut leiden.

10 ★ WELCHER TEIL IST DER EMPFINDLICHSTE?

b} Die Eichel.

11 ★ WIE VIEL SPERMA PRODUZIERT EIN MANN PRO EREKTION?

b} 0,5 bis 1 Teelöffel

12 ★ ACTION ODER RUHE? EIN PENIS BLEIBT BESSER IN FORM, WENN ER REGELMÄSSIG „BEWEGUNG" BEKOMMT.

a} Stimmt

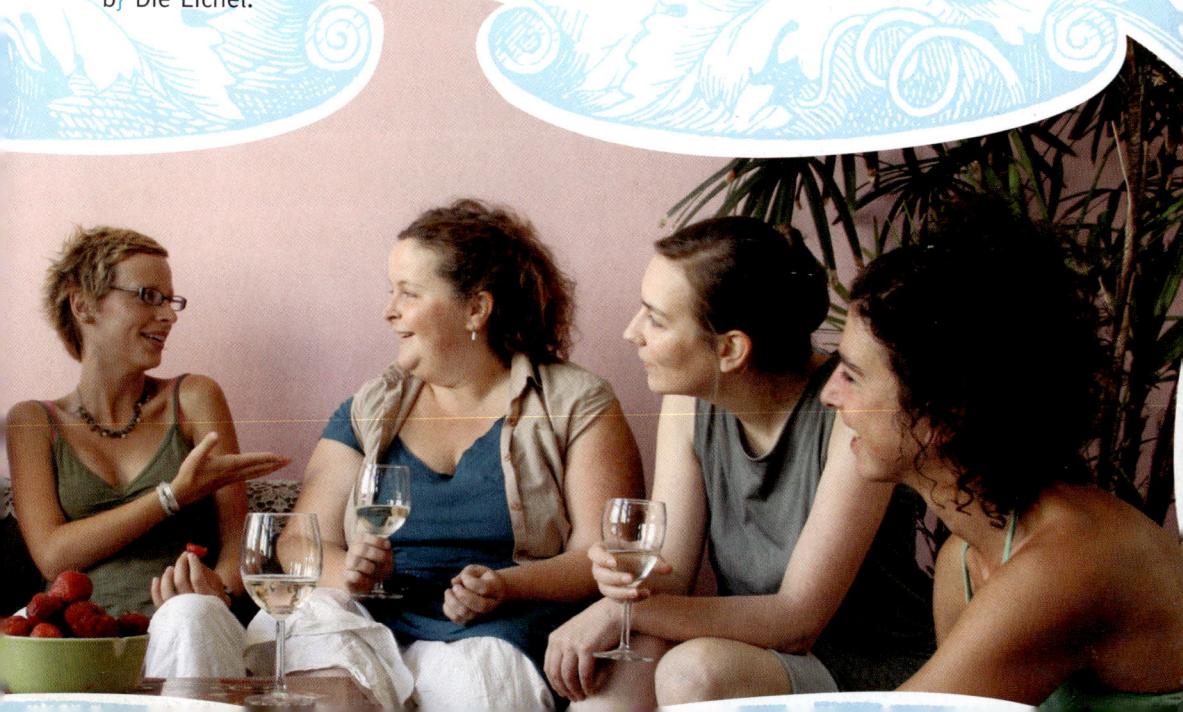

BIBLIOGRAFIE

Bacarr, Jina, *The Japanese Art of Sex*, Berkeley 2004

Blue, Violet, *The Ultimate Guide to Fellatio*, San Francisco 2002

Bonnard, Marc & Schouman, Michel, *Histoires du pénis*, Paris 1999

Claes, Hubert & Andrianne, Robert, *Ongehoorzame jongens*, Roeselare 2005

Cohen, Joseph, *The Penis Book*, New York 2004

Coolsaet, Bo, *Der Pinsel der Liebe*, Köln 1999

De Costa, Caroline & Moore, Michele, *Dick*, New York 2004

Friedman, David, *A Mind of Its Own*, New York 2001

Giles, Fiona, *Dick for a Day*, New York 1997

Gore, Margaret, *The Penis Book*, Melbourne 1997

Kraaijeveld, Jacques, *De jonge heer*, Bussum 1995

Liekens, Goedele, *69 vragen over seks*, Antwerpen 1993

Liekens, Goedele, *Das Vaginabuch*, München 2012

Nanand, Margo, *The Art of Sexual Ecstacy*, New York 1995

Paley, Maggie, *De penis pocket*, Amsterdam 2003

Paley, Maggie, *Unter dem Feigenblatt. Das Buch vom Penis*, Hamburg 2001

Van Dijk, Rob, *De kleine koning*, Bloemendaal 1993

Van Dijk, Mels, *The Secret Part. Natural History of the Penis,* Oxford 2000

Van Rijsingen, Hannie, *Seks, alles of niets,* Haarlem 2005

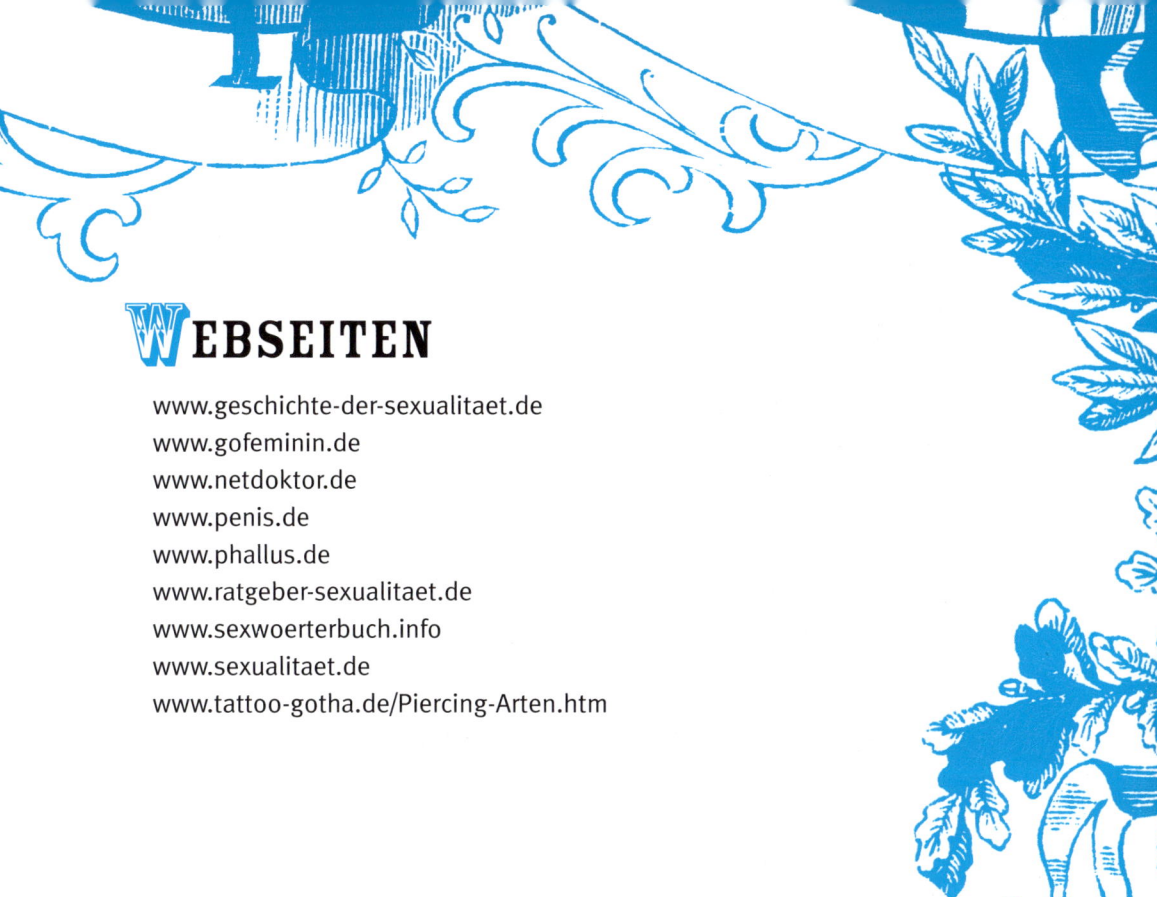

WEBSEITEN

www.geschichte-der-sexualitaet.de
www.gofeminin.de
www.netdoktor.de
www.penis.de
www.phallus.de
www.ratgeber-sexualitaet.de
www.sexwoerterbuch.info
www.sexualitaet.de
www.tattoo-gotha.de/Piercing-Arten.htm

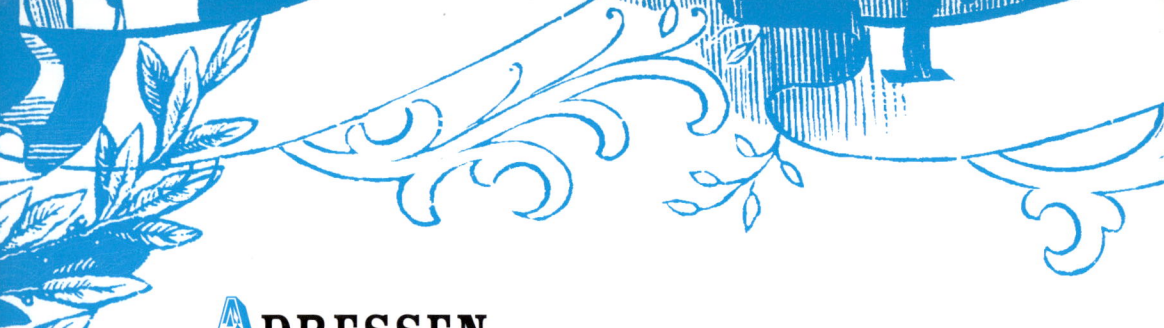

ADRESSEN

Bundeszentrale für gesundheitliche Aufklärung (BZgA)
Ostmerheimer Straße 220
51109 Köln
Tel.: 0221 8992-0

pro familia
Deutsche Gesellschaft für Familienplanung, Sexualpädagogik und
Sexualberatung
Stresemannallee 3
60596 Frankfurt a. M.
Tel.: 069 63 90 02
(mit Niederlassungen in diversen Städten in allen Bundesländern)

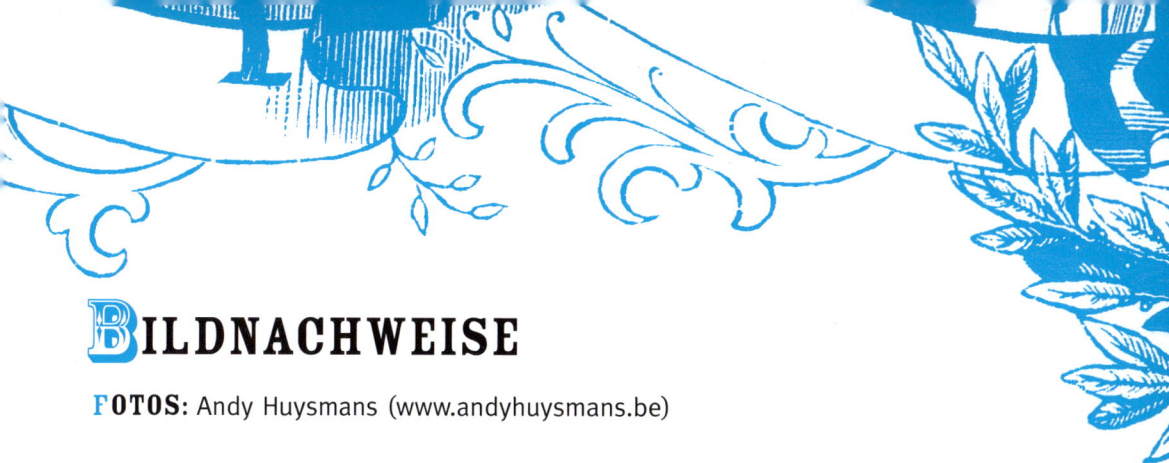

BILDNACHWEISE

FOTOS: Andy Huysmans (www.andyhuysmans.be)

CARTOONS: Marec

MEDIZINISCHE ZEICHNUNGEN: Hanna Maes
(www.hannamaes.com)

ZEICHNUNGEN SEITE 182–187: Koen Schepens

DANKSAGUNG

Zuallererst möchte ich mich bei den sage und schreibe 16.606 Männern und Frauen bedanken, die an der Umfrage der Zeitschrift *Humo* teilgenommen haben.

Dass dieses Buch mindestens genauso schön aussieht wie Das *Vaginabuch*, ist der Gestaltung durch Hanna Maes, den Cartoons von Marec, den Illustrationen von Koen Schepens und den Fotos von Andy Huysmans und seinen Modellen zu verdanken. Und dass es in diesem Buch sogar eine Penisparade zu bewundern gibt, verdanke ich den vielen Männern, die auf unseren Aufruf in den Medien reagiert haben und freiwillig ihren Penis fotografieren ließen. Die anderen fesselnden Bilder wurden unter anderem durch De Erotische Verbeelding, Swiet & Seksie, Tattoo Leroy und Dr. Robert Stubbs möglich gemacht.

Was Informationen und Anregungen beim Schreiben dieses Buches betrifft, konnte ich mich auf viele Menschen stützen – zu viele, als dass ich sie hier alle namentlich nennen könnte. Für die medizinische Beratung möchte ich mich bei Herrn Dr. Patrick Willemen aus der Urologie des Salvatorziekenhuis in Hasselt bedanken.

Und bei Ihnen, liebe Leser, bedanke ich mich, dass aufgrund Ihres Interesses und Ihres Engagements neben dem Buch über die Vagina nun auch ein Penisbuch erscheinen kann. Ein Dankeschön an all die Menschen, die begeistert und frei über die faszinierenden Facetten dessen gesprochen haben, was einen Mann eben zum Mann und eine Frau zur Frau macht. Bitte weitersagen!

Goedele